Schmidbauer-Jurascheck:

Arbeitsphysiologische Probleme im Betrieb

Dr. Bodo Schmidbauer-Jurascheck

Arbeitsphysiologische Probleme im Betrieb

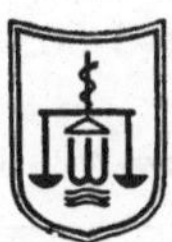

Betriebswirtschaftlicher Verlag Dr. Th. Gabler, Wiesbaden

ISBN 978-3-663-03055-3   ISBN 978-3-663-04244-0 (eBook)
DOI 10.1007/978-3-663-04244-0

Verlags-Nr. 3971

Vorwort

Das Buch betrachtet die Arbeitsphysiologie aus der Sicht des Betriebswirtschaftlers und zeigt die Probleme auf, die beide Disziplinen gemeinsam haben oder die sich gerade durch ihre Berührung und Überschneidung
ergeben. Das Hauptgewicht fällt der Untersuchung der industriellen Arbeit
zu. Damit soll aber keineswegs gesagt sein, daß die arbeitsphysiologischen
Erkenntnisse sich nur auf die industrielle Arbeit beschränken. In gleichem
Maße können sie für handwerkliche, land- und hauswirtschaftliche Tätigkeiten Bedeutung haben.

Bei diesen Betrachtungen läßt es sich nicht umgehen, daß man auf andere
Wissensgebiete übergreift, um den zu behandelnden Fragenkomplex genügend verständlich durchleuchten zu können. Gerade daraus ergibt sich
eine Fülle neuer Erkenntnisse und ein besseres Verstehen der gesamten
Problematik. Auf der anderen Seite ist aber eine Abstrahierung wie bei
anderen Wissenschaften notwendig, um aus der Vielzahl der miteinander
innig verflochtenen Fragen die Kernprobleme herauszulösen.

Die Erkenntnisse der arbeitsphysiologischen Forschung sollen nicht nur
den Arbeitswissenschaftler ansprechen, sondern — und zwar vor allem —
in die betriebliche Praxis getragen werden. Werksarzt und Sozialfürsorgeabteilung, Ingenieur und Betriebsmittelgestalter, Organisator und Arbeitsvorbereitungsabteilung, oberste Unternehmungsleitung, Betriebsrat,
Meister, Vorarbeiter, jeder einzelne Arbeitnehmer — sie alle müssen um
eine „menschengerechte" Gestaltung aller leistungsbeeinflussenden Faktoren bemüht sein. Erst dann ist der „Arbeit an der Arbeit" der Erfolg
gesichert.

Bodo Schmidbauer-Jurascheck

Inhaltsverzeichnis

	Seite
Zur Einführung	9
1. Entwicklung und Bedeutung der Arbeitsphysiologie	9
2. Die Stellung der Arbeitsphysiologie im Rahmen der Arbeitswissenschaften und ihr Verhältnis zur Betriebswirtschaftslehre	11
a) Die Arbeitsphysiologie in betriebswirtschaftlicher Sicht	11
b) Die Randgebiete der Arbeitsphysiologie	13
I. Physiologische, biologische und chemische Grundlagen der menschlichen Arbeitsleistung	15
1. Die Funktionsweise der menschlichen Muskeln	15
2. Die Energetik des menschlichen Körpers	16
a) Der Grund- oder Ruheumsatz	17
b) Der Arbeits- oder Leistungsumsatz	18
3. Der Wirkungsgrad der menschlichen Arbeit	21
4. Die Arbeitsleistung im biologischen Rhythmus	25
5. Die psychophysischen Gestaltungsfaktoren der menschlichen Leistung	30
a) Die Leistungsfähigkeit	32
b) Der Leistungswille	35
II. Die Belastung des Menschen durch die industrielle Arbeit	39
1. Die physische Belastung durch die körperliche Arbeit	40
a) Die dynamische Arbeit	40
b) Die statische Arbeit	40
2. Die physische Belastung durch die geistige Arbeit	41
3. Die nervöse Belastung	41
III. Die Ermüdung als Folge der Arbeitsleistung	43
1. Die Ermüdung als Folge der Leistungserstellung	43
2. Erholung und Ermüdung	46
3. Arten und Formen der Ermüdung	49
a) Ermüdungsähnliche Erscheinungen	49
b) Ermüdungsarten	50
c) Ermüdungsformen	51
IV. Minder- und Fehlleistungen als Ermüdungsfolgen	53
1. Quantitative und qualitative Minderleistungen	53
2. Der Unfall als Fehlleistung	55

Seite

V. Probleme der Ermüdungsmessung 60

  1. Die schwierige Quantifizierbarkeit der Ermüdung 60

  2. Die wichtigsten Methoden zur Ermüdungsmessung, ihr Aufbau
    und ihre Anwendbarkeit 62

    a) Die Respirationsmethode 62

    b) Die Methode der Pulsfrequenzmessung 63

    c) Die Methode der Reizschwellenmessung 64

    d) Sonstige physiologisch orientierte Methoden der Ermüdungs-
      messung 65

VI. Die Anpassung des Menschen an die Arbeit 66

  1. Die spontane Anpassung 67

  2. Die arbeitswissenschaftlich „gesteuerte" Anpassung 67

  3. Übung und Einarbeitung als Anpassungsprozeß 69

VII. Die Anpassung der Arbeit an den Menschen 77

  1. Die zweckmäßige Gestaltung der Arbeitszeit 78

    a) Die Lage der Arbeitszeit im biologischen Rhythmus . . . 78

    b) Die Dauer der Arbeitszeit 81

    c) Die optimale Pausengestaltung 88

  2. Die zweckmäßige Gestaltung der primären Arbeitsbedingungen . 98

    a) Die Gestaltung des Arbeitsplatzes 98

    b) Die Gestaltung der Betriebsmittel 105

    c) Die Gestaltung des Arbeitsprozesses 110

    d) Die Gestaltung des Arbeitstempos 112

    e) Sonderprobleme der Fließbandarbeit 114

  3. Die zweckmäßige Gestaltung der sekundären Arbeitsbedingungen 117

    a) Die Gestaltung der klimatischen Arbeitsbedingungen . . . 117

    b) Die Gestaltung der sensorischen Arbeitsbedingungen . . . 122

    c) Die Beseitigung leistungshemmender Umwelteinflüsse . . . 132

  4. Physiologische Besonderheiten des menschlichen Organismus und
    ihre Bedeutung für den Arbeitsprozeß 133

    a) Leistung und Alter 133

    b) Leistung und Geschlecht 137

    c) Der Einsatz von Körpergeschädigten 142

VIII. Die Anpassung der Lebensgestaltung an die berufliche Arbeit . . 144

  1. Zweckmäßige Freizeitgestaltung im Hinblick auf die berufliche
    Leistung 144

  2. Die Bedeutung der Ernährungsweise für die Arbeitsleistung . . 146

Zusammenfassung 150

Literaturverzeichnis 153

Zur Einführung

1. Entwicklung und Bedeutung der Arbeitsphysiologie

Im Verhältnis zu anderen Gebieten der Wissenschaft hat die Forschung erst spät die menschliche Arbeit als Untersuchungsobjekt herangezogen. Bis gegen Ende des 19. Jahrhunderts galt der Mensch als ein für den Produktionsprozeß notwendiger Einsatz- und Kostenfaktor. Man glaubte, die menschliche Aufgabe sei dabei nur die Überwachung und Steuerung der sich immer mehr mechanisierenden Fertigung. Der Mensch wurde als eine Art „Vorsatzwerkzeug", das die Maschinen „füttert" und den Leistungsprozeß des Betriebes überwacht, angesehen. Der Mensch war zum Verbindungsglied, zum Lückenbüßer all jener Teilfunktionen im Leistungsprozeß geworden, die von den maschinellen Anlagen noch nicht oder nur zu unverhältnismäßig hohen Kosten übernommen werden konnten.

Die heutzutage immer wieder zu findende Argumentation, die Belastung des Menschen bei der Arbeit sei zurückgegangen, ist nur eine Halbwahrheit. Tatsächlich ist der arbeitende Mensch heute nicht voll ausgelastet; bei einer Vielzahl von Leistungsprozessen konnte auch der körperliche Leistungsverbrauch eingeschränkt werden. Demgegenüber ist aber durch die fortschreitende Arbeitsteilung eine Spezialisierung der Arbeitsprozesse und somit eine Intensivierung der Leistungen in Teilbereichen unseres Organismus eingetreten. Dies gilt vor allem hinsichtlich der geistig-nervösen Belastung. Eine körperliche Entlastung darf aber nicht mit einer geistig-nervösen Mehrbelastung einhergehen, denn dies ist für die Menschen ein wahrlich schlechter Tausch[1]). Die Technik hat nämlich die Aufgabe, Mängel zu beseitigen, nicht aber durch die Abschaffung der einen andere heraufzubeschwören. Sie soll die von der Natur gegebenen Möglichkeiten so lenken, daß die menschlichen Bedürfnisse optimal erfüllt werden, denn die Technik ist, so schreibt *Balke*[2]), „ein Ausdruck der Notwendigkeit, die Mängel des Menschen an spezialisierten Organen auszugleichen". Es darf aber nicht der umgekehrte Fall eintreten, daß technische Mängel durch den Menschen als Zwischenglied ausgeschaltet werden. Der Mensch ist, gemessen an den ihm täglich entgegentretenden Aufgaben, als „Maschine" eine Fehlkonstruktion. So kam der Mensch im Zeitalter der Maschine immer mehr in den Sog der Technik, die ihm ein menschenunwürdiges Lebensklima schuf und die ihn täglich größeren Belastungs- und Zerreißproben aussetzte. Vegetative Störungen mit den Erscheinungsbildern der Nervosität und Überreiztheit, mit einem rapiden Anstieg der Herz- und Kreislauferkrankungen und wachsenden Ziffern der Frühinvalidität sind untrügliche Anzeichen für eine übermäßige und vor allem einseitige Beanspruchung des arbeitenden Menschen. Da diese

---

[1]) Pentzlin, K.: Rationalisierung — eine Erfindung des Teufels? In: Mensch und Arbeit im technischen Zeitalter, Tübingen 1954, S. 39.
[2]) Balke, S.: Ingenieurarbeit als humane Aufgabe, in: VDI-Zeitschrift, 1958, Heft 1, S. 2—3.

frühzeitig auftretenden Abnutzungserscheinungen gegenüber ländlichen Gebieten bei der industrie-städtischen Bevölkerung in verstärktem Maße festzustellen sind, so scheint davon besonders der Industriearbeiter betroffen zu sein[1]).

Es ist daher verständlich, daß die Forderung nach einer des Menschen würdigen Arbeit immer stärker erhoben wurde. Dieser Aufgabe nahm sich die Arbeitsphysiologie an.

Wohl der erste, der diese Probleme aufgriff, wenn bis dahin auch nur in theoretisch-experimentellen arbeitsorganisatorischen Untersuchungen, war *F. W. Taylor*. Von diesen Anfängen bis zum heutigen Stand der Arbeitsphysiologie war ein weiter Weg. So wurde 1913 von *M. Rubner* mit dem Kaiser-Wilhelm-Institut in Berlin das erste Institut für Arbeitsphysiologie in Deutschland gegründet, das dann von *E. Atzler* weiter ausgebaut wurde. Heute steht das wesentlich größere Max-Planck-Institut für Arbeitsphysiologie in Dortmund unter der Leitung von *G. Lehmann* an erster Stelle.

Die Arbeitsphysiologie als heute wohl am stärksten entwickelter Zweig der Arbeitswissenschaften hat sich dabei zur Aufgabe gestellt, den Menschen als den eigentlichen Träger des Produktionsprozesses und seine Arbeitsleistung in den Mittelpunkt ihrer Forschung zu setzen. Immer wieder gilt es, physiologische Erkenntnisse, die bis dahin nur zur Erforschung pathologischer Vorgänge und therapeutischer Maßnahmen herangezogen wurden, mit technischen und betriebswirtschaftlichen Problemen in Verbindung zu bringen; die physiologischen und technischen Forschungsergebnisse sollen also zu ihrer Nutzanwendung in die betriebliche Praxis getragen werden. Die Arbeitsphysiologie schließt somit die Lücke zwischen Physiologen, Biologen und Medizinern auf der einen und Technikern und Betriebswirten auf der anderen Seite. Ihre Devise ist, bei kleinstem psychophysischem Energieaufwand durch optimale Gestaltung aller die Arbeit und somit auch die Arbeitsleistung beeinflussenden Faktoren den größtmöglichen Arbeitseffekt zu erreichen. Sie bezweckt eine Rationalisierung der menschlichen Arbeit, eine „Arbeit an der Arbeit"[2]), zum Wohle des Menschen und zur Erhaltung der menschlichen Arbeitskraft als dem wertvollsten Produktionsfaktor. Es soll dadurch keine Mehrausnutzung, sondern nur eine Besserausnutzung der menschlichen Leistungspotentiale erfolgen, denn es ist keine Arbeit so gut gestaltet, daß sie nicht noch verbessert werden könnte.[3])

Von seiten der Technik bleibt dabei noch viel zu tun. Der Mensch läßt sich nicht auf die gleiche Stufe mit den anderen Produktionsfaktoren stellen, sondern er ist ein von Gott geschaffenes Geschöpf, das nach eigenen, biologischen Gesetzen lebt und wirkt und sich nicht in den starren Rahmen technischer Gesetze zwängen läßt, ohne Schaden zu nehmen.

Den Arbeitswissenschaftlern, Rationalisierungsfachleuten und vor allem den Konstrukteuren bleibt heute mehr denn je die Aufgabe, „den ent-

---

[1]) Vgl.: Mark, E. R.: Ursachen vegetativer Regulationsstörungen, in: Mediz. Klinik, 1957, Nr. 35, S. 1498.

[2]) Pentzlin, K.: Rationelle Produktion, 2. Auflage, Kassel 1950, S. 116.

[3]) Pentzlin, K.: Rationalisierung, a. a. O., S. 51.

täuschten Menschen wieder mit der Technik zu versöhnen" [1]), wobei hiermit nur der Mißbrauch der Technik, nicht die Technik selbst angeklagt werden soll.[2]) Sie müssen sich darüber klar werden, daß die Maschine — und mit ihr die Technik — sich nicht der Schwächen des Menschen bequemen darf, um den schwachen Menschen zur Maschine zu machen, und daß wir Maschinen und Arbeitsabläufe planen können, nicht aber den Menschen. „Wir können nur die Menschen nehmen, wie sie sind, und unser Bestes tun." [3])

2. Die Stellung der Arbeitsphysiologie im Rahmen der Arbeitswissenschaften und ihr Verhältnis zur Betriebswirtschaftslehre

a) Die Arbeitsphysiologie in betriebswirtschaftlicher Sicht

Die Arbeitsphysiologie gehört in den Kranz der anderen Arbeitswissenschaften, wie Arbeitspsychologie, Arbeitssoziologie, Arbeitsmedizin und Arbeitspädagogik.

Definieren wir aber zuerst die Arbeitswissenschaften in Anlehnung an *Hilf* [4]) als das auf Forschung beruhende oder durch geordnete Erfahrung erhärtete, methodisch erarbeitete und systematisch dargestellte Wissen — oder Streben nach Wissen — über die Bedingungen und Wirkungen der menschlichen Arbeit."

Bei der Arbeitsphysiologie im weiteren Sinn klingen physikalische, chemische, physiologische, psychologische, biologische, medizinische, technische und arbeitstechnische, ingenieurwissenschaftliche, betriebs- und volkswirtschaftliche, ja selbst hygienische, soziale, ethische, arbeitsrechtliche und philosophische Gedanken an.[5])

Fassen wir sie in ihrem engeren Sinn, so ist die Arbeitsphysiologie *die Lehre von den menschlichen Körperfunktionen, deren Veränderung durch den Einfluß der erbrachten Arbeit, sowie die Nutzanwendung der daraus gewonnenen Erkenntnisse in der betrieblichen oder — weiter gefaßt — in der wirtschaftlichen Praxis.* Sie ist eine selbständige, einheitliche, systematisch aufgebaute, theoretische und zugleich angewandte Wissenschaft,[6])

1. mit eigenem Erkenntnisobjekt — die menschliche Arbeit,

2. mit eigener Methode — die Untersuchung der Wirkungszusammenhänge der Arbeit im menschlichen Organismus,

3. mit eigener Norm — die Erreichung einer nachhaltigen, maximalen Arbeitsleistung,

4. mit praktischer Bedeutung — die Nutzanwendung: durch eine Verbesserung der gesamten inneren und äußeren Arbeitsbedingungen die Arbeitsanforderungen der menschlichen Leistungsfähigkeit optimal anzupassen.

---

[1]) Hilf, H. H.: Arbeitswissenschaft: Leistungsforschung — Arbeitsgestaltung, München 1957 S. 317.
[2]) Balke, S.: Ingenieurarbeit, a. a. O., S. 4.
[3]) Lever und Goodell: Sentenzen in: ZfB, 1957, Nr. 6, S. 370.
[4]) Hilf, H. H.: Arbeitswissenschaft, S. 25.
[5]) Vgl. Moede, W.: Betriebliche Arbeitswissenschaft, Essen 1954, S. 9.
[6]) In Anlehnung an: Hilf, H. H.: Arbeitswissenschaft, S. 316.

Fragen wir zuerst näher nach dem Erkenntnisobjekt, nach der menschlichen Arbeit. Nach *Hilf*[1]) wird unter Arbeit im weiteren Sinne „eine wirtschaftlich oder kulturell zweckdienliche und berufsmäßig ausgeübte Tätigkeit" verstanden. Wir wollen die Arbeit als wirtschaftliche, aus Erwerbsgründen ausgeübte, zweckmäßige Tätigkeit zur Erstellung von Werten, d. h. von sinnvollen Leistungen, ansehen, die ferner durch persönliche Bestrebungen bestimmt wird, die Verwirklichung eines Vollzugsplanes darstellt und unter sparsamstem Mitteleinsatz erfolgt.

Ihre Methodik beruht auf einer systematischen Untersuchung der durch eine Leistungserstellung im menschlichen Organismus bzw. in dessen einzelnen Organen eingetretenen Funktionsabläufe und deren Veränderungen, die sich schließlich in den Erscheinungsformen der Übung mit Leistungsanstieg und geringerer Unfallziffer und der Ermüdung mit Leistungsabfall und ansteigender Unfallquote u. ä. ausdrücken. Die Methoden der Leistungsmessung und die Optimalgestaltung der Arbeitsbedingungen zum Zwecke einer ökonomischen Leistungserstellung sowie die Messung der Ermüdung und deren Minimierung stehen im Mittelpunkt der arbeitsphysiologischen Problemstellungen.

Als oberstes Ziel der Arbeitswissenschaften gilt die Erreichung einer maximalen Arbeitsleistung des Menschen. Dabei soll die ohne Schädigung erreichbare Dauerleistung des Arbeiters als eine nachhaltige, d. h. für die Gesamtdauer des Lebens maximale Leistung angestrebt werden. Sie ergibt sich aus dem individuellen Leistungsvermögen eines jeden Menschen bei einer durchschnittlichen, auf die Dauer zumutbaren Belastung.

Ihre praktische Bedeutung erfährt die Arbeitsphysiologie in der Auswertung ihrer Erkenntnisse für die wirtschaftliche Praxis. Sie ist keine „l'art pour l'art"[2]), sondern eine angewandte, eine Zweckwissenschaft. Einer reinen, d. h. theoretischen Wissenschaft geht ein wesentlicher Bestandteil, die Lebendigkeit, die praxisnahe Aufgeschlossenheit, verloren, die gerade den zweckdienlichen praktischen Wissenschaften eigen ist.

Lange Zeit dauerte es aber, bis ein gemeinsamer Weg der Mediziner, Techniker und Betriebswirtschaftler gefunden war, der zur heutigen Bedeutung der Arbeitsphysiologie führte, die damit eine von allen drei Seiten empfundene Lücke schließen konnte. Die Schwierigkeit einer Annäherung und Verständigung bestand in der anfänglich verschiedenen Ausrichtung und Denkweise oder, wie *Lehmann*[3]) schreibt, „in der verschiedenen Sprache, die der Mediziner und der Techniker sprachen". Hinzu kommen noch die Probleme und Fragestellungen des Betriebswirtschaftlers, der den Menschen nicht nur als einen Produktions- und Kostenfaktor sehen will, sondern ihn immer mehr in den Mittelpunkt des Faktors Arbeit stellt. Das ökonomische Prinzip, das wohl als das beherrschende Prinzip der betriebswirtschaftlichen Disziplin gelten kann und Aufwand und Er-

---

[1]) Vgl.: Hilf, H. H.: Arbeitswissenschaft, a. a. O., S. 18 f.

[2]) Henzel, Fr.: Die Betriebswirtschaftslehre als angewandte Wissenschaft und ihre Aufgaben für die Praxis, in: ZfB, 1957, Heft 12, S. 665 ff.

[3]) Lehmann, G.: Physiologische Forschung als Voraussetzung zur Bestgestaltung der menschlichen Arbeit, in: Veröffentlichung der Arbeitsgemeinschaft für Forschung des Landes Nordrhein-Westfalen, Heft 3, Düsseldorf 1954, S. 23.

trag vergleicht, soll nicht nur, und darauf weist *Moede*[1]) hin, den Einsatz an Material-, Betriebsmittel- und Lohnkosten, sondern auch die psychophysischen Aufwendungen des Menschen bei der Arbeit in Betracht ziehen. Eine Rationalisierung ohne entsprechende Berücksichtigung des Menschen ist nur ein halbes Werk, von vorübergehendem ökonomischem Nutzen und wird bald wieder die „betrogenen Betrüger"[2]) vor die gleichen ungelösten Probleme stellen.

b) Die Randgebiete der Arbeitsphysiologie

Die Arbeitsphysiologie gehört zwar als eine selbständige Wissenschaft zu den unter dem Oberbegriff „Arbeitswissenschaften" zusammengefaßten Einzeldisziplinen, die die menschliche Arbeit in irgendeiner Sicht zum Untersuchungsobjekt erhoben haben. Durch die Vielgestalt der menschlichen Lebensäußerungen kommt es aber zu Ausstrahlungen von und zu Nachbargebieten, die in ihrer Bedeutung und Auswirkung nicht unberücksichtigt bleiben dürfen, wenn auch eine erschöpfende Behandlung aller Probleme im Rahmen dieser Themastellung unterbleiben muß. Wir wollen uns daher zunächst mit einer kurzen Skizzierung der Randgebiete begnügen. In den Kreis der Arbeitsmedizin, die als Oberbegriff angesehen werden soll, wollen wir neben der Arbeitsphysiologie die Arbeitspathologie, die Arbeitshygiene und die Grenzdisziplinen Chemie und Biologie aufnehmen.

Die Arbeitsphysiologie in ihrer Stellung zu den Nachbarwissenschaften

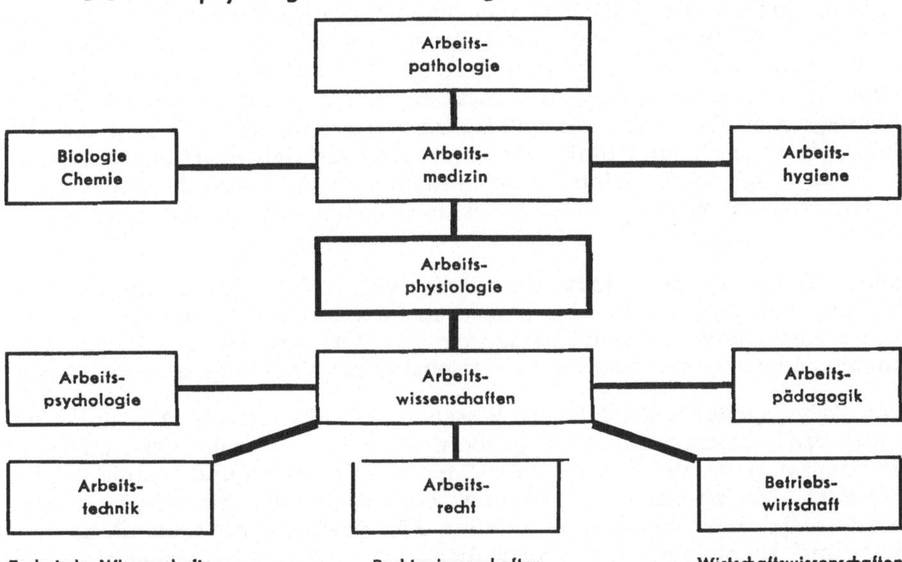

Die *Arbeitspathologie* ist die Lehre über die durch Arbeit entstandenen krankhaften Veränderungen im menschlichen Organismus. Darunter fallen vor allem die Berufskrankheiten und Berufsunfälle.

[1]) Moede, W.: Betriebliche Arbeitswissenschaft, a. a. O., S. 22.
[2]) Vgl. Thielicke, H.: Die industrielle Rationalisierung als Problem der Humanität, in: Mensch und Arbeit im technischen Zeitalter, Tübingen 1954, S. 25.

Die *Arbeitshygiene* — mit einer anderen Bezeichnung auch Gewerbe-
hygiene genannt — befaßt sich mit der Arbeit und den Arbeitsschutzmaß-
nahmen. Sie ist das Hauptaufgabengebiet des Werksarztes, der jeglichen
gesundheitsschädlichen Einfluß vom arbeitenden Menschen abhalten soll.
Leider ist er vielerorts nicht präventiv Wächter der Gesundheit, sondern
hat meist nur noch die bereits entstandenen Schäden zu heilen.

Chemie und Biologie sind mit gutem Recht als arbeitsmedizinische Grund-
lagewissenschaften in den Kreis der Arbeitsmedizin gestellt worden. Denn
bei der Erstellung einer jeden menschlichen Arbeitsleistung spielen derart
verwickelte biochemische Prozesse eine bedeutende Rolle, daß über deren
Bedeutung nicht hinweggesehen werden kann, wenn in den folgenden
Ausführungen auch nur die wichtigsten kurz umrissen werden können.

Neben den Einflüssen, denen die Arbeitsphysiologie von seiten der Arbeitsmedizin ausgesetzt ist, steht sie noch in einem engen Kausalzusammenhang mit den übrigen Spezialgebieten der Arbeitswissenschaften, wie
der Arbeitspsychologie, der Arbeitspädagogik, dem Arbeitsrecht und
anderen in diesem Blickpunkt weniger bedeutsamen Zweiggebieten.

Die *Arbeitspsychologie* ist die Lehre von den seelischen Vorgängen im
menschlichen Organismus bei der Arbeit sowie dessen psychischen Reaktionen auf die Einflüsse der Arbeit, des Arbeitsplatzes und der Arbeitsumwelt. Sie dringen nach außen in Form von Stimmungen, Gefühlen und
Trieben, die sich schließlich auch in der Arbeitsleistung niederschlagen
können. Sie besitzt von allen die meisten und wichtigsten Berührungsflächen
mit der Arbeitsphysiologie. Diese Tatsache wird uns immer wieder bewußt, wenn wir vor die Schwierigkeit gestellt werden, arbeitsphysiologische von arbeitspsychologischen Tatbeständen zu trennen, was letztlich in
konsequenter Weise gar unmöglich scheint. Der Mensch, wie er leibt und
lebt, wie er denkt und fühlt, wie er arbeitet und wirkt, ist eine untrennbare psychophysische Einheit. Bei einem derartig engen Zusammenspiel
psychophysischer Kräfte müssen wir auch beiden Seiten unsere Aufmerk-
samkeit schenken.

Die *Arbeitssoziologie* befaßt sich mit den sich auf die Arbeit, die Arbeitsleistung und den arbeitenden Menschen auswirkenden „zwischenmensch-
lichen Beziehungen, ihrem Zueinander und Voneinander" [1]), was vielleicht
annähernd mit dem Schlagwort „Betriebsklima" eingefangen werden kann.

Die *Arbeitspädagogik* ist ihrem Wesen nach nicht nur ein An- und Umlernprozeß, sondern in weit größerem Maße eine Bildungs- und Er-
ziehungsaufgabe, die den gesamten Menschen erfassen und umbilden soll.
Sie darf nicht zu einer „Abrichtung" des arbeitenden Menschen werden,
sondern hat ihn, seinen individuellen Fähigkeiten entsprechend, zu formen und zu prägen. Der Betrieb bzw. die Arbeitsstätte schlechthin ist
demnach der Bildungsraum, in dem der arbeitende Mensch vom Bezie-
hungsdenken über das Beziehungswissen zum Beziehungshandeln bis
schließlich zum ökonomischen Wertdenken gebracht werden soll. Erst
dadurch unterscheidet er sich dann vom „Handlanger der Technik" und
kann zur Persönlichkeit im wirtschaftlichen Leistungsprozeß werden.

---

[1]) Potthoff, E.: Die Arbeitsgemeinschaften, ihre Aufgabe und ihre Bedeutung, in: Betrieb
und Arbeitswissenschaften, Schriftenreihe des RKW, München 1954, Heft 7, S. 80.

I

Physiologische, biologische und chemische Grundlagen der menschlichen Arbeitsleistung

1. Die Funktionsweise der menschlichen Muskeln

Zu Beginn wollen wir einen kurzen Einblick gewinnen in die komplizierten biochemischen Prozesse, die im arbeitenden menschlichen Organismus ablaufen. Das Geschehen im menschlichen Muskel soll uns die Grundlage für das bessere Verstehen weiterer physiologischer Erscheinungen vermitteln. Auf die Vorgänge bei Denk- oder Sinnesleistungen kann, weil sie relativ noch schwieriger zu beschreiben sind und wir das Schwergewicht unserer Untersuchungen auf die Arbeitsleistungen der Muskeln legen wollen, nicht besonders eingegangen werden.

„Die Fähigkeit, Bewegungen zu leisten, ist eines der Urphänomene der belebten Substanz."[1] Sämtliche Bewegungen des menschlichen Körpers, d. h. alle körperlichen Arbeitsleistungen, geschehen mit Hilfe der Muskeln.

Der Ausdruck menschliche „Muskelmaschine", wie er von *Atzler*[2], *Lehnartz*[3] und anderen Autoren gebraucht wird, kann nur als teilweise berechtigter und zutreffender Vergleich hingenommen werden. Tatsächlich spielen sich bei körperlicher Arbeit im Muskel Vorgänge ab, die denen in technischen Kraftmaschinen stark ähneln. Auch hierbei wird nämlich chemische in mechanische Energie umgewandelt. Das Zustandekommen der Muskelarbeit, die schlechthin aus einem Wechselspiel von Zusammenziehung (Kontraktion) und Erschlaffung (Extension) entsteht, stellt eine rasche Aufeinanderfolge verwickelter oxydativer und reduktiver Prozesse dar, die nachfolgend in ihren Grundzügen kurz wiedergegeben werden sollen.

Der Prozeß wird durch einen auf ein bestimmtes Nervenzentrum einwirkenden Willensimpuls ausgelöst, das diesen auf einen motorischen Nerv überträgt. Dieser leitet den Reiz dem Muskel, der angesprochen werden soll, zu, der mit einer Kontraktion bzw., wenn er bereits zusammengezogen ist, mit einer Extension antwortet. Bei diesen Spannungs- und Entspannungsvorgängen wird Energie verbraucht, die der Stoffwechselprozeß im Muskel liefert. Hauptenergielieferanten sind Kohlehydrate und Fette, die durch Verdauungsvorgänge schon zu dem eigentlichen „einsatzbereiten" Energieträger, dem Glykogen, einem in seiner Struktur komplizierten Kohlehydrat, aufbereitet wurden.

---

[1] Lehnartz, E.: Der Chemismus der Muskelmaschine, in: Veröffentlichung der Arbeitsgemeinschaft für Forschung des Landes Nordrhein-Westfalen, Düsseldorf 1950, Heft 3, S. 7.
[2] Atzler, E.: Die Bekämpfung der Ermüdung, in: Der Mensch im Fabrikbetrieb — Schriften der Arbeitsgemeinschaft deutscher Betriebsingenieure, Band VII, 1930, S. 18.
[3] Lehnartz, E.: Der Chemismus, a. a. O., S. 7.

Das Zusammenziehen und Entspannen der einzelnen Muskelfibrillen, für deren Aufbau und Wachstum vor allem Eiweiß notwendig ist, erfolgt durch zwei Eiweißkörper, das Myosin und das Actin, die im Ruhezustand des Muskels streng voneinander getrennt sind. Erst das durch einen Willensimpuls ausgelöste Zusammentreffen dieser beiden Proteine in Verbindung mit der Adenosintriphosphorsäure macht sie kontraktil.

Für diesen intermediären Stoffwechsel ist die Adenosintriphosphorsäure, weil sie große Energiemengen an sich binden kann, von besonderer Bedeutung. Der gesamte Verbrennungsprozeß des hochwertigen Glykogens unter Hinzunahme von Sauerstoff zu den einfachen Verbindungen Kohlendioxyd und Wasser bei Freisetzung von Wärme würde viel zu rasch ablaufen und den Muskeln schaden, wenn nicht die Phosphorsäureverbindung je nach Bedarf am Orte des Verbrauchs diesen Vorgang in seiner Ablaufgeschwindigkeit regulieren könnte. Durch die Abspaltung und Wiederaufnahme von ein oder zwei Phosphorsäureresten[1]) ist sie in der Lage, den Reaktionsweg zu verlängern und so den sonst lawinenartig ablaufenden Verbrennungsprozeß zu dosieren, d. h. aus dem Energiespeicher der Phosphate je nach Bedarf Energiemengen freizumachen.

Wir sehen also, daß der Mensch als „belebte Maschine" Energie aufspeichern und im Bedarfsfall sofort mobilisieren kann, was der „toten Maschine", die nach technischen Gesetzen arbeitet und die sofort die Verbrennungsenergien in äußere Arbeit umsetzen muß, nicht gelingt.

2. Die Energetik des menschlichen Körpers

Wie wir bereits eingangs festgehalten haben, vollzieht sich jede menschliche Arbeitsleistung unter energetischen Umsetzungsvorgängen im Körper. Diese Verbrennungsprozesse der Nahrungsmittel erfolgen bei Aufnahme von Sauerstoff durch die Atemtätigkeit unter erheblicher Wärmeentwicklung. Auf die Dauer gesehen, muß dabei für den Körper eine ausgeglichene Energiebilanz zwischen Aufnahme und Abgabe gegeben sein.

Als geeignetster Maßstab zur Ermittlung des leistungsbedingten Energieverbrauchs im menschlichen Organismus bietet sich die Verbrennungswärme, der Heizwert der Nahrungsmittel, an, deren Einheit eine Kalorie (cal) bzw. eine Kilokalorie (kcal) ist.

Wir wissen aber auch, daß der Energieumsatz je nach Art und Dauer der Arbeit verschieden hoch ist und sich deshalb als Maßstab — vor allem für die physische Schwere der Arbeit — eignet. Es wäre aber falsch, die Höhe der umgesetzten Kalorien schlechthin als physischen „Schweregrad" einer Arbeit einzusetzen. Vielmehr muß dabei berücksichtigt werden, daß jeder Mensch unter anderen konstitutionellen Bedingungen seine Arbeit leistet.

Den begrenzenden Faktor für die menschliche Arbeitsleistung bildet dabei nicht die Muskelkraft, sondern die beschränkte Aufnahmefähigkeit des menschlichen Organismus, vor allem an Sauerstoff durch das Atem- und

---

[1]) Die sogenannten Phosphorylierungsreaktionen (vgl. Lehnartz, E.: Der Chemismus, a. a. O., S. 15 f.).

Kreislaufsystem[1]) und an Nahrungsmitteln, bzw. deren Aufbereitung. Auf die Dauer vermag der Körper nicht mehr als 4800 kcal/Tag umzuwandeln. Diese Zahl ist aber wohl in besonderen Fällen für kurze Zeit wie z. B. bei Saisonarbeiten, Katastropheneinsätzen oder bei sportlichen Höchstleistungen noch weit überschreitbar.

Für unsere Untersuchungen sind wir besonders an dem für den eigentlichen Arbeitsprozeß verbrauchten Kalorienwert interessiert. Dafür müssen wir aber den Gesamtbetrag in einen Grund- oder Ruheumsatzbedarf und einen Arbeits- oder Leistungsumsatzbedarf unterteilen.

a) Der Grund- oder Ruheumsatz

Die im Körper gebildeten und einsatzfähigen Energien werden nur bis zu einem gewissen Prozentsatz zur Vollbringung einer „äußeren" Arbeitsleistung verwendet. Der andere Teil wird für die „inneren" Arbeitsleistungen, d. h. für die zur Aufrechterhaltung der allgemeinen lebenserhaltenden Vorgänge wie Stoffwechselprozesse, Verdauung, Ausscheidung, Atem- und Herztätigkeit sowie zur dauernden Spannung der Muskulatur verbraucht. Wir sprechen vom Grund- oder Ruheumsatz.[2])

Im Gegensatz zur technischen Maschine, bei deren Stillstand keine energieverzehrenden Prozesse stattfinden, brennt also die „Flamme des Lebens" im Menschen bei Ruhe und im Schlaf, wenn auch gedrosselt, weiter. So schreibt *Lehmann*[3]), daß „Stoff- und Energiewechsel bei belebten Wesen nicht an die Leistung sichtbarer äußerer Arbeit gebunden, sondern ein Kennzeichen des Lebens schlechthin sind".

Der Grundumsatz ist in seiner Höhe von der vom Körper zu leistenden lebenserhaltenden Arbeit abhängig. Daher ist es auch verständlich, daß er Schwankungen hinsichtlich Jahreszeit, Alter, Geschlecht, Körpergröße und -gewicht unterliegt. Auch andere individuelle Besonderheiten lassen es zu

Höhe des Grundumsatzes der Geschlechter in Abhängigkeit vom Alter

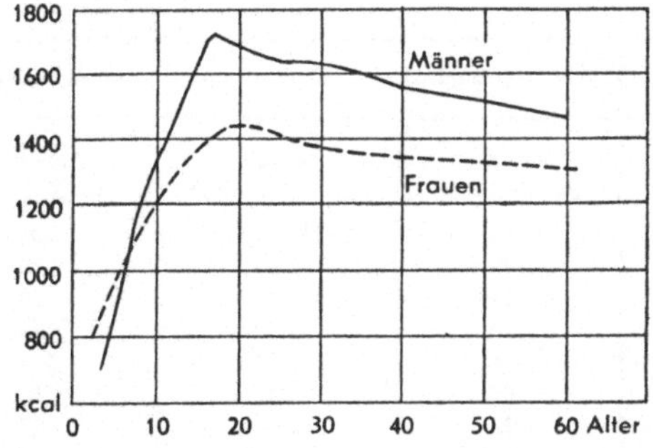

---

[1]) Lehmann, G.: Menschliche Arbeit als Objekt naturwissenschaftlicher Forschung, in: Sonderdruck aus dem Jahrbuch 1955 der Max-Planck-Gesellschaft zur Förderung der Wissenschaften e. V., S. 80.

[2]) Die Grundumsatzbestimmung muß, soll sie einwandfreie Werte liefern, am ruhenden, psychophysisch nicht erregten und nüchternen Körper, bei eiweißarmer Ernährung an dem der Messung vorhergehenden Tag vorgenommen werden.

[3]) Lehmann, G.: Praktische Arbeitsphysiologie, Stuttgart 1953, S. 125.

veränderten Grundumsatzziffern kommen. *Lehmann* brachte seine Untersuchungen hinsichtlich des Zusammenhanges zwischen Grundumsatzwerten, Alter und Geschlecht in die auf Seite 17 gezeigte grafische Darstellung [1]).

Sehen wir von einem höheren Grundumsatz des weiblichen Organismus in den frühen Jugendjahren ab, so liegen im eigentlichen Arbeits- und Leistungsalter die durchschnittlichen Grundumsatzwerte der Männer bei gleichem Körpergewicht und gleicher Körpergröße etwa 20 % über denen der Frauen.

Amerikanische Untersuchungsergebnisse [2]) über Körpergröße und Körpergewicht als grundumsatzbestimmende Faktoren lassen erkennen, daß der Energieverbrauch für die lebenserhaltende „innere" Arbeit mit wachsendem Körpergewicht und zunehmender Körpergröße gleichfalls ansteigt.

b) Der Arbeits- oder Leistungsumsatz

Wir wollen darunter den über dem unabdingbaren Grundumsatz liegenden und durch äußere Arbeit hervorgerufenen Kalorienverbrauch verstehen. Daneben müssen wir aber noch einen Freizeitbedarf berücksichtigen, der je nach der Freizeitbetätigung stark schwanken kann und für den wir im Durchschnitt 300 kcal/Tag ansetzen wollen. Auch der Leistungsumsatz steht mit den Faktoren Körpergewicht und Körpergröße sowie Alter und Geschlecht in Korrelation. So leistet z. B. ein schwerer und großer Mensch durch größere kräfteverzehrende Eigenbewegungen seines Körpers eine relativ größere äußere Arbeit.

Wenn wir von unserem Organismus nun eine äußere Leistung verlangen, so stellt er sich nach einer verhältnismäßig kurzen Anpassungszeit auf Arbeit ein. Diese Umschaltung von Ruhe auf Leistung zeigen bei kürzerer, leichter Arbeit schon recht deutlich die verschiedenen Verbrennungswerte der einzelnen Organe in der nachfolgenden Übersicht [3]).

Kalorienverbrauch der einzelnen Organe

Organe	bei Grundumsatz von 1200 cal/min		bei Arbeitsumsatz von 3600 cal/min	
	Anzahl der Kalorien	Anteil vom Ruheumsatz	Anzahl der Kalorien	Anteil vom Arbeitsumsatz
Muskeln	456	38,0 %	2500	70,0 %
Leber	149	12,4 %	79	2,2 %
Magen – Darm	91	7,6 %	58	1,6 %
Nieren	90	7,5 %	26	0,7 %
Milz	76	6,3 %	100	2,8 %
Herz	53	4,4 %	160	4,5 %
Gehirn	36	3,0 %	40	1,1 %
Bauchspeicheldrüse	16	1,3 %	7	0,2 %
Blut	13	1,1 %	13	0,4 %

[1]) Lehmann, G.: Praktische Arbeitsphysiologie, a. a. O., S. 133.
[2]) In Anlehnung an Lehmann, G.: ebenda, S. 133 f.
[3]) Lehmann, G.: ebenda, S. 132 und 135.

Wie wir daraus ersehen, schränken einzelne Organe ihren Verbrauch zugunsten des gesteigerten Bedarfs der Muskeln und des Herzens wesentlich ein.

Um Nahrungsaufnahme und Energieabgabe auf die Dauer in einem gleichen Verhältnis zu halten, bedient sich der Körper eines Regulationsmechanismus. So macht sich bei großem Energieverbrauch durch anstrengende Körperarbeit das Energieungleichgewicht bald durch gesteigertes Hungergefühl bemerkbar. Decken wir den Energieaufwand nur unvollkommen durch die Zufuhr neuer Nahrungsmittel ab, so paßt sich der Körper durch eine geringere Leistungsabgabe an. Da die Höhe des Grundumsatzes verhältnismäßig konstant bleibt, äußert sich eine unzureichende Ernährung bei körperlicher Beanspruchung vor allem in einem Rückgang der Arbeitsleistung.

Untersuchen wir nun näher die Grenzen des täglich dem arbeitenden Menschen als Dauerleistungsabgabe zumutbaren Energieverbrauchs.

Für den männlichen Organismus können wir als begrenzenden Faktor und somit als Dauerleistungshöchstgrenze für industrielle Schwerarbeit 4800 kcal/Tag einsetzen. Bei der Mehrzahl der beruflichen Arbeiten liegt der erforderliche Kaloriengesamtverbrauch wesentlich unter diesem Maximalwert. Nach Abzug des durchschnittlichen Grundumsatzes und unter Berücksichtigung eines Energiebedarfs für persönliche Freizeitbetätigung und für Verdauungs-, also Energieaufbereitungsvorgänge verbleiben dem Menschen im allgemeinen nur noch etwa 2000—2500 kcal/Tag als für die Dauer maximal zur Verfügung stehende Arbeitskalorien. Zur überschläglichen Errechnung der Arbeitskalorien können wir uns die folgende Faustformel merken[1]): Arbeitskalorien = Nahrungsenergien $\times$ 0,88 ./. Grundumsatz ./. Verdauungsumsatz ./. Freizeitbedarf.

Die Annahme eines Dauerhöchstwertes von maximal 2500 kcal für berufliche Schwerarbeit hat sich in der Praxis als durchaus günstig erwiesen. Für kürzere Zeitabschnitte kann dieser Grenzwert jedoch noch wesentlich überschritten werden. Höhere Belastungen, die pro Stunde einen Kalorienverbrauch von 600 kcal oder pro Minute sogar von 25 kcal erreichen können, müssen durch Pausen oder geringere Arbeitsbelastung wieder ausgeglichen werden, so daß sich insgesamt wieder ein Maximalwert von 2500 kcal/Tag oder rund 5,2 kcal/min einstellt. Als Durchschnittsleistung eines körperlich tätigen Arbeiters beim Einsatz größerer Muskelpartien dürfen wir 2000 Arbeitskalorien ansetzen, was einer Minutenbelastung von etwa 4 kcal bei einem 8stündigen Arbeitstag entspricht. Beim Einsatz kleinerer, schwächerer Muskelpartien fallen diese Durchschnittswerte weiter ab. Bei Frauen verbleiben nur rund 1500 kcal/Tag oder 3 kcal/min für die durchschnittliche Arbeitsleistung.

Vergleichen wir hierzu die auf Seite 20 gezeigte Zusammenstellung *Lehmanns*[2]) über die Leistungsmaxima pro Zeiteinheit.

---

[1]) Vgl. Spitzer, H.: Über die Messung der körperlichen Ermüdung, in: REFA-Nachrichten, 1956, Heft 4, S. 138: Der Faktor 0,88 gibt den Verarbeitungs- oder Ausnutzungsgrad der Nahrungsmittel wieder.
[2]) Lehmann, G.: Menschliche Arbeit, a. a. O., S. 84.

2*

Leistungsmaxima in Arbeitskalorien pro Zeiteinheit

Jahr	Monat	Woche	Tag	Stunde	10 Min.	Minute	% der Jahres-norm
750 000	62 000	15 000	2500	313	52	5,2	100
–	70 000	16 800	2800	350	58	5,8	115
–	–	18 000	3000	375	63	6,3	121
–	–	–	3500	437	73	7,3	140
–	–	–	–	600	100	10,0	192
–	–	–	–	–	150	15,0	288
–	–	–	–	–	–	25,0	480

Nachdem wir den Tagesgesamtverbrauch sowohl als Maximal- als auch als Durchschnittswert festgehalten haben, wollen wir uns dem Versuch zuwenden, den kalorischen Verbrauch bestimmter Arbeiten mit Hilfe von Tabellenschätzwerten zu bestimmen. Arbeitszeitanalytische Untersuchungen — in Anlehnung an REFA — laufen mit arbeitsphysiologischen Problemen bei der Ermittlung der physischen Arbeitsschwere zusammen. Die Ergebnisse führen bei geübten Beurteilern zu exakten, durchaus brauchbaren und in der Praxis der Arbeitsbewertung und Arbeitsphysiologie verwertbaren Ziffern. Im Schema wollen wir anschließend zwei einfache Schätzungen wiedergeben [1]).

Durchschnittlicher Kalorienverbrauch

Schuhmacher		Dreherin	
	kcal		kcal
Grundumsatz	2 100	Grundumsatz	2 100
7 Stunden Sitzen	140	6 Stunden Stehen	240
1 Stunde Stehen	40	2 Stunden Gehen	240
6 Stunden schwere		5 Stunden schwere	
Armarbeit	750	Handarbeit	250
2 Stunden leichte		1 Stunde leichte	
Armarbeit	150	Handarbeit	75
		Insgesamt	**2 905**
		x 0,85 (Leistungsfaktor der Frauen)	2 470
Insgesamt	**3 180**		

---

[1]) Lehmann, G.: Praktische Arbeitsphysiologie, a. a. O., S. 154 f.

Beispiele zur Errechnung des Kalorienverbrauchs bei verschiedenen Arbeiten

Stunden	1	2	3	4	5	6	7	8	9	10
Körperstellung bei der Arbeit	Arbeitskalorien									
Liegen, Sitzen	20	40	60	80	100	120	140	160	180	200
Stehen	40	80	120	160	200	240	280	320	360	400
Gehen	120	240	360	480	600	720	840	960	1080	1200
Steigen	250	500	750	1000	1250	1500	1750	2000	2250	2500
Art der Arbeit										
Handarbeit — leicht	25	50	75	100	125	150	175	200	225	250
Handarbeit — schwer	50	100	150	200	250	300	350	400	450	500
Armarbeit — leicht	75	150	225	3000	375	450	525	600	675	750
Armarbeit — schwer	125	250	375	500	625	750	875	1000	1125	1250
Körperarbeit — leicht	200	400	600	8000	1000	1200	1400	1600	1600	2000
Körperarbeit — mittel	300	600	900	1200	1500	1800	2100	2400	–	–
Körperarbeit — schwer	400	800	1200	1500	2000	2400	–	–	–	–
Körperarbeit — sehr schwer	500	1000	1500	2000	–	–	–	–	–	–

Die Berechnung des Energieverbrauchs bei geistigen Arbeiten ist überaus
schwierig, wenn nicht sogar gänzlich unmöglich, vor allem deshalb, weil
uns bis heute noch keine zuverlässigen Berechnungs- und Meßmethoden
zur Verfügung stehen. Wir wissen zwar, daß geistige Belastung in einzelnen Gehirnpartien einen gesteigerten Kalorienverbrauch hervorruft, der
aber, gemessen am Gesamtumsatz, in seinem Umfang so gering ist, daß
er als unwesentlich angesehen werden kann.

3. Der Wirkungsgrad der menschlichen Arbeit

Schon von jeher hat der Mensch durch die Anwendung von Naturkräften
und -gesetzen seine Arbeit wirksamer zu gestalten versucht. Er war bemüht, die von ihm eingesetzten Energien bestmöglich auszunutzen.

So richtet sich auch noch heute das Streben der Konstrukteure auf die
Schaffung ökonomisch arbeitender Antriebsmaschinen, d. h. auf Turbinen,
Verbrennungs- und Elektromotoren mit hohem Wirkungsgrad. Wir wissen,
daß z. B. bei den Verbrennungsmaschinen und Turbinen nur ein Teil der
eingesetzten Energie ihre Wirksamkeit für den eigentlichen Leistungsprozeß entfalten kann, ein anderer beachtlicher Teil jedoch in der Maschine
selbst verlorengeht. Es gibt nun einmal für uns noch keine verlustlos
arbeitende Maschine.

Ähnlich wie den Wirkungsgrad einer Maschine können wir auch den Nutzeffekt der menschlichen Arbeit bestimmen. Unter dem Wirkungsgrad der
„Muskelmaschine" wollen wir dabei das Verhältnis der dem Körper zu-

geführten zur von ihm nutzbar gemachten Energie verstehen. Er gibt uns gleichsam ein Spiegelbild für die Ökonomie, d. h. für die Zweckmäßigkeit einer jeden Leistungserstellung durch den menschlichen Organismus.

Werden wir uns darüber klar, daß die menschlichen Arbeitsenergien weitaus teuerer als die chemisch-mechanischen Energiequellen sind, so ist es verständlich, daß allein schon aus diesem Grunde die menschliche Arbeit unter besonders günstigen energetischen Verhältnissen erfolgen sollte. Überall dort, wo nämlich mechanische Energie anwendbar ist, sollte sie eingesetzt werden, denn wertvolle, teuere menschliche Arbeitspotentiale würden dadurch frei und könnten in geeigneter Weise zu Aufgaben eingesetzt werden, die die mechanischen Energieträger nicht leisten können. Mechanische Energie ist wirkungsvoller und *billiger*.

Vergleichen wir hierzu die beistehende Gegenüberstellung der Energiekosten:[1]

Nahrungsenergie[2]	1000 kcal = DM 0,55
Elektrische Energie (E-Motor) . .	1000 kcal = DM 0,05
Kohlenenergie (Dampfmaschine) .	1000 kcal = DM 0,005

Es ist daher erstaunlich, daß der weitaus größte Teil unserer beruflichen Arbeitsleistungen mit einem Wirkungsgrad von nur 2—5 % erstellt wird.[3] Unter besonders günstigen Voraussetzungen kann der menschliche Organismus einen Wirkungsgrad von 25—30 % erreichen, wobei der isolierte Muskel noch am günstigsten arbeitet. Die in der Skizze auf Seite 23 gegebenen Beispiele stellen insofern Ausnahmen dar, als es sich bei ihnen um ausgewählte, in ihrer Struktur „einfache" Arbeiten handelt.[4] Misch- oder Wechselarbeiten, wie sie die berufliche Tätigkeit mit sich bringt, verlaufen dagegen unter ungünstigeren Bedingungen. Der Einsatz ungeeigneter, zu großer Muskelpartien, die Mitbewegungen und Leerbewegungen des Körpers, statische Arbeit, wie Haltearbeiten oder Versteifung des Skeletts für eine bestimmte Körperstellung, können ganz erhebliche Energieverluste hervorrufen, die den Nutzeffekt der eingesetzten Energien oft auf weit unter 10 % drücken.

Leerbewegungen sind aber in einem Arbeitsprozeß nicht auszuschließen; auch der Energieaufwand für die Versteifung des Skeletts kann nicht umgangen werden. Der Einsatz größerer, benachbarter Muskelgruppen und somit auch die Mitbewegung des Körpers entlastet z. B. die kleineren Muskeln und läßt es allgemein zu einer geringeren durchschnittlichen Querschnittsbelastung der Muskeln kommen. Wohl können und müssen wir uns mehr denn je bemühen, diese energetischen Verlustquellen, soweit sie vermeidbar sind, einzuschränken. Aber damit beginnen bereits die

---

[1] Lehmann, G.: Praktische Arbeitspsychologie, a. a. O., S. 124, sowie ähnlich Hilf, H. H.: Arbeitswissenschaft . . ., a. a. O., S. 187.
[2] Arbeitskosten bzw. Ernährungskosten bei Schwerarbeit.
[3] Lehmann, G.: Physiologische Forschung, a. a. O., S. 24.
[4] Müller, E. A. bei: Lehmann, G.: Praktische Arbeitsphysiologie, a. a. O., S. 181.

Probleme der „energetischen Verlustquellenforschung", der Ermüdungsbekämpfung und der Arbeitsbestgestaltung, die an anderen Stellen dieser Arbeit noch näher erörtert werden sollen.

Kalorienverbrauch und Wirkungsgrad bei verschiedenartigen Leistungen

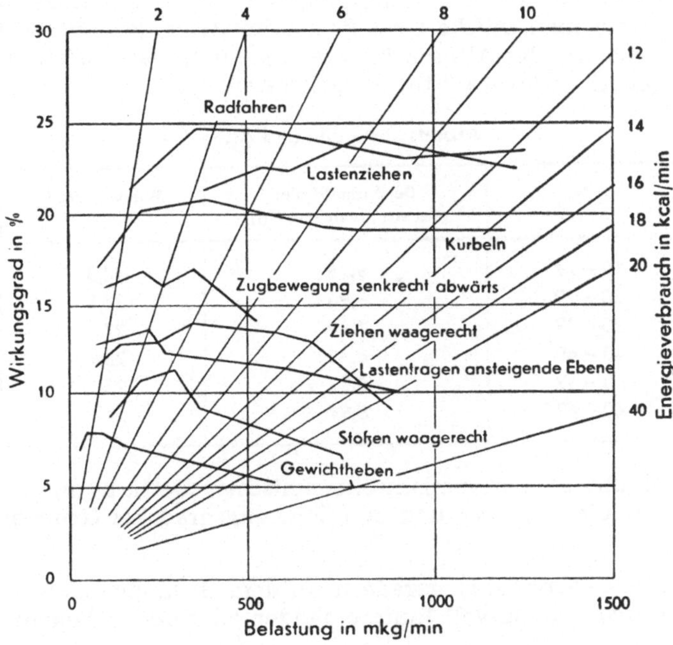

Allgemein können wir nur noch festhalten, daß der Energieverbrauch mit wachsendem Arbeitswiderstand bis zu einem *Grenzlastwert* (G), der das Wirkungsgradmaximum darstellt, konstant ansteigt, wobei der Schnittpunkt der Kurve mit der Ordinate (L$_0$) den Kalorienverbrauch der Leerbewegungen angibt. Vergleichen wir hierzu folgende Darstellung[1]).

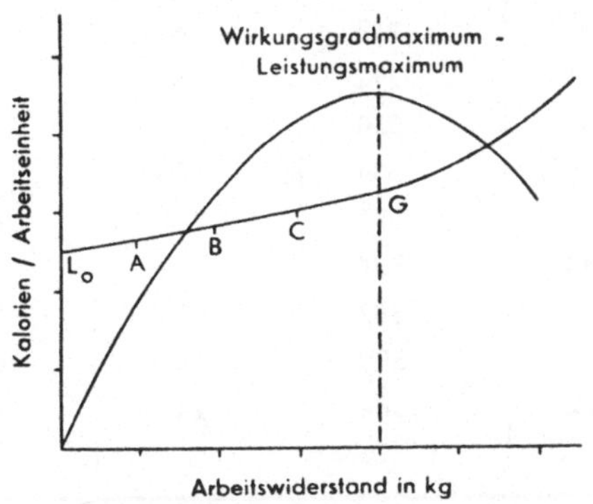

---

[1]) Lehmann, G.: Praktische Arbeitsphysiologie, a. a. O., S. 160 ff.

Ein interessantes Ergebnis brachten die Untersuchungen von *Bürger*[1]), der die Arbeitsökonomie des Menschen im Hinblick auf das Alter an Hand des Sauerstoffverbrauchs für 10 Minuten Dreharbeit im Stehen ermittelte. Die Arbeitsleistung ergab 4590 mkg. Die Durchschnittswerte des Sauerstoffverbrauchs beruhen auf je 10 Einzeluntersuchungen für jede Altersgruppe. Wie sehen dabei, daß der mit dem Alter des Leistenden schwankende Sauerstoffverbrauch für die gleiche Leistung ein Anzeichen dafür ist, daß sich der menschliche Organismus im Alter der Entwicklung und in der Lebensphase des Alterns für die Erstellung einer bestimmten Leistung energetisch „schwerer" tut als beispielsweise im 4. Lebensjahrzehnt.

Arbeitsökonomie und Alter

Alter (Jahre)	Durchschnittlicher Sauerstoffverbrauch (l)	Wirkungsgrad %
10 — 19	9,26	24,3
20 — 29	8,96	24,8
30 — 39	7,89	27,3
40 — 49	8,43	25,7
50 — 59	8,22	25,2
60 — 69	8,91	24,9

Zum Schluß unserer energetisch-ökonomischen Betrachtung wollen wir noch kurz auf die Leistung und den Wirkungsgrad bei Gruppenarbeiten eingehen.

Fließbandarbeit beruht z. B. geradezu auf dem Gedanken einer Leistungserstellung durch ein sinnvoll hintereinander oder/und nebeneinander ge-

Leistung und Lohnkosten in Abhängigkeit von der Gruppenstärke

Zahl der Arbeiter	Leistung pro Kopf in %	Gruppenleistung in Einheiten	Lohnkosten in DM	Lohnkosten pro Einheit in DM	Lohnkosten-steigerung
1	100	100	2,—	0,020	100
2	90	180	4,—	0,022	110
3	81	243	6,—	0,025	125
4	73	292	8,—	0,028	140
5	66	330	10,—	0,030	150
6	59	354	12,—	0,034	170
7	53	371	14,—	0,038	190
8	48	384	16,—	0,042	210
9	43	387	18,—	0,046	230
10	39	390	20,—	0,051	255
12	32	384	24,—	0,063	315
...	...	...	...	...	...

[1]) Bürger, M.: Alter und Krankheit, Leipzig 1947, S. 182 ff.

schaltetes Arbeitsteam. Andere Arbeiten erfordern durch ihre Gestalt, Eigenart oder Schwere das Zusammenwirken von zwei oder mehreren Arbeitskräften. Die Gruppe ermöglicht eigentlich erst die Leistungserstellung (z. B. Zweimannsäge). Die Tabelle Seite 24[1]) zeigt uns hierfür recht deutlich eine prozentuale Abnahme der Prokopfleistung (1 Arbeiter = 100 %) bei steigenden Lohnkosten/Einheit mit einer bis zum Maximum von 10 Arbeitskräften ansteigenden Gesamtleistung.

4. Die Arbeitsleistung im biologischen Rhythmus

Das biologische Leben ist gekennzeichnet durch das Auftreten rhythmischer Schwankungen vielfältiger Art. Wir wissen z. B., daß im Frühjahr und Spätsommer, also außerhalb der jahreszeitlichen Hitze- und Kältezeiten, der Energieüberschuß des Menschen am größten ist[2]). Dies bezieht sich sowohl auf die geistig-seelische als auch auf die körperliche Aktivität.

Noch deutlicher treten uns bei Mensch, Tier und Pflanze die Tag-Nacht-Schwankungen entgegen. Auch die menschliche Arbeit, als eine der ureigensten Lebensäußerungen des lebendigen Organismus, unterliegt einem rhythmischen Wechsel innerhalb des 24stündigen Tages. So gibt es, wie *Piertkien*[3]) sagt, wohl kaum eine Funktion des menschlichen Körpers, die nicht diesen eigenrhythmischen Schwankungen unterworfen ist.

Graf[4]) fand bei seinen Untersuchungen, daß die Durchschnittsleistungen der Versuchspersonen in ihren Grundzügen einem charakteristischen, etwa gleichbleibenden Kurvenverlauf folgten. Diese Kurve zeigte eine $^1/_2$—1stündige Einarbeitungsphase, die bis zu einem Vormittagsmaximum ansteigt, ein Absinken zur Mittagszeit, einen erneuten Anstieg bis zu einem zweiten, gegenüber dem Vormittagshöchstwert etwas niedrigeren Maximum und ein sich anschließendes, erneutes Absinken des Leistungsniveaus. In Einzelfällen war auch gegen Ende der normalen Arbeitszeit, also am Nachmittag, in Erwartung des bevorstehenden Schichtendes ein Schlußantrieb zu verzeichnen. Verfolgen wir die Kurve weiter über den gesamten 24stündigen Tag, so finden wir, daß der absolute Tiefstwert allgemein bei 3 Uhr morgens liegt. Von diesem Zeitpunkt an läßt sich wieder ein Ansteigen der Leistungsbereitschaft feststellen, wobei die Kurve dann vormittags in den steigenden Kurventeil einmündet, womit der 24-Stunden-Zyklus geschlossen ist.

Diese rhythmisch wiederkehrende, physiologische Verhaltens- und Arbeitsweise des menschlichen Organismus nannte *Graf* die physiologische *Arbeits-* oder *Leistungsbereitschaftskurve*. In der Literatur finden wir

---

[1]) Schmidbauer-Jurascheck, B.: Betriebliche Kostenpolitik, in: Rationalisierung, Monatsschrift des RKW, München 1958, Heft 1, S. 7 f.: Weiterentwicklung der dort zu findenden Gedanken.

[2]) Schmölders, G.: Vom Rhythmus der wirtschaftlichen Aktivität, in: Studium generale, 1949, S. 108.

[3]) Piertkien, R.: Über die 24-Stunden-Rhythmik des Menschen und das vegetative Nervensystem, Sonderdruck aus: Internat. Z. angew. Physiol. einschl. Arbeitsphysiol., Band 16, 1956, S. 198.

[4]) Graf, O.: Erforschung der geistigen Ermüdung und nervösen Belastung, in: Forschungsbericht des Wirtschafts- und Verkehrsministeriums Nordrhein-Westfalen, Nr. 113, Köln—Opladen 1955, S. 6.

auch gleichbedeutende Bezeichnungen wie *Wach-* oder *Aktivitätskurve.*
Physiologische Untersuchungen bestätigen diese tageszeitlich schwankende
psychophysische *Leistungsdisposition.* Z. B. ändern sich so wichtige Kreis-
laufgrößen wie Puls, Blutdruck und Minutenvolumen. Auch der Adrena-
linogengehalt des Blutes und der Glykogengehalt der Muskulatur sowie
die Ansprechbarkeit der Sinnesorgane weisen derartige tagesrhythmische
Schwankungen auf.

Vergleichen wir für das bisher Gesagte die folgende Skizze, die die biologische Aktivität als Kurve der vom Tagesdurchschnitt abweichenden
Werte darstellt[1]).

**Schema des Verlaufs der physiologischen Leistungsbereitschaft über 24 Stunden
(prozentuale Abweichungen vom Tagesdurchschnitt)[2])**

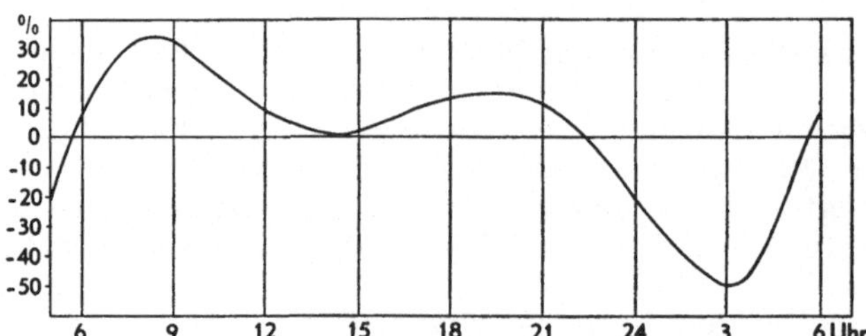

Die Steuerung dieses sinnvollen Mechanismus hat das autonome Nervensystem übernommen. Eine Einflußnahme ist uns daher, außer durch
Pharmazeutika, nicht möglich. In den Zeiten einer hohen Leistungsaktivie-
rung ist dabei das autonome Nervensystem auf äußere Leistungsabgabe
geschaltet. Wir sprechen von „ergotroper" Schaltung[3]). Zu diesen Zeiten
werden die Stellen des Leistungsverbrauchs für äußere Arbeit bevorzugt
mit Blut versorgt, d. h. Sauerstoff und energieliefernde Substanzen durch
Gefäßerweiterungen vermehrt an die Orte des Verbrauchs gebracht. Im
Gegensatz dazu steht die „histotrope" Schaltung[4]), die in den Zeiten der
niedereren Leistungsbereitschaft zum Ausdruck kommt. Das autonome
Nervensystem ist dabei auf innere Leistung geschaltet, und es erfolgt nun
eine bevorzugte Versorgung der inneren Organe, die der Aufbereitung
neuer Energieträger und der Erholung dienen.

Was bedeutet diese Tatsache aber für das betriebliche Leistungsgeschehen
und welche betriebswirtschaftlichen Probleme ergeben sich daraus?

Die Veränderung der autonom freigemachten Leistungskräfte ist für uns
eine biologische Gegebenheit. Die Existenz dieses sich in der Aktivitätskurve widerspiegelnden biologischen Phänomens kann allein schon durch

---

[1]) Die Kurve wurde dem Verfasser freundlicherweise vom Max-Planck-Institut für Arbeitsphysiologie in Dortmund zur Verfügung gestellt.
[2]) Errechnet nach Material in Bjerner, Holm, Swenson: Om Natt och Skiftarbete, Stockholm
1948.
[3]) Graf, O.: Erforschung, a. a. O., S. 5 f.
[4]) Graf, O.: ebenda, S. 5 f.

die zahlreichen physiologischen Versuche[1]) als bewiesen angesehen werden. Danach wollen wir versuchen, im Betriebsgeschehen korrelative Erscheinungen zu finden, die die physiologischen Erkenntnisse noch erhärten sollen.

Allgemein können wir von einem 24stündigen Rhythmus der Leistungsdisposition beim Menschen sprechen, der zwar individuell verschieden stark ausgeprägt ist, sogar abgeschwächt oder verschoben, nicht aber aufgehoben werden kann.

Diese Kurve sollte jeder betriebswirtschaftlichen Arbeitsorganisation zugrunde gelegt werden. „Ein Arbeiten nach diesem Rhythmus", schreibt *Lehmann*[2]), „entspricht also wirklich einer physiologischen Erfordernis und bedeutet eine Anpassung an die Natur des Menschen." Nur eine diesem Biorhythmus entsprechende Arbeitsverteilung kann zu einem Minimum an Anstrengung und Ermüdung führen.

Arbeitsphysiologisch und betriebswirtschaftlich gesehen, wären demnach Leistungsspitzen und schwierige bzw. anstrengende Arbeiten in die Zeiten hoher Aktivität zu legen, während leichtere Tätigkeiten und Routinearbeiten auf physiologisch ungünstigere Phasen des Leistungszyklus verschoben werden könnten. Ein Arbeitsplan, der Rücksicht auf die jeweilige Höhe der Leistungsdisposition nimmt, sollte von jeder Betriebsleitung, soweit es organisatorisch und produktionstechnisch ermöglicht werden kann, *angestrebt* werden[3]).

Bei Fließbandarbeiten[4]) können wir dies durch eine der jeweiligen Biorhythmik gerade angepaßte, also wechselnde Bandgeschwindigkeit erreichen. Jedoch finden sich leider diesbezügliche Umstellungen vom „starren" zum „flexiblen" Fließbandtakt in der betrieblichen Praxis erst recht selten.

Oft stehen auch Betriebsapparatur, Eigenart oder Aufbau des Produktionsprozesses, unvorhersehbare Störungen u. ä. einem derartigen Anpassungsversuch entgegen. Greifen wir hierzu ein Beispiel für viele heraus. In einer Gießerei erfolgt der Abstich und somit die Hauptarbeit für einen Teil der Belegschaft einige Stunden nach der Beschickung des Ofens. Diese wiederum stellte zu einer früheren Phase die Hauptbelastungszeit eines anderen Teils der Belegschaft dar. In gleicher Weise müßten Kernmacher und Former ihre schwierigen und hochwertigen Arbeiten in den Zeiten des psychophysischen Leistungsmaximums erbringen. Schwierigkeiten einer Anpassung entstehen vor allem dann, wenn die räumliche Betriebskapazität nicht groß genug ist, um ein Ausweichen zu ermöglichen.

---

[1]) Graf, O.: Erforschung, a. a. O., S. 7 ff.: Messung des Hautwiderstandes; Messung der Hautelastizität bzw. der Gewebespannung; Messung der Sauerstoffsättigung des Blutes; Messung der optischen Verschmelzungsfrequenz; Messung der oberen Hörgrenze.

[2]) Lehmann, G.: Praktische Arbeitsphysiologie, a. a. O., S. 101.

[3]) Günstige Ergebnisse wurden z. B. dadurch bei einer entsprechenden Gestaltung der Unterrichtspläne an Schulen erzielt.

[4]) Auf die besonderen Probleme der Fließbandarbeit wird noch an anderer Stelle dieser Arbeit näher eingegangen werden.

Schon an diesem kurzen Beispiel sehen wir, wie durch das Zusammenspiel aller Teile in der Praxis Schwierigkeiten und Probleme entstehen können, deren Lösung wir uns zuwenden müssen. In vielen Fällen genügt es, wenn die Betriebsleitung über den Meister die Belegschaft auf diese natürliche, arbeitsphysiologisch richtige Arbeitsweise aufmerksam macht. Auf diese Weise kann der Arbeiter sich mit der Zeit zu einer Überwachung und Steuerung seines Arbeitstaktes selbst erziehen, falls er nicht schon unbewußt in dem natürlichen Rhythmus arbeitet.

Selbst wenn frische, ausgeruhte Kräfte bei Schichtwechsel in den betrieblichen Leistungsprozeß eingreifen, zeigt sich auch bei diesen Arbeitern ein der Aktivitätskurve entsprechendes Leistungsverhalten. Wir können diese Tatsache als Beweis dafür annehmen, daß diese Erscheinung keine Folge von Ermüdung ist.[1] Die *biologisch bedingte* Veränderung in der jeweiligen Höhe der Leistungsfreigabe ist daher scharf von der Ermüdung, den *arbeitsbedingten* Leistungsschwankungen, zu trennen.[2] Die folgenden Ergebnisse beruhen auf Untersuchungen des Verfassers in einer mittleren bis größeren Maschinenfabrik. Sie sollen die Frage klären helfen, ob sich die Leistungsbereitschaftskurve auch im Betriebsleben, in der „Aktivität des Betriebes", wiederfinden läßt.

1. U n t e r s u c h u n g : Eine Zählung der durchschnittlich pro Tag ein- und ausgehenden Telefongespräche zeigte einen Vormittagsanstieg mit einem Maximalwert in der 10./11. Stunde, danach, durch die zeitlich verschiedenen Mittagspausen verstärkt, einen Abfall, bis zu einem erneuten Anstieg gegen Ende der Arbeitszeit. Die werksinternen Gespräche mußten unberücksichtigt bleiben.

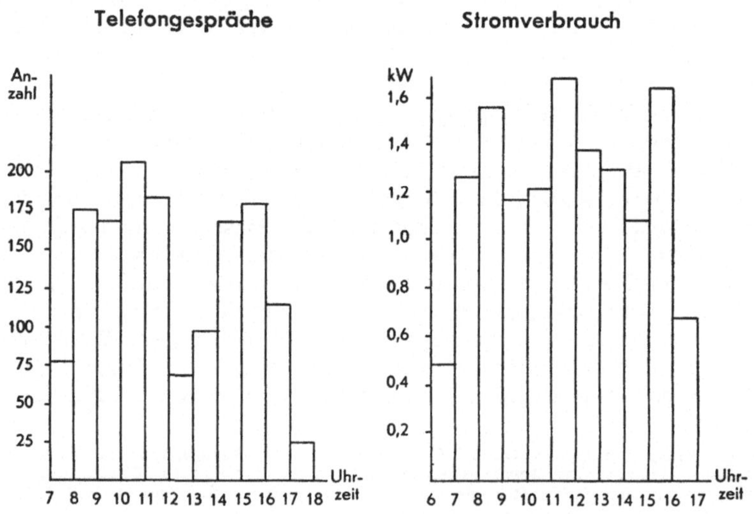

---

[1] Vgl. Lehmann, G.: Praktische Arbeitsphysiologie, a. a. O., S. 104.

[2] Vgl. Spitzer, H.: Über die Messung der körperlichen Ermüdung, in: REFA-Nachrichten, Heft 4, 1956, S. 136.

2. **Untersuchung**: Eine ähnliche Untersuchung wurde mit dem durchschnittlichen Stromverbrauch der Betriebsabteilungen durchgeführt. Auch hier traten Belastungsspitzen in der 11. Vormittagsstunde sowie am Nachmittag gegen 15 Uhr auf. Die Mittagspausen von 11.45 bis 12.15 Uhr für den einen Teil der Betriebsbelegschaft sowie von 13.15 bis 13.45 Uhr für die restlichen Werksabteilungen bewirkten naturgemäß wiederum einen Abfall in der verbrauchten Strommenge. Auch kommt die nach 3¹/₂ Stunden eingelegte Frühstückspause durch einen Verbrauchsrückgang zum Ausdruck. Ungenauigkeiten in der Aussagefähigkeit des Zahlenmaterials mußten wegen größerer zu verschiedenen Zeiten vorgenommener Prüffeldversuche in Kauf genommen werden.

3. **Untersuchung**: Bei dieser Untersuchung wurde an Hand der zu bestimmten Zeiten abgegebenen Materialausgabe- und Materialumtauschscheine die Belastung der Ausgabeschalter in den Bearbeitungs- und Montageabteilungen festgestellt. Sehen wir davon ab, daß abgenutztes bzw. zerbrochenes Werkzeug nicht augenblicklich vom Arbeiter umgetauscht, sondern ein Reservestück in vielen Fällen in der Werkbank bereitgehalten wird oder ein Kollege das benötigte Teil ausleiht und damit das Gesamtbild verzerrt werden kann, so zeigt sich auch hier ein Anstieg in den Vormittagsstunden sowie eine durch die Hauptmittagspausen ausgelöste Abnahme der Schalterbesuche zur Mittagszeit. Die zu Beginn der Schicht auftretende absolute Spitze kann als das vorsorgliche Eindecken mit Material und Werkzeug bei der Arbeitsaufnahme gedeutet werden. Eine ähnliche Erscheinung zeigt sich gegen Ende der Arbeitszeit durch eine vermehrte Rückgabe.

4. **Untersuchung**: Hierbei wurde untersucht, ob sich durch die tageszeitliche Verteilung der anfallenden Betriebsunfälle Rückschlüsse auf die Aktivität der Belegschaft ziehen lassen. Tatsächlich ergab die Auswertung von etwa 420 Unfällen einen allmählichen Anstieg der Unfallziffern bis zu einem Höchstwert in der 10. Vormittagsstunde, mit einem anschließenden Abfall zur Mittagszeit. Die gesteigerte physiologische Akti-

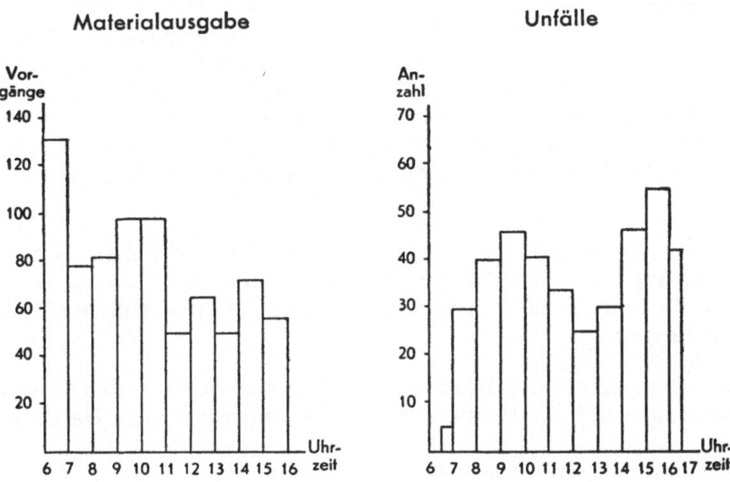

vität führt also zusammen mit der in den ersten 1—2 Stunden notwendigen Einarbeitung zu einer Leistungsverdichtung, die als Ursache für vermehrte Unfälle angesehen werden kann. Hierzu gesellt sich noch der Einfluß der fortschreitenden Ermüdungen, woraus sich vor allem der 2. Maximalwert gegen Schichtende erklären läßt.

Als Ergebnis der vier Untersuchungen wollen wir festhalten, daß, abgesehen von eigenartigen, betriebsindividuellen Abweichungen, alle Ergebnisse eine Belastungsspitze zwischen 10 und 11 Uhr aufzeigten. Diese Erscheinung kann somit als Anzeichen für eine sich im Betriebsgeschehen widerspiegelnde arbeitsphysiologische Leistungsbereitschaft und -verdichtung angesehen werden.

5. Die psychophysischen Gestaltungsfaktoren der menschlichen Leistung

Bei den arbeitswissenschaftlichen und betriebswirtschaftlichen Überlegungen steht die menschliche Arbeitsleistung im Mittelpunkt der Fragestellungen, gleichgültig, ob es sich um eines der drei großen Untersuchungsgebiete

1. der Arbeitszeitstudie (time study),
2. der Arbeitsablaufstudie (motion study),
3. der Arbeitsbeanspruchungsstudie (energy study)

oder um andere mit dem betrieblichen Leistungsprozeß des Menschen in Zusammenhang stehende Probleme handelt.

Vor allem muß erkannt werden, gleichgültig welches Ziel die Untersuchung vor Augen hat, daß die menschliche Arbeitsleistung das Ergebnis eines verwickelten Komplexes einander beeinflussender Faktoren darstellt. „Der Mensch ist kein Bündel von Funktionen, von denen wir nur die für die Arbeit nützlichen in Anspruch nehmen können"[1]), sondern muß als Gesamtbild gesehen werden, so wie auch die ganze Arbeit dazu in Beziehung gesetzt werden muß. Die Persönlichkeit Mensch ist zunächst das Resultat einer Wechselwirkung von körperlich-geistigen, emotionalen und charakterlichen Anlagen auf der einen und Einflüssen der Umwelt, in die der Mensch gestellt wird, auf der anderen Seite. Der Begriff der „Leistung" ist je nach der Disziplin, in der er gebraucht wird, so z. B. auf dem Gebiete der Kunst, des Sports, der Technik und der Jurisprudenz, ein anderer. Deshalb erscheint er uns auch ohne nähere Definition etwas abgegriffen.

Im arbeitswissenschaftlichen und betriebswirtschaftlichen Sinn ist die Arbeitsleistung der quantitativ und/oder qualitativ meßbare Arbeitsertrag im Verhältnis zum Arbeitsaufwand bei den gegebenen Leistungsvoraussetzungen.

Eine Leistungssteigerung liegt dann vor, wenn durch Intensivierung der Arbeitsertrag pro Einheit des Arbeitsaufwandes ansteigt. Dabei ist unser

---

[1]) Vgl. Hilf, H. H.: Arbeitswissenschaft, a. a. O., S. 35.

Augenmerk besonders darauf zu richten, daß bei einer Leistungsverdichtung für den arbeitenden Menschen die psychophysische Belastung nicht größer wird.

An dieser Stelle soll auch der in der Arbeitswissenschaft oft gebrauchte Begriff der „Nachhaltigkeit der Arbeitsleistung"[1]) festgehalten werden. Wir verstehen darunter das Prinzip, die menschliche Arbeitskraft auf die Dauer optimal einzusetzen, d. h. so, daß eine maximale Gesamtarbeitszeit und somit eine längstmögliche Erhaltung der menschlichen Leistungsfähigkeit gewährleistet ist. Die Lebensleistung des einzelnen Arbeiters soll durch einen nach Art, Form und Dauer sinnvollen Einsatz seiner Leistungskräfte maximiert werden.

Ferner wollen wir unter Normalleistung *die* menschliche Arbeitsleistung verstehen, die unter Einhaltung der gegebenen Arbeits- und Erholzeiten als Dauerleistung, bei ausreichender Ernährung, Eignung, voller Einarbeitung und Übung und zweckmäßigem Einsatz der körperlichen und geistigen Kräfte vom Durchschnittsarbeiter erbracht werden kann.

Anschließend soll die Frage erörtert werden, welche Kräfte für das Zustandekommen einer jeden Arbeitsleistung wirksam werden können. Die Gesamtheit der leistungsgestaltenden Faktoren können wir dabei in zwei große Gruppen unterteilen:

1. in Faktoren, die im arbeitenden Menschen selbst begründet sind, und

2. in Faktoren, die außerhalb des Arbeiters liegen.

Die außerhalb der Person des Leistenden liegenden Kräfte, die

1. vom Arbeitsobjekt, z. B. Werkstoffwiderstand,

2. von den Arbeitsanforderungen, z. B. Arbeitsschwere und -schwierigkeit,

3. von der Arbeitstechnik, z. B. Arbeitsverfahren, Arbeitshilfsmittel,

4. von der Arbeitsplatz- und Arbeitsumweltgestaltung

herrühren können, werden in den nachfolgenden Kapiteln dieser Arbeit noch eingehenden Untersuchungen unterzogen.

Die jedoch in der Person des Leistenden liegenden Leistungsgestaltungskräfte sollen anhand der auf Seite 32 gezeigten Skizze und der folgenden Ausführungen näher dargestellt werden.

Wie wir aus der Zeichnung ersehen können, stehen sich „polar-koexistentiell" als leistungsbildendes Kräftepaar die Physis und die Psyche des Menschen ergänzend, verbindend und auch trennend gegenüber[2]), ermöglichen, verbessern oder vermindern somit die menschliche Arbeitsleistung. „Die Leistung", so schreibt *Hilf*[3]), „beruht auf Können und Wol-

---

[1]) Hilf, H. H.: Arbeitswissenschaft, a. a. O., S. 35.
[2]) Das andere Kräftepaar „Einsatz und Verbrauch" sowie deren Optimalgestaltung sollen noch an anderer Stelle behandelt werden.
[3]) Hilf, H. H.: Arbeitswissenschaft, a. a. O., S. 239.

len." Auch *Graf*[1]) und *Lehmann*[2]) sehen die menschliche Leistung als das Produkt der beiden Leistungsfaktoren Leistungsfähigkeit und Leistungswille an. Die Leistungsfähigkeit, das „*Können*", ist dabei der arbeitsphysiologische, der Leistungswille der arbeitspsychologische Bereich der Arbeitsleistung.

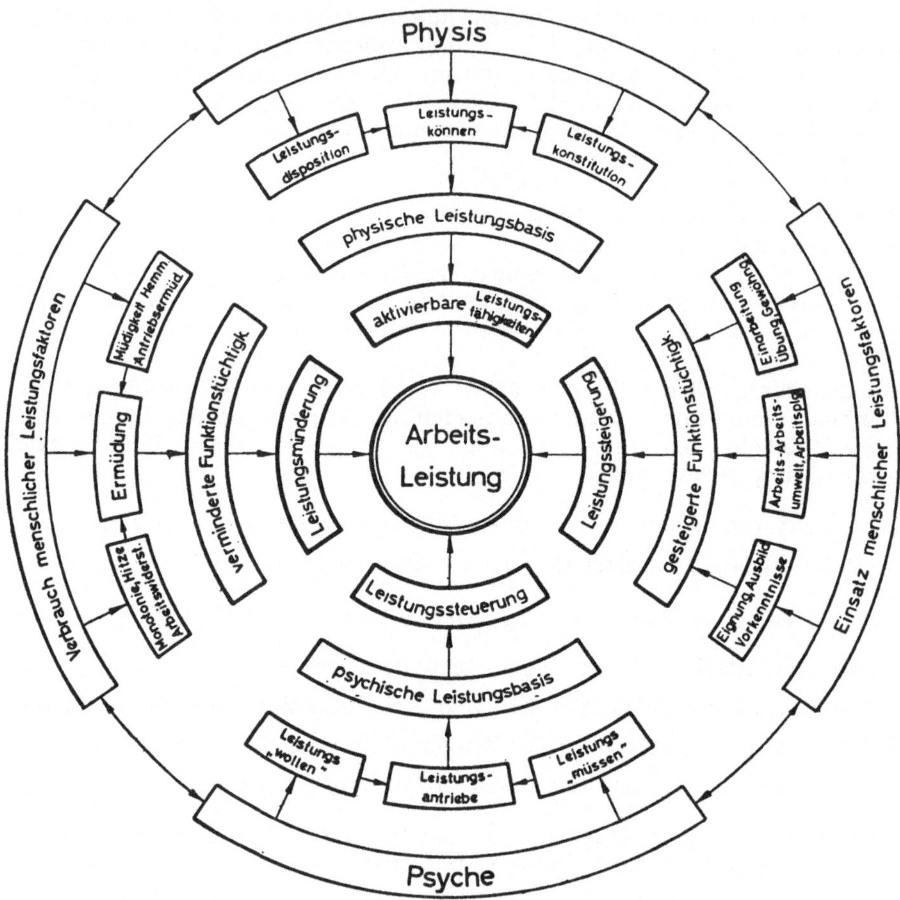

a) Die Leistungsfähigkeit

Die Leistungsfähigkeit ist das Leistungsvermögen, die „Kapazität" an Leistungspotentialen, die der Mensch maximal aufzuwenden in der Lage ist. Es ist die Grenzleistung, die sich im Laufe des Lebens langsam zur Höchstform entwickelt und im Alter allmählich nachläßt. Der Beginn und die Geschwindigkeit dieses Abbauprozesses hängen wesentlich vom Umfang der Inanspruchnahme und von der „Pflege der Leistungsfähigkeit" in den jüngeren und mittleren Lebensjahren ab.

[1]) Graf, O.: Arbeitsphysiologie für den Betriebsmann, in: Grundlagen und Praxis des Arbeits- und Zeitstudiums, Band 3, München 1949, S. 45 f.
) Lehmann, G.: Praktische Arbeitsphysiologie, a. a. O., S. 73.

Die Entwicklungsmöglichkeiten, die Auf- und Ausbaufähigkeiten unseres Leistungsvolumens sind uns von Jugend auf gegeben. Diese Leistungs*konstitution*, als individuell verschieden ausgeprägte Veranlagung, bedarf aber zur Gewährleistung einer Weiterentwicklung zweckmäßiger Funktionsreize, die uns durch unser Tätigsein oder durch Übung und Training gegeben sind.

Gehen wir nun in unserer Analyse weiter und fragen nach dem Aufbau der Leistungsfähigkeit. Denken wir uns das tägliche, maximale Leistungsvermögen als Rechteck mit der Zeitachse als Abszisse und der Höhe der Leistungsfähigkeit als Ordinate, so setzt sie sich aus

1. den automatischen Leistungen,

2. der physiologischen Leistungsbereitschaft und

3. den Leistungsreserven

zusammen.

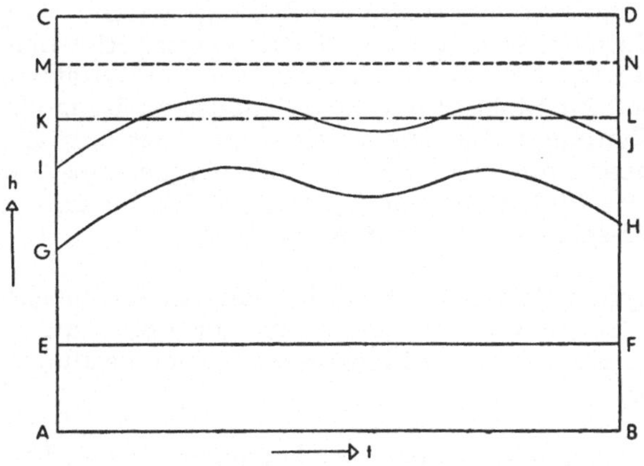

A B C D = Maximale Leistungsfähigkeit, Leistungskonstitution, Leistungkapazität, Leistungsvolumen
A B E F = Automatische Leistung
A B G H = Leistungsbereitschaft, Leistungsdisposition, „Leistungsfrische"
A B I J = Arbeitsbereitschaft bei gleichbleibender Willensanspannung, z. B. Fließbandarbeit mit wechselnder Bandgeschwindigkeit
G H I J
und
G H K L = Willensanspannung, psychophysisches „Arbeitsleid"
G H M N = Willensreserven, dem Willen zugängliche Arbeitseinsatzreserven
A B M N = Maximale Arbeitsleistungsfähigkeit
D C M N = Notfallsreserven, dem Willen unzugängliche Leistungsreserven
h = Leistungshöhe
t = Leistungszeit

Wenn auch in dem Schema wegen einer einfacheren grafischen Darstellung und aus optischen Gründen die Bereiche scharf abgegrenzt werden mußten, so zeigt sich doch in Wirklichkeit ein allmählicher Übergang.

3 Schmidbauer

Der untere Teil umfaßt die automatischen Leistungen wie Gehen und Stehen, die sich mit der Zeit zu mehr oder minder unbewußt, d. h. ohne merkliche Willensanspannung verlaufenden Leistungen entwickelt haben.

Den oberen Bereich ergeben die Leistungsreserven, die wir in
1. Notfalls- und
2. Willens- oder Arbeitseinsatzreserven
aufteilen wollen.

Die Notfallsreserven, eine Art „eiserner Bestand", sind unserem willentlichen Zugriff entzogen und können nur über starke Affekte, z. B. in Lebensgefahr, schwerer Krankheit oder ähnlichen Ausnahmefällen, mobilisiert werden.

Den Rest stellen die dem Willen zugänglichen Leistungsreserven dar. Sie äußern sich letztlich bei jeder Leistungsverrichtung im jeweiligen Grad der Willensanspannung.

Wir wissen, daß neben der bereits beschriebenen physiologischen Konstitution als grundlegender Gesamtverfassung unseres Organismus die menschliche Leistungsbereitschaft rhythmischen Schwankungen unterworfen ist. Die uns bereits als physiologische Aktivitätskurve bekannte Erscheinung soll im Hinblick auf die Leistungserstellung als die zu einem bestimmten Zeitpunkt biologisch gegebene Leistungs-*Disposition* bezeichnet werden. Diese vom menschlichen Organismus freiwillig, d. h. ohne wesentliche Willensanspannung erfolgte Freisetzung von Leistungspotentialen soll später näher erläutert werden.

Von dieser physiologischen Kräfteaktivierung ist die tatsächliche, sich in der effektiven Leistung ausdrückende Arbeitsbereitschaft zu trennen, bei der bereits der Einsatz von Willensreserven zum Leistungserfolg herangezogen wurde.

Wenden wir uns nun aber den Gegebenheiten in der Praxis zu, unter denen der arbeitende Mensch seine Leistungen erbringen muß.

Die von uns bereits erläuterte, durch das autonome Nervensystem gesteuerte Leistungsbereitschaftskurve sollte bei jeder beruflichen Arbeitsgestaltung als Optimalbedingung zugrunde gelegt werden. Leider trifft der Arbeiter diese günstigen Voraussetzungen nur selten an.

Die vom Arbeiter verlangte Leistungshöhe liegt meist oberhalb des Verlaufs der Aktivitätskurve.[1]) Dies bedeutet aber, daß zur Erreichung und Einhaltung des geforderten Leistungspensums eine Hinzuziehung von Arbeitseinsatzreserven unter Willensbelastung erforderlich ist. Damit weichen die Leistungsbedingungen aber bereits von der Optimalgestaltung des Leistungsprozesses ab.

Eine strenge, gleichbleibende Zeitbindung, wie sie uns am Fließband durch die Taktvorgabe oder Bandgeschwindigkeit entgegentreten kann, läßt es

---

[1]) Vgl. hierzu die Skizze Seite 33 und deren Erläuterungen.

mit Rücksicht auf die im Tagesablauf schwankende physiologische Leistungsfreigabe zu entsprechend schwankenden Willensbelastungen kommen. Zu Zeiten einer großen Leistungsaktivität ist ein geringerer Einsatz von Willensreserven notwendig als zu Zeiten mit geringerer physiologischer Leistungsbereitschaft, in denen vermehrte Willenskräfte ausgleichend und unterstützend hinzutreten müssen.

Ein im Kurvenverlauf der biologischen Rhythmik angepaßter, wenn auch im Leistungsniveau höher liegender Belastungsverlauf bringt bei gleicher Gesamtleistung für den Menschen eine geringere körperliche, vor allem aber geistig-nervöse Belastung und somit Ermüdung mit sich. Die Arbeitsgestalter müssen auf diese Tatsachen weit mehr als bisher Rücksicht nehmen. Es ist daher eines der Hauptprobleme der Arbeitsphysiologie, Wege und Mittel aufzuzeigen, wie bei gleicher oder sogar höherer Arbeitsleistung der Einsatz von Willensreserven oder das im psychophysischen Sinne zu verstehende *Arbeitsleid* eingeschränkt werden kann.

Wir können ferner festhalten, daß es, sehen wir nur die im Menschen selbst ruhenden Faktoren einer günstigen Arbeitsgestaltung, zwei verschiedene Möglichkeiten einer Leistungssteigerung gibt. Die einen setzen bei der Leistungsdisposition und -konstitution an, also heben die Leistungsbereitschaft, die anderen tragen zur Erreichung günstiger psychischer Leistungsbedingungen und Leistungsvorbedingungen bei.

b) Der Leistungswille

„Die Leistungsfähigkeit ist keine Antriebskraft; sie stellt so etwas wie eine Kapazität dar, mit der man rechnen kann, wieviel wohl maximal an Fähigkeiten für irgendwelche Leistungen vorhanden sind." [1] Sie ist eine Art statischer Energie.

Die eigentliche Triebfeder jeder Arbeit ist dagegen der menschliche Wille. Er ist gewissermaßen das auslösende Moment, der Auftraggeber, der die Richtung, das Zeitmaß, die Höhe und die Dauer der Tätigkeit bestimmt. Von ihm aus erfolgt der Leistungsimpuls, der nicht immer in gleich hohem Maße wirksam sein muß, sondern je nach der Art und Schwere der Arbeit sowie den Fähigkeiten, die der Arbeiter zur Leistungsverrichtung mitbringt, verschieden hoch ist. Wohl können in gewissen Grenzen Fähigkeiten und Antriebskräfte einander ergänzen, sie vermögen sich aber gegenseitig nicht auszuschließen. Die einen bleiben ohne die anderen wirkungslos.

Ähnlich der statischen elektrischen Energie, die zur dynamischen Energie wird, wenn ein Spannungsgefälle vorhanden ist, müssen also für die menschliche Leistungserstellung auch erst statische Leistungskräfte, die Fähigkeiten, vorhanden sein, die durch innere Antriebskräfte wirksam werden.

---

[1] **Graf, O.:** Triebfedern der menschlichen Leistung, in: Veröffentlichungen d. Arbeitsgemeinsch. f. Forschung des Landes Nordrhein-Westfalen, 1953, Heft 22, S. 43.

Diese Antriebskräfte liegen in vielen Fällen brach, obwohl sie, wie *Borne-mann* [1]) schreibt, „reiche Quellen zusätzlicher Arbeitskraft darstellen", die nur erkannt, geweckt und zweckentsprechend eingesetzt werden müssen.

Für den Betriebswirt ergibt sich weiterhin für die Arbeitsgestaltung das Problem, eine möglichst gleichbleibende Willensbelastung für den arbeitenden Menschen im Betrieb zu erreichen. Dieses Ziel bedeutet aber, daß die Kurve der physiologischen Leistungsbereitschaft einschließlich Willensanspannung, also der *effektiven* Arbeitsbereitschaft, in ihrem Verlauf schwankt und sich grafisch die Gestalt der Aktivitätskurve, wenn auch jetzt nach oben verschoben, widerspiegelt.

Soll ein ökonomischer Einsatz der gesamten menschlichen Leistungs- und Willenskräfte und damit verbunden eine Leistungssteigerung bzw. Belastungsminderung erreicht werden, so müssen sich die Arbeitsgestalter auch der in der Psyche des Menschen wurzelnden und somit vom Willen beeinflußbaren Kräfte annehmen. Allen diesen Kräften können wir die Funktion der *Leistungssteuerung* zusprechen.

Aus dem vielfältigen Katalog dieser im Willens- und Gefühlsleben sitzenden Antriebskräfte können nur die wichtigsten kurz Erwähnung finden.

Von wesentlichem Einfluß auf die Höhe der Leistungsbereitschaft und somit auf die Willensanspannung und Leistung ist das *emotionale Stimmungsbild*, denn Freude an der Arbeit und gute Stimmung lassen leistungsfördernde Antriebskräfte entstehen. Ja, wir können sogar sagen, „wenn gute Laune sie begleitet, dann fließt die Arbeit munter fort".

Als weiterer wichtiger psychologischer Leistungsfaktor ist die *Einstellung des Arbeiters zu seiner Aufgabe* zu nennen. Er darf nicht beziehungslos neben seiner Arbeit stehen, sondern muß mit ihr verwachsen sein, muß ihren Sinn erfassen, d. h. auch erkennen, welche Bedeutung ihm und seiner Leistung im Gesamtleistungsprozeß zukommt. Erst wenn er „seine" Arbeit versteht, kann er die richtige Einstellung zu ihr finden und Freude an ihr gewinnen.

Bei den sonstigen psychologischen Leistungsfaktoren dürfen wir die *charakterlichen Eigenschaften* nicht vergessen. Interesse, Eifer, Leistungs-, Erfolgs- und Besitzstreben, Gestaltungsfreude, Sorgebedürfnis für Menschen und Maschinen, Pflichtgefühl, Verantwortungsbewußtsein, Berufsstolz, Streben nach Anerkennung u. ä. m.[2]) sind Kräfte im Menschen, die die Leistung günstig beeinflussen können.

Andererseits wirken Angst, gefahrvolle Arbeiten, mangelndes Selbstvertrauen, Überforderung oder unbefriedigende Arbeit als *leistungshemmende Faktoren*. Es kann durch sie nicht nur hinsichtlich der eigentlichen Arbeitsverrichtung eine Willensanspannung und somit psychophysische

---

[1]) Bornemann, E.: Psychologische Wege zur Verminderung der Ermüdung in Betrieb und Schule, in: Ermüdung, ihre Erscheinungsformen und Verhütung, Beiheft des Zentralblattes für Arbeitswissenschaft, herausgegeben von Bornemann, E., Lüneburg 1953, S. 139 f.

[2]) Vgl. Bornemann, E.: ebenda, S, 139.

Belastung, sondern auch gleichzeitig ein der Leistung entgegengesetztes und auf sofortige Abbrechung bei Störungen gerichtetes Augenmerk entstehen.

Eine kurze Behandlung soll noch den Fragen der *Monotonie*[1]) zukommen. Festhalten müssen wir die Tatsache, daß der menschliche Organismus auf ein und dieselbe Arbeit verschieden reagieren kann. Besondere Beachtung müssen wir dabei der Monotonie und der individuell verschiedenen Monotonieempfindlichkeit schenken.

Monotonie an sich braucht noch kein Leistungshemmnis zu sein. Nur eine der menschlichen biologischen Eigenschwingung gegenläufige oder auf sie störend wirkende Eintönigkeit der Arbeit kann als unangenehm und leistungshemmend empfunden werden.

Hinsichtlich der Monotonie können wir drei Typen von Menschen unterscheiden:

1. Der erste Typ ist der Arbeiter, der psychophysisch so eng mit seiner Arbeit verbunden ist und sie so intensiv miterlebt, daß monotone Arbeiten ihn nicht befriedigen, sondern nur überreizen. Die kurze Zeit später folgenden Reize gleicher Art und Stärke können nicht mehr in dem notwendigen Maße aufgenommen und verarbeitet werden.
2. Der zweite Typ ist in der Lage, Arbeitsmonotonie und Erlebniswerte zu trennen. Er kann sich anpassen und findet in der privaten Sphäre Ausgleich und Abwechslung.
3. Der dritte Typ wird von monotoner Arbeit angeregt. Es sind meist antriebsschwächere Personen, von denen ein wiederholter Antriebsreiz leistungsfördernd, stimulierend aufgenommen wird. Sie sind es auch, die die Erlebnisseite ganz von der Arbeitsverrichtung trennen können. Der vorhergehende Reiz bereitet den folgenden gewissermaßen vor, so daß die Eintönigkeit zum Erlebnis, zur Freude am Gleichklang der Innervation wird.

Zu jeder für einen bestimmten Beruf oder eine bestimmte Leistung typischen Arbeitsstruktur muß auch die entsprechende geeignete Persönlichkeitsstruktur hinzukommen[2]), die als *Eignung*, als erforderliche Veranlagung zu einer Leistungsverrichtung bezeichnet werden soll. Wichtig ist dabei die Trennung zwischen einer generellen Leistungsfähigkeit des Gesamtorganismus schlechthin und einer speziellen, nur eine bestimmte Tätigkeit oder Funktion betreffenden Leistungsfähigkeit.[3])

So ergibt sich die *generelle* Leistungsfähigkeit aus der Gesamtverfassung des Menschen, aus der Leistungskonstitution — rein nach der äußeren Erscheinung; nach konstitutionstypologischen Gesichtspunkten unterscheiden wir (1) Pykniker, (2) Athletiker, (3) Astheniker. Der äußere Körperbau zeigt dabei schon eine entsprechende Grundeignung für bestimmte Berufe

---

[1]) Das Problem der Monotonie wird im Rahmen der besonderen Probleme der Fließbandarbeit näher erörtert werden.
[2]) Herwig, B.: Arbeitsphysiologie, in: Betrieb und Arbeitswissenschaften, Schriftenreihe des RKW, München 1954, Heft 7, S. 121.
[3]) Vgl. Lehmann, G.: Praktische Arbeitsphysiologie, a. a. O., S. 73.

und Arbeitsverrichtungen auf. Menschen mit durchschnittlicher Körperkraft und großer Dauerleistung sind dabei als der Typ des leistungsfähigsten Arbeiters vom betrieblichen Standpunkt her gesehen besonders gesucht. Für muskelbepackte, athletische Arbeitskräfte sowie auch für schwächlich veranlagte Personen bietet sich im Betrieb nur eine beschränkte Beschäftigungsmöglichkeit.[1])

Die *spezielle* Leistungsfähigkeit besteht aus besonderen individuellen Eigenschaften des Menschen. Es kann dabei von Befähigung, Geschicklichkeit, Fertigkeit, Spezialbegabungen u. ä. gesprochen werden.

Beide zusammen, die spezielle und die generelle Leistungsfähigkeit, ergeben die Eignung des Menschen für bestimmte Leistungsverrichtungen sowohl körperlicher wie auch geistig-seelischer Art.

Es ist nun Aufgabe der Betriebsleitung, der Personalabteilung, der Meister oder anderer mit dem Arbeitseinsatz beauftragter Personen, die Arbeitskräfte ihren Fähigkeiten entsprechend einzusetzen. Eine optimale Entfaltung der individuellen Leistungskräfte kann sich nur einstellen, wenn „der rechte Mann am rechten Platz" steht, denn eine „Bestleistung des Menschen ist immer nur dann möglich, wenn Eignung und Arbeitsverrichtung in ihrem Aufbau und Ablauf hinsichtlich der körperlichen und der geistig-seelischen Voraussetzungen zusammenpassen.[2])

Bei Neueinstellungen ist es daher eine Notwendigkeit, die Bewerber bezüglich ihrer Veranlagung und Eignung zu überprüfen. Diese Eignungsprüfungen dienen dabei nicht nur der Betriebsleistung, sondern ersparen auch dem Arbeiter unnötige Enttäuschungen, Kräfte- und Nervenverschleiß.

Im Lehrlingsalter ist beispielsweise von einer „festen" Berufsausbildung wenigstens im 1. Lehrjahr abzusehen. Eine anfänglich vielseitige Ausbildung und vor allem Anregung soll die wahren Fähigkeiten und Anlagen im heranwachsenden Menschen aufdecken und entwickeln helfen. Es stehen nämlich die Jugendlichen im Alter von 13—15 Jahren, in einer psychophysisch labilen Zeit, der Pubertät, in der sie vom Kind zum Erwachsenen werden, durch die Berufswahl vor einer tiefgreifenden lebensbestimmenden Entscheidung. Mangelnde eigene Berufsvorstellungen, Unkenntnis der wahren Schwächen und Stärken, reale Unterkommens- und Entwicklungsmöglichkeiten, Modeberufe sowie nicht zuletzt die Tradition und der Einfluß des Elternhauses lassen oft ein falsches Bild entstehen.

Die Frage der *Übung, Gewöhnung und Einarbeitung* sowie besondere Probleme des bestmöglichen Einsatzes der Arbeitskräfte, durch *Anpassung des Menschen an die* von ihm zu verrichtende *Arbeit,* sollen noch in speziellen Kapiteln geklärt werden.

---

[1]) Vgl. Lehmann, G.: Praktische Arbeitsphysiologie, a. a. O., S. 85.
[2]) Vgl. Bramesfeld, E.: Arbeitsstudium und Arbeitsbelastung, in: Grundlagen und Praxis des Arbeits- und Zeitstudiums, Band 3, München 1949, S. 14.

II

Die Belastung des Menschen durch die industrielle Arbeit

Nur ein Teil der dem Menschen zur Verfügung stehenden Leistungskräfte wird tatsächlich in Arbeitsleistung umgesetzt, ein anderer Teil bleibt, wie bereits festgehalten wurde, in Reserve oder wird zur Freizeitgestaltung verbraucht.

Der zur Leistungserstellung benötigte Anteil an Leistungsfaktoren soll als Arbeitsbelastung angesprochen werden. Energetisch bilden dabei die durchschnittlich zur Verfügung stehenden 2500 Arbeitskalorien[1]) die Grenze der Belastbarkeit. Jede Überbelastung, die nicht durch entsprechende Pausen wieder ausgeglichen wird, muß zu Störungen, Belastungsschäden, vorzeitigen Abnutzungserscheinungen und Frühinvalidität führen.

Besondere Bedeutung muß der Tatsache beigelegt werden, daß die Belastbarkeit individuell meist verschieden hoch ist. Ebenso darf beispielsweise auch die Unterschiedlichkeit hinsichtlich Alter und Geschlecht nicht übersehen werden. Die Merkmale besonders hoher oder niedriger Belastbarkeit sind der Ausfluß der körperlich-seelischen Struktur der Einzelpersonen, der persönlichen Veranlagung. Sehr oft ist auch erkennbar, daß eine „Belastungsschwäche" auf der körperlich-organischen Seite durch das Vermögen, größere geistige oder nervöse Belastungen einzugehen, wieder kompensiert wird oder umgekehrt.

Einer Einteilung *Lehmanns*[2]) folgend, können Art und Umfang der arbeitsphysiologischen Beanspruchung des Organismus in

1. körperliche Belastung durch Muskelarbeit,

2. geistige Belastung durch Aufmerksamkeitsleistungen und Denkprozesse,

3. seelisch-nervöse Belastung, d. h. Faktoren, die erschwerend und störend auf den Arbeitsprozeß einwirken,

gegliedert werden.

Hilf[3]) nimmt eine ähnliche Unterscheidung vor. Er gliedert in eine durch die Arbeit hervorgerufene Belastung

1. der Muskulatur und des Skeletts,

2. des Kreislaufapparates und

3. der Sinne und Nerven.

---

[1]) Vgl. Tabelle der Leistungsmaxima/Zeiteinheit auf S. 20.
[2]) Lehmann, G.: Praktische Arbeitsphysiologie, a. a. O., S. 4.
[3]) Hilf, H. H.: Arbeitswissenschaft, a. a. O., S. 107.

Weiterhin trifft er eine Unterscheidung nach Verursachungsgesichtspunkten. Ein Verbrauch an Leistungskräften kann dabei

1. durch die reinen Arbeitswiderstände und

2. durch die Arbeitsumwelt und deren Begleiterscheinungen

bedingt sein.

Hier sollen nur die von *Lehmann* getroffenen Unterscheidungskriterien näher beleuchtet werden.

1. Die physische Belastung durch die körperliche Arbeit

Nach *Lehmann* soll darunter der durch Muskelarbeit verbrauchte Teil an Leistungspotentialen verstanden werden. Der Kalorienverbrauch gibt dabei nur den Grad der Arbeitsschwere an, nicht aber die arbeitsphysiologisch wichtige Aussage über den Grad der Ermüdung, der z. B. nicht durch Muskelbewegung verursacht wurde, sondern auf mangelnder Durchblutung beruht. Gemessen am Sauerstoffverbrauch, ist demnach die Ermüdung je nach der Arbeitsart verschieden. Auf dieser Überlegung und Feststellung beruht auch die Unterteilung der körperlichen Belastung in

a) einen durch dynamische Arbeit und

b) einen durch statische Arbeit

verursachten Leistungsverbrauch.

a) Die dynamische Arbeit

Die dynamische Arbeit besitzt einen hohen Bewegungsanteil in ihren Arbeitselementen, der an den Orten des Verbrauchs eine günstige Durchblutung ermöglicht. Durch eine fortlaufende Zusammenziehung und Erschlaffung des Muskels wird eine Art Pumpvorgang erreicht, wobei das verbrauchte Blut auf der venösen Seite aus dem Muskel gepreßt wird, während bei der Muskelentspannung von der arteriellen Seite her frisches Blut in die nun erweiterten Blutgefäße einströmen kann.

Für die Leistungsfähigkeit der Muskeln sind daher kurze, schnelle Bewegungen, d. h. eine rasche Folge von Muskelspannung und -erschlaffung, mit anschließenden, zur Beseitigung der entstandenen Stoffwechselprodukte dienenden Ruhepausen geeigneter als langsamere, die in ihren Auswirkungen der statischen Arbeit bereits näher liegen.

b) Die statische Arbeit

Die statische Arbeit besitzt dagegen einen hohen Anteil an starrer, unbewegter Leistung. Sie benötigt zwar die gleiche Blutmenge zur Beischaffung der Energieträger und des Sauerstoffs und zur Fortschwemmung der Stoffwechselreststoffe, aber der größere Muskelinnendruck schnürt die blutführenden Kapillargefäße derart zusammen, daß nur eine gedrosselte Durchblutung möglich ist. Blutbedarf und Blutzufuhr stehen, im Gegensatz zur dynamischen Arbeitsbelastung, im Ungleichgewicht.

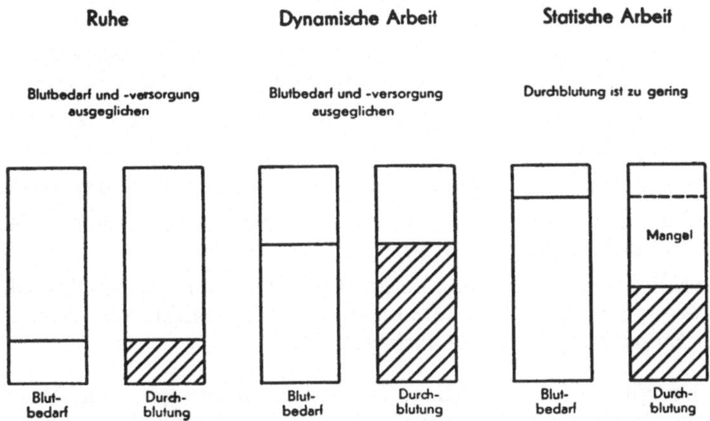

Es ist daher anzustreben, daß der heute oft noch hohe Anteil statischer Arbeit weitgehend beseitigt wird. Für den arbeitenden Menschen würde dies eine Herabsetzung der Ermüdung und eine Ersparnis an Energie bedeuten. Eine günstige Körperstellung am Arbeitsplatz, die Schaffung griffgünstiger Bedienteile an Maschinen und Gerätschaften, mechanische Halte- und Transportvorrichtungen u. ä. m. können die physiologisch ungünstige Haltearbeit einschränken.

2. Die physische Belastung durch die geistige Arbeit

Abgesehen von automatisch ablaufenden, in ihrer Struktur einfachen Arbeitsleistungen, bei denen der Anteil an Aufmerksamkeits- und Denkprozessen so gering ist bzw. unbewußt abläuft, daß er in der Betrachtung praktisch vernachlässigt werden kann, setzt sich jede Leistungserstellung aus geistigen *und* körperlichen Leistungselementen zusammen. Der jeweilige Anteil am Gesamtleistungsprozeß ist dabei je nach der Art der Arbeit verschieden. Meistens, gliedert man die seelisch-nervöse Beanspruchung aus, findet sich ein reziprokes Verhalten der Anteile. Hohe geistige und hohe körperliche Belastung können nur für kurze Zeit gemeinsam in einem Leistungsprozeß auftreten und schließen einander auf die Dauer aus. Nimmt die Arbeitsgestaltung auf diese wechselseitige Beziehung keine Rücksicht, so zeigen sich bald als Folgeerscheinungen der nervösen Überbeanspruchung gesundheitliche Schäden und ein Anstieg der Fehlleistungen bzw. quantitativ und qualitativ niedrigere Leistungen.

3. Die nervöse Belastung

Unter nervöser Belastung wollen wir die bei körperlicher und noch weitaus mehr bei geistiger Leistung durch störende Begleiterscheinungen auftretenden Widerstandsfaktoren verstehen. Emotional erlebte, mit dem Leistungsprozeß nicht verknüpfbare Belastungen, seien sie körperlicher, geistiger oder nervöser Art, stellen erhöhte Anforderungen an den Koordinationsprozeß des Gesamtorganismus. Die Ursache dieser Zusatzbelastung kann beruhen auf:

1. Störungen im eigentlichen Leistungsprozeß (Unterbrechungen, Schwierigkeiten, ungeeignetes Material, ungeeignete Arbeitshilfsmittel),

2. einer zu hohen, gleichzeitig auftretenden geistigen und körperlichen Belastung (Überlastung),

3. einer zu großen Leistungsdichte (Hetzarbeit, Arbeit unter Zeitdruck),

4. störenden Arbeits- und Arbeitsumwelteinflüssen (Lärm, Geräusche, Hitze, Beleuchtung, Erschütterungen) sowie ferner

5. auf gefahrvollen Arbeiten, hoher Verantwortung, Unlustgefühlen, unbefriedigenden Arbeiten, Monotonieempfindlichkeit wie überhaupt auf einem Einsatz am falschen Arbeitsplatz.

Es ist dabei gleichgültig, ob diese Begleiterscheinungen vom Menschen als störend empfunden werden oder nicht. Empfindet er sie als belastend, so versucht er sich meist gegen sie in irgendeiner Form zu schützen. Schädlicher sind dagegen diejenigen nervösen Belastungsfaktoren, die dauernd auf ihn einwirken, ohne unmittelbar empfunden zu werden. Es sind dies vor allem die uns im täglichen Leben umgebenden „nervös machenden" Umweltsbelastungen, der „nervous life stress", die zu Überreizungsschäden, wie Schlaflosigkeit, Verdauungsstörungen, Unruhe u.ä.m., führen.

Besondere Bedeutung muß auch der Hetzarbeit, der Arbeit unter Zeitdruck beigemessen werden. Die gesamte Entwicklung der Arbeit und der Arbeitstechnik führte zu einer fortschreitenden Intensivierung der Arbeitsablaufprozesse. Der Mensch bekam zwar in vielen Fällen die Bürde der schweren körperlichen Arbeit von der schneller und wirksamer arbeitenden Maschine abgenommen, aber damit wuchs für ihn auch die Arbeitsgeschwindigkeit. Waren die großen Muskelpartien dadurch entlastet worden, so stieg nun die Beanspruchung der kleineren, flink arbeitenden Muskeln. *Pentzlin*[1]) spricht in diesem Zusammenhang „von der Tendenz zum kleinsten Muskel".

Die fortlaufende, immer weiterschreitende Arbeitsteilung führte zu einfacheren Arbeitsstrukturen, die nun zwar rascher ablaufen konnten, aber höhere Beanspruchungen für die Sinnesorgane und für die Koordinationsfunktionen brachten. Vor allem stellte sich damit auch die Gefahr einer nervösen und oft einseitigen Belastung ein, die nicht allein aus gesundheitlichen Gründen für den Menschen, sondern auch aus arbeitsphysiologischen und somit betriebswirtschaftlichen Gründen vermieden werden sollte.

---

[1]) Pentzlin, K.: Rationalisierung, a. a. O., S. 35.

III

Die Ermüdung als Folge der Arbeitsleistung

1. Die Ermüdung als Folge der Leistungserstellung

Eine der ältesten arbeitswissenschaftlichen Problemstellungen überhaupt ist die der Ermüdung. Es kann somit auch zu Recht behauptet werden, daß wegen der Bedeutung, die arbeitsphysiologisch den Fragen der Ermüdung beigelegt wird, die Ermüdungsforschung das Kernproblem der Arbeitsphysiologie darstellt.

Das praktische Ziel der Arbeitsphysiologie ist dabei zweifellos die *Ermüdungsbekämpfung*[1]). Der Ansatzpunkt soll aber nicht so sehr die Beseitigung der Ermüdungsfolgen sein, als vielmehr die Beseitigung der Ermüdungsursachen.

Durch jede Leistung des Organismus, gleichgültig, ob sie sich in äußerer oder innerer Arbeit zeigt, werden Leistungskräfte verbraucht, die wieder ergänzt werden müssen.

Dieser Prozeß des Verbrauchs — der Ermüdung — und der Regeneration — der Erholung — ist ein natürlicher Vorgang, der nur dann gesundheitsschädliche Folgen haben kann, wenn dieses Gleichgewicht auf längere Zeit gestört wird. Für den gesunden Körper ist die physiologische Erscheinung der Ermüdung eine Warneinrichtung, ein selbsttätiger Regulationsmechanismus, der den tätigen Organismus vor Überbeanspruchung und Erschöpfung schützt.

An Theorien über die Entstehung der Ermüdung hat es bisher nicht gefehlt.

Die „Vergiftungstheorie" hielt sich von den anfänglichen Bemühungen um Klärung der Ermüdungsursachen wohl am längsten. Die Suche nach einem chemisch definierbaren Ermüdungsstoff bzw. nach „einer morphologisch nachweisbaren Gewebe- oder Organveränderung"[2]) führte zwar zu einer Teilerklärung der Ermüdungserscheinungen, nicht aber zu einer umfassenden Definition der Ermüdung. Die als „Giftstoffe" bezeichneten Stoffwechselrestprodukte bzw. -zwischenprodukte, die auf Grund mangelnder Sauerstoffzufuhr nicht völlig abgebaut und durch den gedrosselten Blutstrom nicht fortgeschwemmt werden konnten, bilden nur einen Teil der Ermüdungsursachen. Die Vergiftungstheorie erscheint deshalb auch nach den neueren wissenschaftlichen Forschungsergebnissen als zu eng.

---

[1]) Vgl. Hilf, H. H.: Arbeitswissenschaft, a. a. O., S. 108.

[2]) Hochrein, M. — Schleicher, I.: Leistungssteigerung — Leistung, Übermüdung, Gesunderhaltung, Stuttgart 1953, S. 70.

Selbst die Definition von *Leinenkugel*[1]) ist zu allgemein, wenn er schreibt, „die Ermüdung ist ein bestimmter, objektiver Zustand des Organismus", der mit Aufnahme des Tätigseins auftritt, sich mit der Zeit verstärkt, uns aber erst dann bewußt wird, „wenn die Müdigkeit, das subjektive Gefühl, hinzutritt", oder an anderer Stelle[2]), wenn er behauptet, die Ermüdung sei eine Erscheinung herabgesetzter Aktivität des aneinandergekoppelten Muskel- und Nervenapparates des Menschen.

Eine ähnlich allgemeine Erklärung, wenn auch auf den neuesten Forschungsergebnissen fußend, findet sich bei einigen französischen Physiologen[3]), die sagen, „die Ermüdung bewirke eine allgemeine Störung der biologischen Gleichgewichtssituation, bei der die verschiedensten Symptome, vor allem vegetativer Natur, im Vordergrund stehen können. Die beherrschende Rolle des Nervensystems ist unbestritten."

Eine nähere Definition gibt uns *Simonson*[4]), der die Ermüdung im wesentlichen auf vier körperliche Faktoren zurückführt, die in ihrem Zusammenwirken die Ermüdung ausmachen:

1. die Erschöpfung der Energiereserven bzw. der zunehmende Abbau der Energievorräte (unausgeglichene Energiebilanz),

2. die Anhäufung von Ermüdungsstoffen, bedingt durch mangelnde Durchblutung, damit verringerte Versorgung der Orte des Verbrauchs mit Energieträgern und Sauerstoff sowie unvollständige Verbrennungsprozesse im Stoffwechselgeschehen und Verbleib von Stoffwechselreststoffen im Muskel,

3. die physikalisch-chemischen Zustandsveränderungen im arbeitenden Organismus sowie

4. die Störungen der Regulations- und Koordinationsmechanismen.

Lehmann, der sich eingehend den arbeitsphysiologischen Ermüdungsproblemen zuwandte, versteht unter Ermüdung „eine reversible Minderung der Funktionsfähigkeit, die als Folge der Tätigkeit eines Organs oder des Organismus"[5]) auftritt. In der Regel ist sie Folge eines Ungleichgewichts zwischen der für eine bestimmte Leistung benötigten und der zur Verfügung stehenden Sauerstoffmenge. Durch die nicht mehr ausreichende Energie- und Sauerstoffzufuhr auf der einen und durch den ungenügenden Abtransport der unvollständig abgebauten Stoffwechselstoffe auf der anderen Seite kommt es zu einer fortschreitenden Verlangsamung der sonst normalen oxydativen Stoffwechselreaktionen.

Durch besondere Untersuchungen stellte *Lehmann* dabei auch fest, daß die Koordinationszentren, die Reglerorgane, durch Wiederholung be-

---

[1]) Leinenkugel, F.: Anpassung der industriellen Arbeit an die psychophysische Beschaffenheit des Menschen, Inaug.-Diss., S. 55.

[2]) Leinenkugel, F.: ebenda, S. 53.

[3]) Desaille — le Guillant: Arbeit und Ermüdung, Zusammenfassung der Referate in: Ärztliche Praxis, 1958, Nr. X/21, S. 531.

[4]) Simonson bei Hochrein, M. — Schleicher, I.: Leistungssteigerung, a. a. O., S. 72.

[5]) Lehmann, G.: Praktische Arbeitsphysiologie, a. a. O., S. 35 f.

stimmter Bewegungen ermüdeten. Es kommt also über die Ermüdung der Umschaltzentralen und Leitbahnen unseres Nervensystems zu Koordinationsstörungen und körperlicher Ermüdung[1]).

Eine Ermüdung des Regulationssystems, sei es nur für einen Teilbereich oder für den Gesamtorganismus zuständig, äußert sich bekanntlich in einem unregelmäßigen Bewegungsablauf, einem Zerfall der Bewegungsstruktur. Ein frischer, nicht ermüdeter Organismus läßt bei wiederkehrenden Bewegungen die Bewegungskurven in sich zurücklaufen. Bei einem ermüdeten Muskel hingegen erkennen wir in seinen Bewegungsausführungen deutliche Unregelmäßigkeiten. Mit zunehmender Ermüdung werden die Bewegungen länger, d. h. ausholender und langsamer, sowie die Mitbewegung anderer Körperteile, z. B. bei der Armarbeit die Kopf- und Rumpfbewegungen, größer[2]). Eine der bekanntesten Ermüdungs- und Bewegungsstudien ist die der Chronocyklographie. Kleine Lämpchen, an den bewegten Körperteilen angebracht, ergeben bei Dauerbelichtung eines Filmes Abweichungen gegenüber den anfänglichen Arbeitsbewegungen.

Eine ähnliche Ermüdungserklärung geben *Bornemann-Brauß*[3]), die in der Ermüdung eine Leistungsminderung des menschlichen Organismus als Folge einer vorangegangenen Arbeitsleistung sehen. Die Ursachen hierfür liegen in einer chemophysikalischen Schwächung der Leistungsfähigkeit des Gewebes, wobei nicht nur einzelne Organe in ihren Funktionsabläufen gehemmt werden, sondern das sonst straffe und wohlorganisierte Funktionssystem in seiner Vielfältigkeit und Gesamtheit verschoben und dadurch gestört wird.

Nach der Klärung des Ermüdungsbegriffes sollen noch einige Worte dem Ermüdungsverlauf gewidmet werden.

Verlauf des Ermüdungsanstiegs

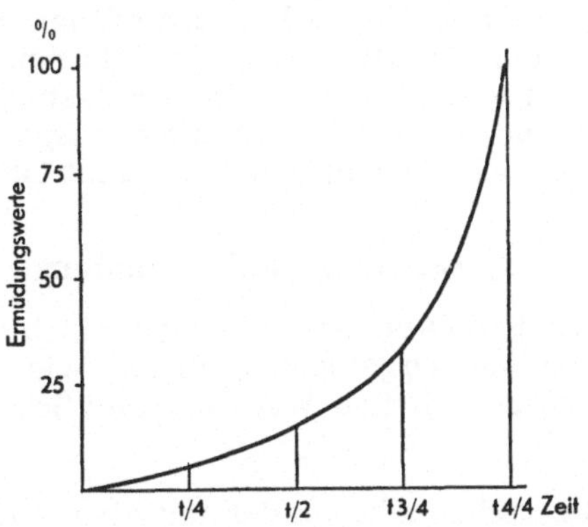

[1]) Lehmann, G.: Muskelarbeit, a. a. O., S. 76 f.

[2]) Lehmann, G.: Praktische Arbeitsphysiologie, a. a. O., S. 42 f.

[3]) Bornemann — Brauß: Grundlagen der Ermüdungsverhütung, in: Ermüdung, ihre Erscheinungsformen und Verhütung, Beiheft des Zentralblattes für Arbeitswissenschaft, Lüneburg 1952, S. 79.

Charakteristisch für die Ermüdung ist nicht etwa ein linear ansteigender Verlauf, sondern ein geometrischer Anstieg der Ermüdungswerte[1]). Daraus erklärt sich auch das Bestreben, die Belastung nur kürzere Zeit einwirken zu lassen, damit die Ermüdungskurve nicht zu hoch ansteigt.

Von Bedeutung ist auch die arbeitsphysiologische Erkenntnis, daß der menschliche Organismus bestrebt ist, das durch die Belastung aufkommende Ungleichgewicht wieder auszugleichen. Untersuchungen am Ergographen[2]) haben nämlich gezeigt, daß bei rhythmischer Beanspruchung einzelner Muskelgruppen unter bestimmter Frequenz die Leistungen durch Einflüsse der ermüdenden Ungleichgewichtssituation nach kurzer Zeit abfielen. Es stellte sich aber alsbald wieder ein Leistungsgleichgewicht ein, das als „steady rate" bezeichnet wird (Kurve A). Erst bei einer Frequenzerhöhung, d. h. einem Schnellerwerden der Bewegungen, und damit größerer Belastung und Ermüdung (Kurve B) zeigte sich auch der oben beschriebene überproportionale Ermüdungsverlauf.

Leistungsverlauf bei normaler und bei überdurchschnittlicher Belastung

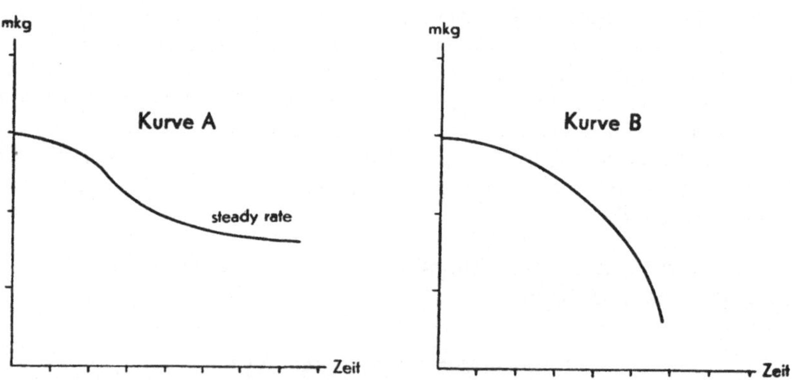

Die anfänglich auftretende Ungleichgewichtssituation ist uns auch unter dem Begriff des „toten Punktes" bekannt. Die neue Gleichgewichtslage unseres Organismus für die entsprechende Belastung, die „steady rate", ist die Überwindung des toten Punktes, die den Sportlern als „das zweite Mal Luft bekommen", als „second wind" bekannt ist[3]).

2. Erholung und Ermüdung

Das Verlangen nach Erholung und Ruhe ist ein biologisch begründetes Bedürfnis des lebendigen Organismus, ebenso wie Tätigkeit und Ruhe, der periodische Wechsel zwischen Wachsein und Schlaf, einen natürlichen Vorgang darstellt.

Zwischen den rhythmischen Phasen der täglichen Arbeit und den sonstigen Arten der Leistungserstellung hat die Natur solche der Ruhe und

---

[1]) Vgl. Graf, O.: Arbeitsphysiologie, a. a. O., S. 38.
[2]) Vgl. Lehmann, G.: Praktische Arbeitsphysiologie, a. a. O., S. 38.
[3]) Vgl. von Muralt, A.: Physiologische Gesichtspunkte zur Frage der Ermüdung, in: Medizinische Wochenschrift, 1941, S. 1338.

Erholung eingelegt, denn jede eine Leistung abgebende Zelle ist darauf bedacht, diese Leistungsabgabe durch eine entsprechende Neuaufnahme wieder auszugleichen. Sie erholt sich. Der gleiche Vorgang, der sich in der einzelnen Zelle abspielt, ergibt sich auch im großen für den Gesamtorganismus.

Die Erholung besteht nicht so sehr im Nichtstun, als vielmehr im Tun dessen, was wir sonst nicht tun. Es ist die Zeitspanne, die zur Wiedergewinnung der anfänglichen Leistungsfrische, zum Aufladen unserer sich erschöpfenden Lebensbatterie notwendig ist.

In Anlehnung an *Holstein*[1]) kann die Erholung im Gegensatz zum Ermüdungsvorgang als „Entmüdungsprozeß" angesehen werden. Es ist die Rückkehr vom ermüdeten zum frischen, leistungsfähigen Zustand unseres Körpers. *Bornemann*[2]) spricht von einem Vorgang der allmählichen „Reorganisation" der gestörten Funktionsmechanismen.

Ähnlich dem Ermüdungsverlauf verläuft auch die Erholung in Form einer Exponentialkurve. Die Erholungsgeschwindigkeit und somit die Dauer der Erholzeit steht in Abhängigkeit von Art, Dauer und Intensität der Belastung. Aus noch später zu klärenden Gründen nimmt der Erholwert mit zunehmender Dauer der Erholzeit ab.

Im allgemeinen erfolgt die Beseitigung der normalen periodischen Ermüdung des Lebensrhythmus ohne Schwierigkeiten. Am deutlichsten kommt diese Erscheinung durch den unsere Lebensweise bestimmenden Tag-Nacht-Wechsel zum Ausdruck, den die Natur dem gesamten organischen Leben vorgegeben hat.

Zur Entmüdung stehen dem Menschen der Schlaf, die Arbeitspausen, die allabendliche Freizeit, das arbeitsfreie Wochenende sowie die Ferien zur Verfügung. Schon allein an dieser Aufzählung ist zu ersehen, daß die Mehrzahl der Erholungsmöglichkeiten außerhalb des Einflußbereiches der Unternehmungen liegt, die nur durch die Arbeitszeitregelung die Dauer der Erholzeiten vorgeben, nicht aber für eine sinnvolle, der Entmüdung zweckdienliche Verwendung dieser Zeiten sorgen können. Der einzelne Mensch ist gerade hinsichtlich der Gesunderhaltung seines Körpers durch eine zweckmäßige Gestaltung seiner Erholzeiten sein eigener Arzt.

Von den Wegen der Ermüdungsbeseitigung ist der *Schlaf* der bedeutendste, denn eine vollständige Wiederherstellung, vor allem der geistigen Leistungsfähigkeit, läßt sich nur durch ausreichenden Schlaf erreichen. Die Erholwirkung des Schlafes ist dabei nicht allein von der Dauer, sondern auch von der Schlaftiefe abhängig. Beide zusammen geben die Voraussetzung für einen ausreichenden Schlaf und sollen als „Schlafquantum" bezeichnet werden.

---

[1]) Holstein, E.: Grundriß der Arbeitsmedizin, Leipzig 1954, S. 21 f.
[2]) Bornemann, E.: Entwicklungslinien der Ermüdungsforschung, in: Ermüdung, ihre Erscheinungsformen und Verhütung, Beiheft des Zentralblattes für Arbeitswissenschaft, Lüneburg 1952, S. 7.

Was die Schlafdauer betrifft, so soll festgehalten werden, daß sie individuell verschieden ist. Im Durchschnitt benötigt der weibliche Organismus entsprechend seiner geringeren Belastbarkeit und somit Ermüdbarkeit auch eine geringere Erholzeit. Das Schlafbedürfnis der Frau ist daher etwas geringer. Eine ähnliche Aussage läßt sich hinsichtlich des Schlafquantums in den verschiedenen Lebensaltern machen. Der junge Organismus, der größeren Belastungen ausgesetzt ist und vor allem in den Wachstumsdezennien des Schutzes und der Schonung bedarf, benötigt ein größeres Schlafquantum als der ältere.

Von Wichtigkeit ist außerdem das Schlafenkönnen, wobei nicht nur an die aus der Umweltsphäre eindringenden Störungen gedacht werden soll, sondern auch an das Vermögen, sich von den psychophysischen und nervösen Reizeinflüssen des Lebens zu lösen. Dieses „Abschalten" wird dadurch gefördert, daß der Mensch sich eine Übergangszeit gönnt, in der er sich von den körperlichen und seelischen Spannungen freimacht und sich auf den Schlaf vorbereitet.

Denn es müssen die gesamten auf den Organismus einwirkenden Erscheinungen abklingen. Die Liegestellung oder auch schon eine entspannte Sitzhaltung, die Dunkelheit und die durch innere und äußere Ruhe aufkommenden monotonen Reizeinwirkungen sorgen gemeinsam für eine erholsame Entspannung, die dem Schlaf allmählich Platz macht.

Diese Übergangszeit fehlt aber in vielen Fällen den Schichtarbeitern, die dann in einen unruhigen, flacheren und weniger erholsamen Schlaf fallen. Hinsichtlich der Schlaftiefe ist zu sagen, daß auch sie individuell verschieden ist und im Laufe der Schlafdauer variiert. Die allgemeine Behauptung, daß der Schlaf vor Mitternacht am tiefsten und daher am erholsamsten sei, hat in den physiologischen Untersuchungen keine Bestätigung gefunden. Vielmehr ist festgestellt worden, daß die Schlaftiefe der einzelnen Organe, vor allem aber der Sinnesbereiche zu ein und demselben Zeitpunkt verschieden tief sein kann.[1]

Die Bedeutung eines ausreichenden, d. h. eines erholsamen Schlafes für das betriebliche Leistungsgeschehen kann allein schon dadurch ermessen werden, daß die Auswirkungen einer durchwachten und durcharbeiteten Nacht leistungsphysiologisch noch nach 3 bis 4 Tagen nachgewiesen werden können.

Eine pharmakologische Einflußnahme, sei es um die Leistungszeit durch Weckmittel (z. B. Pervitin, Coffein) zu verlängern oder um Schlafstörungen durch eines der vielen sich auf dem Markt befindlichen Schlafmittel zu beheben, führt höchstens vorübergehend zu einer zeitlichen Verschiebung, nicht aber zu einer dauernden Verlagerung des Rhythmus. Von dem Gebrauch von Weck- und Schlafmitteln ist aus gesundheitlichen Gründen abzuraten. Ihre Verwendung sollte nur bei schweren Störungen auf ärztliche Verordnung hin erfolgen.

Auf die Fragen der Erholung durch Pausen und Freizeit soll später noch gesondert eingegangen werden.

---

[1] Vgl. Wöhlisch, E.: Schlaf und Erholung, a. a. O., S. 33 ff.

Erwähnung soll an dieser Stelle nur noch die körperliche Entmüdung durch Massage finden. Das Durchkneten und Auflockern ermüdeter Muskulatur fördert dabei die Durchblutung und sorgt für einen rascheren Abtransport der Stoffwechselschlacken.

Eine Erholung kann, soweit die Ermüdung nur Teile unseres Organismus ergriffen hat, auch durch Ausgleichsarbeiten erreicht werden. Zu denken wäre an die abwechselnde körperliche und geistige Betätigung oder an den Einsatz der linken statt der durchschnittlich bevorzugten rechten Gliedmaßen.

3. Arten und Formen der Ermüdung

Die Ermüdung tritt uns in den verschiedensten Spielarten entgegen. Die „reine" Ermüdung im zuvor beschriebenen Sinn muß dabei von ermüdungsähnlichen Erscheinungen, wie dem Ermüdungsgefühl, der Monotonie, der Sättigung und der Verdauungsmüdigkeit, abgegrenzt werden, um sie in ihren Auswirkungen besser verstehen und erfassen zu können.

a) Ermüdungsähnliche Erscheinungen

Von den ermüdungsähnlichen Erscheinungen kommt der *Müdigkeit,* dem subjektiven Ermüdungsgefühl, besondere Bedeutung zu.

Das subjektive Ermüdungsgefühl als die untrennbare Begleiterin der Ermüdung, ist ein „Gemeingefühl"[1] wie Hunger und Durst, das physiologisch die Aufgabe hat, den Organismus vor Überanstrengung und Erschöpfung der Leistungkräfte zu schützen. Wir können sagen, daß die Natur vor bzw. zu der Ermüdung das Ermüdungsgefühl gestellt hat, das von den Umwelteinflüssen und der seelischen Verfassung ebenso abhängig ist wie von der gesamten „vegetativen Stimmungslage"[2].

Als Gradmesser der wahren, objektiven physiologischen Ermüdung kann das subjektiv gefärbte Müdigkeitsgefühl nicht herangezogen werden, da es persönlich weitgehend beeinflußbar ist. Nur die tatsächliche, objektive Ermüdung stellt für die arbeitsphysiologische Betrachtungsweise einen aussagefähigen Wert dar. Leistungswille, Ehrgeiz, Arbeitsfreude, Gefahr und Stimulantien lassen es zurücktreten, während Arbeitsmißerfolge, Unzufriedenheit, Willensschwäche, Langeweile, verdrängte oder ungelöste Konfliktsituationen ein verfrühtes Auslösen des leistungshemmenden Gefühls bedingen. Das heißt mit anderen Worten, daß das, was wir subjektiv als „Gefühl" empfinden, nicht dem wahren, objektiven leistungsphysiologischen Zustand unseres Organismus zu entsprechen braucht.

Wir können daraus entnehmen, daß das Müdigkeitsgefühl unterteilt werden kann in

1. einen physiologisch durch die Leistungserstellung hervorgerufenen Verbrauch an Leistungspotentialen, die tatsächlich auch angefallen sind, und

2. einen psychologischen, d. h. mehr gefühlsmäßigen, subjektiven Ermüdungsanteil.

---

[1] Jores, A.: Ermüdung als klinisches Symptom, a. a. O., S. 28.
[2] Jores, A.: ebenda, S. 28.

Der Feststellung, daß das Ermüdungsgefühl leistungsbeeinflussend wirkt, muß besondere Beachtung geschenkt werden. Die psychophysischen Leistungsvoraussetzungen müssen daher ebenso wie die arbeitstechnischen und arbeitsorganisatorischen Gegebenheiten derart gestaltet sein, daß ein verfrühtes ebenso wie ein verspätetes Auftreten des Müdigkeitsgefühls vermieden werden kann. Erst dadurch deckt sich das Ermüdungsgefühl wieder mit dem wahren leistungsbedingten, physiologischen „Zweckaufwand".

Als weiteren ermüdungsähnlichen Zustand können wir die *Monotonie* nennen, die bereits weiter oben Erwähnung fand.

Die *psychische Sättigung* erweckt ebenfalls Ermüdungsgefühle. Meist entsteht durch lang andauernde, gleichförmige geistige oder manuelle Tätigkeit, die dabei aber nicht monoton zu sein braucht, ein Sättigungsgrad, der den Wunsch nach abwechslungsreicher Betätigung entstehen läßt. Eine andere Arbeit, ja selbst die gleiche Arbeit mit anderem Zweck und Ziel ist in der Lage, die Sättigung aufzuheben und neue Antriebskräfte zu aktivieren.

Waren die zuletzt beschriebenen ermüdungsähnlichen Erscheinungsformen mehr oder minder in der Psyche des Menschen verwurzelt, so soll noch kurz das Problem der *Verdauungsmüdigkeit* aufgegriffen werden. Die Verdauungsmüdigkeit ist eine physiologisch bedingte Verlagerung der Blutversorgung auf den Verdauungsapparat nach der Einnahme größerer Mahlzeiten. Es tritt aber die volle Verdauungstätigkeit nur ein, wenn wir den Verdauungsorganen durch entsprechende Verdauungspausen die Möglichkeit einer verstärkten Blutversorgung gewähren. Die Verlagerung der Blutversorgung kann dagegen nicht bzw. nur unvollkommen erfolgen, wenn die Muskelarbeit ohne ein Einschieben von ausreichenden Verdauungspausen sofort nach der Einnahme der Mahlzeit wieder aufgenommen wird. Daraus ist zu ersehen, daß der „Ruf der Muskeln nach mehr Blut" stärker ist als der des Verdauungssystems. „Im Wettstreit um das Blut siegen also die Muskeln über die Verdauungsorgane."[1] Eine dauernde Unterbindung oder Drosselung der Blutzufuhr für die Verdauungstätigkeit führt aber zu Verdauungsstörungen, die sich für den Betrieb in Minderleistung sowie erhöhter Krankheitsquote ausdrücken.

b) Ermüdungsarten

Der menschliche Organismus zeigt besonders bei der Untersuchung der Ermüdungsarten, daß er eine „unitas multiplex"[2] ist, d. h. daß die Ermüdung auch bezüglich ihrer Symptome als komplexe Erscheinung betrachtet werden muß.

Stützen wir uns auf die Vergiftungstheorie, so werden die Ermüdungsstoffe durch die Blutbahnen infolge der Kreislauftätigkeit eine Ausbreitung der Ermüdung verursachen. Fassen wir die Ermüdung jedoch als eine den Gesamtorganismus ergreifende Störung der leistungsphysiologi-

---

[1] Lehmann, G.: Muskelarbeit, a. a. O., S. 71.
[2] Bracken, H. von: Zur Psychopathologie der Ermüdung, a. a. O., S. 57.

schen Gleichgewichtslage auf, so kann dies bei entsprechender Intensität der Belastung über die verwickelten Funktionszusammenhänge von einer speziellen, lokalisierten zu einer *allgemeinen,* den gesamten Körper ergreifenden Ermüdung führen.

Wichtig ist hierbei besonders die Feststellung, daß die Ermüdung meist nicht eng lokalisiert bleibt, sondern je nach der Intensität der Beanspruchung den Gesamtorganismus und dabei sowohl körperliche wie auch geistige Funktionsbereiche befallen kann. Ermüdungsvorgänge im zentralen Nervensystem wirken sich dabei stärker auf die Allgemeinermüdung aus als eine periphere Muskelermüdung. Weiterhin kommt es bei einer zusätzlichen nervösen Belastung auch zu einer nervösen Ermüdung. Es ist also die Ermüdung, sehen wir von Sonderfällen ab, genauso wie die Leistungserstellung ein komplexes Geschehen.[1]

Welche Ermüdungsart am stärksten auftritt und die hauptsächliche Urheberin für die Gesamterscheinung ist, hängt von der Frage ab, welche Belastungsart, die körperliche, geistige oder nervöse, dominant war.

c) Ermüdungsformen

Inwieweit eine partielle, durch beispielsweise einseitige Belastung hervorgerufene Ermüdung als Gesamtermüdung auftritt, hängt besonders von der Intensität, d. h. von Grad und Dauer der Beanspruchung ab.

Die technische Entwicklung führt, wie bereits festgehalten wurde, zu einer fortwährend steigenden Belastung der kleineren Muskeln. Die besondere Gefahr besteht in einer auf die Dauer übermäßigen einseitigen und schädlichen Muskelbelastung. Eines der bekanntesten Beispiele einer körperlich einseitigen Beanspruchung bei hoher Frequenz und längerer Einwirkdauer ist die Arbeitsleistung einer Stenotypistin. Sehnenscheidenentzündung, Nervenschmerzen und als ausstrahlende, übergreifende Störungen Kopfschmerzen, Nervosität u. ä. m. sind derartige gesundheitsschädliche und leistungssenkende Folgeerscheinungen.

Die Folge einer zu hohen Belastung, sei sie nun körperlicher, geistiger oder nervöser Natur, ist entweder Übermüdung oder Überanstrengung, beides Erscheinungsformen einer für längere Zeit gestörten Gleichgewichtslage.

Die *Übermüdung,* die vor allem beim „Menschen der Arbeit"[2] auftritt, der das Müdesein im Eifer der Arbeit gar nicht aufkommen läßt, führt durch die Überreizung der Funktionsabläufe entweder zu beschleunigten, zerfahrenen und unkontrollierten Bewegungen oder zur Verlangsamung des gesamten Leistungsgeschehens. Auf die Übermüdung reagiert im allgemeinen die Frau anders als der Mann. Zeigt sich bei ihm eine mehr depressive Verhaltensweise, Niedergeschlagenheit und Mattigkeit, so äußert sich die Übermüdung bei der Frau als „nervöse" Aktivität, d. h.

---

[1] Parade, G. W.: Ermüdung, in: Deutsche medizinische Wochenschrift, 1941, S. 1333.
[2] Stenderhoff, F.: Ermüdung und Erholung, a. a. O., S. 15.

Ruhelosigkeit und Übererregtheit.[1]) Dazu kommen eine unvollständige Verarbeitung von Sinneseindrücken durch die Herabsetzung der Reizschwellen sowie Nervosität und Schlafstörungen.[2])

War die Übermüdung besonders bei Menschen festzustellen, die das Signal der Ermüdung überhörten, so kommt es bei Personen, die starke Willenskräfte einsetzen, um ein Leistungsziel zu erreichen oder um irgendwelche Arbeitswiderstände zu überwinden, zu den Erscheinungsbildern der *Überanstrengung*. Sie ist das Symptom der Überbelastung beim „Menschen der Pflicht"[3]), den das Warnzeichen der Ermüdung und die noch zu bewältigende Arbeit zu einer Überforderung antreiben.

Das Extrem einer übermäßig hohen körperlichen wie auch geistigen Beanspruchung bildet die *Erschöpfung* als der Zustand völliger Leistungsunfähigkeit.

Bei großen und kurz dauernden Energieabgaben tritt die Ermüdung als Bremse viel sicherer in Erscheinung und schützt den Organismus vor Erschöpfung als bei schwächeren, aber dafür länger andauernden Belastungen, die viel leichter zu Überarbeitungs- und frühzeitigen Abnutzungserscheinungen führen können.

Nicht identisch, und darauf weist *Lehmann*[4]) hin, mit den bisher besprochenen Ermüdungserscheinungen ist das Nachlassen der Adaptionsfähigkeit der Sinnesorgane. Es beruht ebenfalls auf Ermüdungserscheinungen, die aber nicht allein auf eine Minderung der Leistungsfähigkeit der eigentlichen Sinnesteile des Organs zurückzuführen sind, sondern wiederum eine Muskelermüdung, und zwar der die Adaption ausführenden Muskelpartien, darstellen.

---

[1]) Hochrein, M. — Schleicher, I.: Leistungssteigerung, a. a. O., S. 85.
[2]) Stenderhoff, F.: Ermüdung und Erholung, a. a. O., S. 13.
[3]) Stenderhoff, F.: ebenda, S. 15.
[4]) Lehmann, G.: Praktische Arbeitsphysiologie, a. a. O., S. 44.

IV

Minder- und Fehlleistungen als Ermüdungsfolgen

1. Quantitative und qualitative Minderleistungen

An Untersuchungen über Leistungsschwankungen beim Menschen, seien diese rein biorhythmisch oder zusätzlich durch Ermüdung als Folgeerscheinung einer Leistungserstellung bedingt, hat es nicht gefehlt. Es ist daher auch müßig, an dieser Stelle näher auf die quantitativen Minderleistungen einzugehen. Wichtiger erscheint dagegen schon eine Analyse der verwertbaren guten Leistung und der nicht verwertbaren Schlechtleistung.

Auch „der Gedanke, die Ermüdung an Fehlleistungen zu messen, ist verhältnismäßig alt".[1]) Die Fehlleistungen, von denen wir die Unfälle aussondern wollen, können wir, wenn wir den Produktionsprozeß und die bei ihm auftretenden ermüdungsbedingten Fehlleistungen als Beispiel nehmen, unterteilen in

1. den ermüdungsbedingten Ausschuß als vollständige Fehlleistung, wie z. B. Bruch, Fehlguß, und

2. die qualitative Minderleistung als Schlechtleistung.

Während der Ausschuß als Produktionsleistung unverwertbar ist und bestenfalls als Rohmaterial, z. B. durch das Einschmelzen des Fehlgusses, erneut dem Fertigungsprozeß zugeführt werden kann, ist die Minderleistung nur eine „Schlecht"-Arbeit, die je nach der Art des Produktes als Erzeugnis einer niedereren Güteklasse (Porzellan oder Webwaren verschiedener Wahl) angesehen werden muß oder durch entsprechende Nacharbeiten (z. B. Ausbesserungsarbeiten) auf die gewünschte Qualität gebracht wird.

Den Ausschuß als das Risiko der Fertigung können wir nicht ganz beseitigen, wohl aber kann er durch entsprechende Vorkehrungen, wie Verbesserung der Betriebsmittel sowie der Produktions- und Kontrollverfahren, eingeschränkt werden. Die Fehl- und Minderleistungsquoten, die in den verschiedensten Formen bei allen Fertigungsprozessen und in allen Produktionsstufen auftreten können, müssen vor allem durch die Bekämpfung der Ermüdungsursachen herabgesetzt werden.

Greifen wir als Beispiel nur die Produktionsleistung einer Gießerei heraus, so zeigen sich bereits eine ganze Reihe von Ursachen für Ausschuß- und Schlechtarbeiten: Schlacken- und Blasenbildung, Sandeinschlüsse,

---

[1]) WWI — Mitteilungen des Wirtschaftswissenschaftlichen Instituts der Gewerkschaften: Fehlleistungen und Unfälle in ihrer Beziehung zur Arbeitszeit, Januar 1957, S. 18.

Versetzungen der Formkästen, getriebener Guß bei zu geringer Form-
festigkeit, Fehler in der Form, im Kern, im Modell, Ausschuß bei Guß-
putzer- und Transportarbeiten sowie bei Materialprüfungen.

Die wohl bekannteste Untersuchung, die Ermüdung an der Zahl der
Fehlleistungen zu messen und arbeitswissenschaftliche und betriebswirtschaftliche Rückschlüsse zu ziehen, findet sich bei *Bjerner, Holm* und
Swensson[1]). Sie besteht in der Auswertung der Fehlleistung (= Fehlauf-
zeichnungen) bei 175 000 sich über zwei Jahrzehnten erstreckenden Aufschreibungen in einem schwedischen Gaswerk. Die grafische Darstellung
ergab eine Kurve, die, nehmen wir die Tageszeit als Spiegelachse, spiegel-
bildlich zur Kurve der physiologischen Leistungsbereitschaft verläuft. In
ihr bzw. in der Errechnung der Reziprokwerte sah man die Bestätigung
für die Existenz der biologischen Aktivitätskurve.

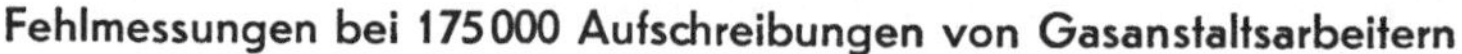

Fehlmessungen bei 175 000 Aufschreibungen von Gasanstaltsarbeitern

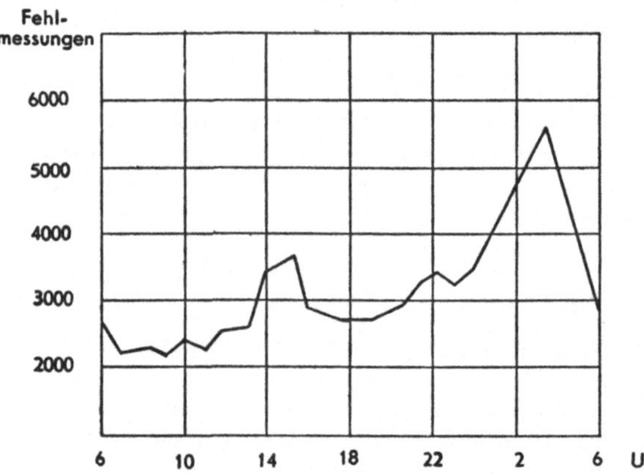

Für die Sicherung des Verlaufs der physiologischen Leistungsbereitschaft
mag diese Feststellung von Bedeutung gewesen sein, aber für die Häufigkeitsverteilung der Fehlleistungen hat sie arbeitswissenschaftlich nur beschränkte Beweiskraft. Die Aufzeichnungen in dem betreffenden Gaswerk
fanden unter keinen durch den Arbeitsprozeß bedingten Intensitäts-
schwankungen und somit arbeitsbedingten Ermüdungserscheinungen statt,
wie sie bei anderen Leistungsprozessen auftreten. Die von *Bjerner, Holm*
und *Swensson* gefundene Kurve kann unseres Erachtens nur für den
Anfall von Fehlleistungen bei verhältnismäßig gleichbleibender Arbeits-
dichte gelten und ist der Ausdruck für die rein biorhythmisch bedingte
Schwankung der Leistungsdisposition. Anders ist dagegen das Bild der
Fehlleistungen bei Arbeiten, bei denen die arbeitsbedingte Ermüdung
stärker kennzeichnend hervortritt. Diese Fehlleistungskurve ist es letztlich auch, die an Hand der Fehlleistungsquote Aufschluß über den Grad
der leistungsbedingten Ermüdung gibt.

Ein praktisches Beispiel soll diese leistungsphysiologische Erscheinung in
ihrer betriebswirtschaftlichen Bedeutung zum Ausdruck bringen[2]).

[1]) Bjerner, Holm, Swensson: Om Natt och Skiftarbete, Stockholm 1948.
[2]) WWI-Mitteilungen, a. a. O., S. 18.

Untersucht wurden sowohl die Schwankungen der pro Zeiteinheit (Stunde) erfolgten Setzleistungen als auch die Anzahl der Setzfehler bei vier Maschinensetzern bei siebenstündiger Arbeit.

Leistung und Fehlleistung in Abhängigkeit von der Arbeitsdauer

Tageszeit	8–9	9–10	10–11	11–12	14–15	15–16	16–17
Leistung / Zeiteinheit	21,0	26,0	23,0	21,5	24,7	20,5	16,0
Fehlerzahl	4,2	2,5	4,6	**7,0**	1,4	5,4	**7,5**

Aus den Zahlenwerten geht eindeutig hervor, daß die Leistung nach einer 1- bis 1½stündigen Einarbeitungs- und „Anlaufzeit" anwächst, jedoch im Laufe des Vormittags durch das Auftreten der Ermüdung absinkt. Die zweistündige Mittagspause ist zwar für kurze Zeit in der Lage, die Ermüdungserscheinungen zu beseitigen, was eindeutig an der 2. Leistungsspitze zwischen 14 und 15 Uhr zu sehen ist, kann aber den sich anschließenden, gegenüber dem Vormittag stärkeren ermüdungsbedingten Leistungsabfall nicht aufhalten.

Betrachtet man die Zahl der Setzfehler, so zeigt sich wiederum die Wirkung der anfänglich fehlenden Einarbeitung, der sich in der 10. Vormittagsstunde, trotz der Leistungsverdichtung, ein Fehlleistungsminimum anschließt. In der 11. und 12. Stunde tritt dann wieder die Ermüdung durch erhöhte Fehlerzahlen hervor. Das gleiche Verhalten zeigt sich in den Fehlleistungsziffern am Nachmittag.

2. Der Unfall als Fehlleistung

Eine besondere Art von Fehlleistung stellt der Unfall dar. „Er ist an ein zeitlich eng begrenztes, einmaliges körperliches Schadensereignis, das ursächlich die Körperschädigung hervorruft, gebunden."[1]

Zu den Unfällen gehören nicht die sogenannten Berufskrankheiten oder andere Arbeitsschäden, die in der Mehrzahl der Fälle als die Folgen von längere Zeit einwirkenden, sich oft über Jahre erstreckenden oder auf wiederholter Einwirkung beruhenden Schadensereignissen angesehen werden können. Derartige Schäden sind meist das Resultat einer falschen Relation zwischen Anforderung und Leistungsvermögen. Es ist die Reaktion des Organismus auf Reize, die seine Anpassungsfähigkeit überschreiten.

Rechnet man die zur Zeit pro Jahr an die Berufsgenossenschaften gemeldeten etwa 2 Millionen Unfälle auf kleinere Zeiteinheiten um, so ergeben sich arbeitstägig annähernd 6600, je Arbeitsminute etwa 14 Unfälle. Ohne

---

[1] Schmidbauer-Jurascheck, B.: Berufskrankheiten — Ein Problem für Arbeitgeber und Arbeitnehmer, in: Die Arbeitskammer, Zeitschrift der Arbeitskammer des Saarlandes, Saarbrücken 1957, Heft 3, S. 58 f.

näher auf die Unfallschwere einzugehen, lassen diese Zahlen bereits deutlich erkennen, welch ungeheure Summen gesamtwirtschaftlich durch derartige Schadensereignisse verlorengehen.

Suchen wir nach den Unfallquellen, so müssen wir erstaunt feststellen, daß nicht etwa, wie allgemein angenommen wird, die Mehrzahl der Unfälle auf technische Mängel zurückzuführen ist, sondern daß bei über $^2/_3$ aller Schadensereignisse das menschliche Versagen als Ursache angesehen werden muß[1]).

Eine Untersuchung der gesamten Unfallursachen würde über den Rahmen dieser Arbeit hinausgehen. Jedoch soll den persönlichen oder „inneren" sowie den wichtigsten arbeits- und arbeitsumweltbedingten Unfallursachen, soweit sie in Korrelation mit anderen arbeitsphysiologischen Symptomen stehen, kurze Beachtung geschenkt werden.

Ist beispielsweise die psychophysische und emotionale Konstitution für eine bestimmte Leistung gut, d. h. ist der Mensch körperlich und geistig den ihm gestellten Aufgaben gewachsen, so ist die Unfallquote niedriger gegenüber derjenigen bei Personen, die durch Krankheit, Körperschäden, Unterernährung (unzureichende Körperkraft zur Gefahrabwendung) oder sonstige Unzulänglichkeiten, wie z. B. mangelnde Eignung, für bestimmte Arbeiten unfallgefährdeter sind.

Ähnlich verhält es sich mit der augenblicklichen Leistungsverfassung, der physiologischen Leistungsbereitschaft. Lehnen wir uns an *Lehmann*[2]) an, so können wir sagen, daß die Unfallkurve genau wie die Kurve der Fehlleistungen reziprok zur Kurve der biologischen Leistungsdisposition verläuft.

Ein besonderes Problem stellen für den Betrieb die sogenannten „Unfäller" dar. Es handelt sich dabei um Personen, die besonders zu Unfällen neigen. Die Unfallstatistik läßt nämlich klar erkennen, daß sich die Schadensfälle im wesentlichen auf eine kleinere Personengruppe im Betrieb konzentrieren. Diese unfallanfälligen Personen müssen von unfallgefährdeten Arbeitsplätzen entfernt und bei anderen Arbeiten eingesetzt werden. Oft läßt sich dadurch die durch wiederholte Schadensfälle entstandene Unfallangst, die sogenannte Unfallpsychose, beseitigen.

Abgesehen von den Betriebsmitteln, d. h. den Maschinen, Gerätschaften und allen sonstigen Hilfseinrichtungen, steht die Unfallhäufigkeit in engem Zusammenhang mit den vielfältigen arbeits- und arbeitsumweltbedingten Einflußfaktoren.

Zuerst sei die „Gefährlichkeit" der Arbeit genannt. Je nach der Eigenart der Arbeitsverrichtung und der ihr innewohnenden möglichen Unfallfaktoren ist auch die Unfallhäufigkeit verschieden.

Besonders augenfällig ist die Tatsache der Korrelation Unfallhöhe und Arbeitszeitdauer. Sie ist eine typisch ermüdungsbedingte Erscheinung, wobei Untersuchungen ergeben haben, daß dem Ermüdungsanstieg ent-

---

[1]) Lehmann, G.: Praktische Arbeitsphysiologie, a. a. O., S. 105.

[2]) Koch, H.: Eine fortschrittliche Statistik der Unfallursachen, in: Zentralblatt für Arbeitswissenschaft und soziale Betriebspraxis 1953, Heft 9, S. 58.

sprechend die Unfallziffer mit wachsender Arbeitszeitdauer progressiv ansteigt. So zeigte sich z. B. bei einer Arbeitsverlängerung von 8 auf 10 Stunden, also um 25 %, ein Anwachsen der Unfallziffer um 86 %.[1] Ein Anzeichen für die raschere Ermüdbarkeit der Frau ist, daß bei einer Arbeitszeitkürzung von 12 auf 10 Stunden, also um etwa 16 %, die Unfallziffern der Frauen um etwa 1/3 rascher abfielen als die der Männer.[2]

Da wir erkannt haben, daß die Unfallhäufigkeit vom Grad der Ermüdung abhängig ist und diese durch zweckmäßige Einschaltung von Pausen abgebaut und beseitigt werden kann, so läßt sich sagen, daß mit steigender Pausenzahl und -dauer, sehen wir von Einarbeitungsverlusten und deren Wirkung ab, die Unfallquote abnimmt.

Nachstehende Skizze bringt deutlich die Einwirkung der Pausen auf die Unfallhäufigkeit zum Ausdruck[3].

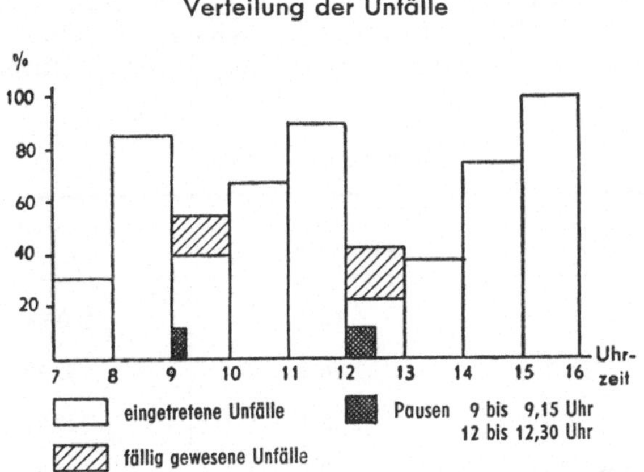

Ähnliche Untersuchungen wurden auch über die Ermüdung und die Häufigkeitsverteilung der Unfälle auf die einzelnen Wochentage vorgenommen. Sie ergaben eine Häufung der Unfälle am Montag, die als Einarbeitungsverluste und Nachwirkungen der Freizeitgestaltung am Wochenende gelten können. Einen relativen Anstieg ergab auch der Samstag. Hier mag die Erwartung des bevorstehenden Wochenendes ein verfrühtes „Abschalten" auslösen, das ebenso als Ursache für vermehrte Unfälle angesehen werden kann wie die Auswirkungen der sich über die Woche angesammelten Ermüdungsreste. Auch werden in den letzten Arbeitsstunden der Woche oft Reparatur- und Reinigungsarbeiten durchgeführt, die als ungewohnte Arbeiten angesehen werden müssen und die die Unfallgefährdung erhöhen können.

Ebenso bedeutsam für die Höhe der Unfallquote ist die Leistungsdichte. Je intensiver, d. h. je mehr und je rascher pro Zeiteinheit gearbeitet wird,

[1] Lysinski, E.: Unfallforschung und Unfallverhütung, in: Schriftenreihe der Wirtschaftshochschule Mannheim, 1949, Heft 1, S. 54.
[2] WWI-Mitteilungen, a. a. O., S. 19.
[3] Nach Horney: Wie verhält sich die Unfallhäufigkeit zur Arbeits- und Pausenzeit?, in FORFA-Brief III/1953.

desto größer ist auch die Gefahr einer Fehlhandlung und somit die Möglichkeit eines Schadensereignisses. Nach einer kurzen Einarbeitungs- oder „Anlauf"-Zeit kommt es bekanntlich unter dem Einfluß der höheren biorhythmischen Leistungsbereitschaft zu Leistungsspitzen in den Vormittagsstunden. Die Arbeit geht besser und rascher von der Hand. Gleichzeitig verlaufen die Arbeitselemente aber auch automatischer und somit unbewußter, d. h. die den Leistungsprozeß überwachenden Aufmerksamkeitsleistungen lassen nach, was einer erhöhten Unfallgefahr gleichkommt.

Weitere Unfallbeeinflussungsfaktoren stellen das Lebens- und Dienstalter der Belegschaftsmitglieder dar[1]). Trotz der in der Jugend höheren Leistungsfrische und Reaktionsschnelligkeit ist die Unfallhäufigkeit bei Jugendlichen und jüngeren Arbeitern durchschnittlich größer. Spieltrieb, Leichtsinn, Unbekümmertheit, fehlende Berufserfahrung, Gefahrenunkenntnis und ähnliches mehr können dafür ausschlaggebend sein. Mit steigendem Berufsalter bzw. mit der wachsenden Betriebszugehörigkeitsdauer nimmt die Unfallquote hingegen wieder ab, ein Zeichen für die bessere Kenntnis der beruflichen Arbeit und ihrer Gefahren.

Unfall und Dienstalter

Dienstalter (Jahre)	Unfälle bei 100 Arbeitern	Prozentualer Vergleich
1	10,8	100 %
3	6,0	55 %
10	5,3	49 %
über 10	5,1	47 %

Interessanterweise ist die größere Unfallhäufigkeit bei der Frau gegenüber dem Mann nicht nur auf die raschere Ermüdbarkeit des weiblichen Organismus zurückzuführen. Besonders deutlich tritt diese Erscheinung hervor, wenn Frauen für die Bedienung von Maschinen und zur Arbeit an maschinellen Einrichtungen eingesetzt werden. Ein Hauptgrund für die größere Unfallhäufigkeit bei der Frau mag sein, daß sie nicht nur ein geringeres technisches Interesse für die Arbeit mitbringt, sondern ihr meist eine ganz andere Einstellung zur Maschine und zur Technik innewohnt.

Ein weiterer wichtiger Unfallbeeinflussungsfaktor ist die Temperatur am Arbeitsplatz, denn es gibt, wie verschiedene Untersuchungen bewiesen haben, „eine in bezug auf die Unfallhäufigkeit optimale Temperatur"[2]). Sie liegt bei reiner Luft und 70 % Luftfeuchtigkeit zwischen $18\frac{1}{2}$ und

---

[1]) Vgl. Moede, W.: Arbeitstechnik — Die Arbeitskraft, Schutz, Erhaltung, Steigerung, Stuttgart 1935, S. 60 ff.

[2]) Lysinski, E.: Unfallforschung, a. a. O., S. 55.

$20^{1}/_{2}^{0}$ C [1]). Eine interessante Feststellung konnte *Hildebrandt* [2]) machen, als er erkannte, daß Frauen auf Temperaturschwankungen hinsichtlich der Unfallhäufigkeit weniger stark reagieren als Männer.

Unfallhäufigkeit in Abhängigkeit von der Umgebungstemperatur

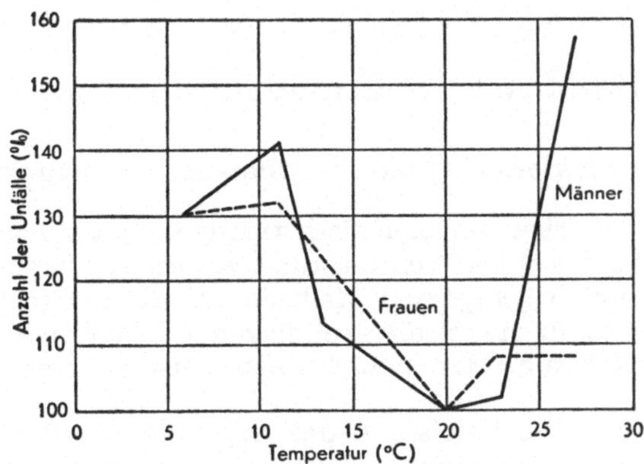

Einen nicht unwesentlichen Einfluß auf die Anzahl der Unfälle hat die Beleuchtungsgüte [3]). *Lysinski* [4]) erwähnt, daß allein 24 % der Unfälle auf mangelhafte Beleuchtung zurückzuführen waren und gegenüber der Tageslichtbeleuchtung sich bei künstlichem Licht etwa 29 % mehr Unfälle ereignen.

Ein ähnliches Verhalten der Unfallziffern zeigt sich in Lärmbetrieben. Auch hier steigt die Zahl der Schadensfälle mit der Lärmdichte an. Geräusche, Warnsignale u. ä. können überhört werden, weil eine durch die nervöse Dauerbelastung verursachte Reizschwellenverschiebung die Reaktionsgeschwindigkeit für Abwehrreaktionen herabsetzt.

Aus den aufgeführten Beispielen kann ersehen werden, daß es neben den im Biorhythmus liegenden Unfallbeeinflussungsfaktoren vor allem die arbeitsbedingte Ermüdung und arbeitsorganisatorische Ursachen sind, die auf die Höhe der Schadensfälle Einfluß nehmen.

---

[1]) Peissard, W. G.: Physiologische und persönliche Unfallursachen in der Gefahrenanalyse, in: Schweizerische Arbeitgeberzeitung Nr. 38, 1952, S. 696 f.

[2]) Hildebrandt, H.: Unfallpsychologie, in: Der Mensch im Fabrikbetrieb, Schriften der Arbeitsgemeinschaft deutscher Betriebsingenieure, Band 7, S. 38.

[3]) Vgl. auch S. 122 ff.

[4]) Lysinsky, E.: Unfallforschung, a. a. O., S. 55.

V

Probleme der Ermüdungsmessung

1. Die schwierige Quantifizierbarkeit der Ermüdung

Das Problem einer arbeitsphysiologisch richtigen Quantifizierung der Ermüdung als Größe des objektiven Leistungsverbrauchs beginnt bereits mit der Suche nach einem geeigneten Maßstab für die menschliche Leistung überhaupt. Es ist dafür zuerst die grundlegende Frage zu klären, was sich als Maßstab zur Messung der menschlichen Leistung eignet.

Bekanntlich ist die Arbeitsleistung das Ergebnis des Einsatzes psychophysischer Leistungskräfte unter bestimmten technischen und organisatorischen Gegebenheiten oder, wie es *Bramesfeld*[1]) ausdrückt, die Überwindung der Summe aller von einer bestimmten Arbeitsaufgabe aus wirkenden Widerstände von Beginn der Leistungsaufnahme bis zu ihrer Lösung.

Das Produktionsergebnis als arbeitsphysiologische Leistungsgröße und somit als Maßstab für die Ermüdung anzusehen ist nur in wenigen Fällen möglich, und zwar nur dann, wenn die Arbeit, die Arbeitsbedingungen sowie die Personen gleichbleiben. Im allgemeinen muß daher in der Praxis die Sachleistung als wenig geeignetes Bewertungsmaß für Leistung und Ermüdung angesehen werden.

Ähnlich verhält es sich auch mit der Leistungs- und Ermüdungsmessung an Hand kalorischer Werte. Auch dieser Maßstab eignet sich z. B. nur als Richtwert für Leistungs- und Ermüdungsmessungen bei körperlicher Arbeit. Treten neben die körperlichen Belastungsfaktoren noch besondere Anforderungen hinsichtlich Geschicklichkeit, spezieller Sinnesleistungen oder geistiger und nervöser Belastung, so scheint auch der kalorische Verbrennungswert als Maßeinheit wegen der Vielschichtigkeit der Ermüdungsprozesse auszufallen.

Besonders fehlt es noch an einer Methode, die die gesamten Erscheinungsformen der Ermüdung in ihrem Ergebnis festhalten kann und nicht nur entweder für die Messung der körperlichen *oder* der geistigen und nervösen Ermüdung geeignet ist. An dieser Stelle soll aber nochmals betont werden, daß nicht immer der Gesamtorganismus von der Ermüdung betroffen zu sein braucht, sondern es auch häufig zu einseitiger Beanspruchung und Ermüdung kommen kann. Eine Teilermüdung bringt aber nicht unbedingt eine Leistungseinstellung mit sich, sondern kann durch sinnvoll „ausgleichende" Arbeit behoben werden.

---

[1]) Bramesfeld, E.: Arbeitsstudium und Arbeitsbestgestaltung, a. a. O., S. 29.

Vor allem, und darauf weist *Schmidtke*[1]) hin, ist das Problem der Messung der geistigen Ermüdung noch nicht genügend geklärt.

Neben das Problem der Erfassung aller Ermüdungserscheinungen treten noch weitere wichtige Forderungen, die die Praxis an die Methodik der Ermüdungsmessung stellt. Bereits 1928 faßte *Leinenkugel*[2]) die wesentlichsten Bedingungen etwa wie folgt zusammen:

1. Einfache Anwendung: die Einfachheit des Verfahrens bringt sowohl für den Untersucher den Vorteil der leichteren Handhabung als auch für die Versuchsperson die Vermeidung etwaiger psychologisch bedingter Hemmungen, die eine zu komplizierte Apparatur auslösen könnte.

2. Billige Durchführung: für die Unternehmungen, für die letztlich diese Methoden entwickelt werden sollen, muß die Durchführung dieser Meßverfahren finanziell tragbar sein.

3. Unbeeinflußbarkeit des Meßergebnisses: die Messungen dürfen in keinerlei Form vom zu untersuchenden Arbeiter beeinflußbar sein.

4. Ausschaltung aller durch die Meßmethode verursachten Störungen des Leistungsablaufes: als besonders schwierig stellt sich die Schaffung einer Methode heraus, die weder die Person des Leistenden noch den eigentlichen Arbeitsprozeß stört.

5. Möglichkeit von Massenprüfungen: um eine gewisse Ergebnisbreite zu haben und Zufälligkeiten auszuschließen, soll die Methode nach Möglichkeit für Massenuntersuchungen anwendbar sein.

Auch werden nicht am eigentlichen Arbeitsplatz, d. h. nicht in der dem Arbeiter gewohnten „Umwelt" durchgeführte Untersuchungen sowohl aus psychologischen als auch aus arbeitsphysiologischen Gründen andere Ergebnisse erbringen als am Arbeitsplatz aufgenommene. Der Arbeitsplatz hat für jeden Arbeiter seine ureigensten leistungsbestimmenden Faktoren, die eine für Versuchszwecke eingerichtete Arbeitsstelle, selbst bei längerer Einarbeitungszeit, nicht aufweisen wird. Aus diesem Grund soll auch versucht werden, die Ermüdungsmessungen am eigentlichen Arbeitsplatz vorzunehmen. Daraus entsteht das Problem, Methoden, die zwar in Laboratoriumsversuchen einwandfreie Ergebnisse brachten, für die Praxis anwendbar zu gestalten.

Vor allem müssen aber die Störungsfaktoren, die die Meßmethode auslöst, beseitigt werden. Denn gerade das Wissen um die Untersuchung läßt selbst sonst gänzlich unwesentliche Störungsfaktoren zu großen, den Leistungsprozeß, die Ermüdung und das Ermüdungsgefühl beeinflussenden Merkmalen werden.

Da die Höhe der Ermüdung stark von individuellen Faktoren abhängig ist, darf ein Meßergebnis nur als aussagefähiger Wert für die betreffende Versuchsperson gelten, nicht aber verallgemeinert werden. Aus diesem Grunde ergeben erst Reihenuntersuchungen brauchbare Werte über die Ermüdung bei bestimmten Arbeiten.

---

[1]) Schmidtke, H.: Versuche zur Messung der psychischen Ermüdung, in: REFA-Nachrichten, Heft 2, 1957, S. 50 f.
[2]) Leinenkugel, F.: Anpassung der industriellen Arbeit, a. a. O., S. 59.

2. Die wichtigsten Methoden zur Ermüdungsmessung, ihr Aufbau und ihre Anwendbarkeit

Um den Grad der Ermüdung festzustellen, bedient sich die Praxis verschiedener Methoden. Eine den gesamten Ermüdungskomplex umfassende Methode konnte noch nicht gefunden werden. Die bislang entwickelten Verfahren sind daher entweder für die Messung der körperlichen oder der geistig-nervösen Ermüdung geeignet.

Schmidtke[1]) gliedert die Verfahren nach dem Gesichtspunkt der zur Messung herangezogenen Merkmale in

1. physiologisch orientierte und

2. psychologisch orientierte Methoden.

Bei der ersten Gruppe werden ermüdungskennzeichnende physiologische Daten für die Messung verwendet. Zu nennen wären beispielsweise Kalorienumsätze, Pulsfrequenz, Körpertemperatur, Reizschwellenverschiebungen u. ä. m.

Die psychologisch orientierten Verfahren stützen sich vor allem auf Untersuchungen hinsichtlich der „Auslastung des Aufmerksamkeitsraumes"[2]). Hierfür wären Konzentrations- und Mehrfachbelastungsteste zu nennen.

Der angewandten Methodik entsprechend wollen wir aber unterteilen in:

1. indirekte Methoden: sie ziehen das Arbeitsergebnis für ihre Untersuchungen heran und werten den Arbeitsertrag nach quantitativen und qualitativen Gesichtspunkten aus.

2. direkte Methoden: es handelt sich dabei um besondere Meßverfahren, ausgehend von der einfachen Beobachtung des Arbeiters bis zu komplizierten medizinischen, chemisch-physikalischen Verfahren über die Messung und Auswertung physiologischer Werte.

Da die indirekten Verfahren der Ermüdungsmessung bereits größtenteils behandelt wurden[3]) bzw. in den folgenden Kapiteln noch behandelt werden, sollen nachstehend nur die wichtigsten direkten Ermüdungsmeßverfahren in ihrem Aufbau und ihrer Anwendung kurz umrissen werden.

a) Die Respirationsmethode

Die Energieaufwandseite läßt sich verhältnismäßig leicht an Hand der aufgenommenen Nahrungsmittel und der ihnen innewohnenden Kalorienwerte bestimmen. Wie steht es aber mit der Energieverbrauchsseite?

Wir wissen, daß beim Stoffwechsel in unserem Körper vor allem Kohlehydrate und Fette unter Sauerstoffaufnahme in eine andere Energieform umgewandelt werden und Kohlensäure und Wasser bei diesen Stoffwechselreaktionen entstehen. Zur Bestimmung der Energieverbrauchsseite

---

[1]) Schmidtke, H.: Versuche zur Messung, a. a. O., S. 50 f.

[2]) Schmidtke, H.: ebenda, S. 50 f.

[3]) Vgl. hierfür S. 53 ff.

werden deshalb nur die Gasaustauschmengen, d. h. der eingeatmete Sauerstoff und die ausgeatmete Kohlensäure, gemessen. Da der leistungsbedingte Sauerstoffverbrauch dem Kalorienumsatz proportional ist, läßt sich aus dem Sauerstoff-Kohlensäureverhältnis der ein- und ausgeatmeten Luftmengen über den Kalorienwert die Belastung und somit die Ermüdung bestimmen.[1]

Die für klinische Untersuchungen geeigneten Einrichtungen zur Grundumsatzbestimmung erwiesen sich für Messungen in der industriellen Praxis als zu kompliziert und unhandlich. So wurde am Max-Planck-Institut für Arbeitsphysiologie in Dortmund eine sogenannte Respirationsgasuhr entwickelt. Durch sie wird zwar die gesamte ausgeatmete Luftmenge gemessen, aber nur ein bestimmter Bruchteil zum Zwecke einer chemische Analyse einbehalten.[2] Die später im Laboratorium vorgenommene Bestimmung der Zusammensetzung des Atemgemisches, das in einem kleinen Luftsack gesammelt wurde, ergibt über die Bestimmung der verbrauchten Verbrennungsenergien auch brauchbare Meßergebnisse über die Höhe der Ermüdung und Unterlagen zur Pausen- und Erholzeitgestaltung.

b) Die Methode der Pulsfrequenzmessung

Als weiteres für die Belastungs- und Ermüdungsmessung geeignetes Anzeichen hat sich die Pulsfrequenz erwiesen. Es steigt nämlich die Pulszahl proportional der wachsenden Kreislaufbelastung an.

Ein von *Müller*[3] entwickeltes Verfahren der photoelektrischen Pulsfrequenzzählung hat sich für Untersuchungen in der betrieblichen Praxis als sehr geeignet gezeigt. Über eine kleine, am Ohrläppchen befestigte Klammer, die auf der einen Seite ein kleines Lämpchen, auf der anderen eine Photozelle trägt, wird die im Pulsrhythmus schwankende Durchblutung des Ohres auf photoelektrischem Wege registriert. Die bei jedem Pulsschlag auf Grund einer stärkeren Durchblutung erfolgende größere Blutfülle läßt das Ohrläppchen etwas anschwellen, wodurch kleine Stromstöße in der Photozelle entstehen, die verstärkt werden und über ein Zählwerk laufen.[4]

Diese Methode eignet sich auch wieder nur für die Messung der körperlichen Ermüdung, die ja bekanntlich in der erhöhten Kreislauftätigkeit zum Ausdruck kommt. Von Vorteil ist, daß die Meßapparatur ohne nennenswerte Behinderung getragen werden kann. Sollen unverfälschte Meßwerte entstehen, so müssen pulsverändernde Stimulantien, wie Kaffee, Tee, Nikotin und ähnliches, von den Untersuchungspersonen gemieden werden.[5]

Eine Vereinfachung der photoelektrischen Meßmethode ist möglich, wenn nur 1. die Arbeitspulsfrequenz, d. h. die Pulshöhe, die sich unter Belastung einstellt, und 2. die Ruhepulsfrequenz festgehalten werden. Die Differenz

[1] RKW: Arbeitsablauf und Arbeitsbelastung, Berlin—Köln—Frankfurt 1955, S. 11.
[2] Lehmann, G.: Praktische Arbeitsphysiologie, a. a. O., S. 128 ff.
[3] Müller, E. A.: Die Beurteilung der beruflichen Ermüdung und Erholung in der Arbeitsphysiologie, in: Ermüdung, ihre Erscheinungsformen und Verhütung.
[4] Vgl. RKW: Arbeitsablauf, a. a. O., S. 11.
[5] Spitzer, H.: Über die Messung der körperlichen Ermüdung, in: REFA-Nachrichten, Heft 4, 1956, S. 138 f.

zwischen Arbeitspuls- und Ruhepulshöhe ergibt die Arbeitspulszahl, die unter Berücksichtigung der Belastungsdauer ein guter Maßstab für die Ermüdung ist. Die Summe aller vom Zeitpunkt der Belastungseinstellung bis zum Zeitpunkt der Wiedererlangung der Ruhepulsfrequenz erfolgten Pulsschläge wird als Erholungspulssumme bezeichnet. Es steigt mit höherer Belastung die Arbeitspulszahl und Ermüdung und somit auch die Dauer der erforderlichen Erholzeit an. Zur näheren Erläuterung soll die folgende Skizze dienen[1]).

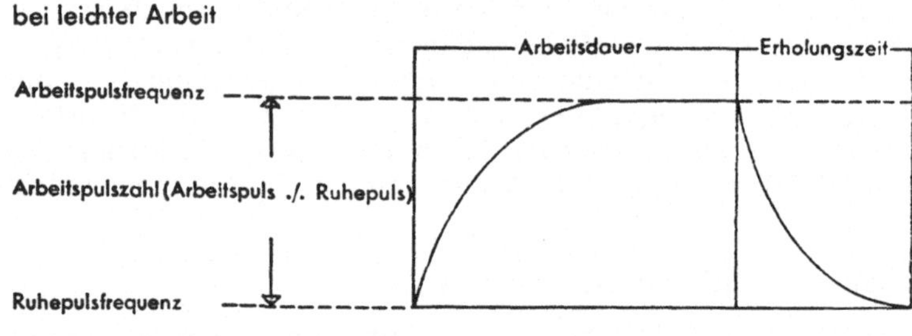

Bei kreislaufgesunden und -kräftigen Menschen kann die Dauerbelastungsgrenze etwa mit 30 bis 40 Pulsen/min. über dem Normal- oder Ruhepuls angesetzt werden.[2])

c) Die Methode der Reizschwellenmessung

Da sich Energieumsatzmessungen nur für die Feststellung der physischen, nicht aber der psychischen Ermüdung eignen, hat man versucht, durch nerven- und sinnesphysiologische Meßmethoden bessere Ergebnisse, vor allem auch über die geistig-nervöse Ermüdung zu erhalten. Es konnte nämlich festgestellt werden, daß sich die Reizschwellen des menschlichen Auges und Ohres mit zunehmender Ermüdung verschieben. Die Verschiebung wird hauptsächlich dadurch verursacht, daß ein Nerv, der nur

---

[1]) Hilf, H. H.: Arbeitswissenschaft, a. a. O., S. 110 ff.
[2]) Spitzer, H.: Über die Messung, a. a. O., S. 136 f.

auf Reize innerhalb eines bestimmten Reizstärkebereiches anspricht und diese weiterleitet, mit der Zeit ähnlichen Ermüdungserscheinungen unterliegt wie beispielsweise das Muskelsystem, und nun im Zustand der Ermüdung eines stärkeren Reizimpulses bedarf als im ermüdungsfreien Zustand. Das Nervensystem benötigt nämlich eine gewisse Zeit, um eine Art reizleitende Substanz wiederaufzubauen. Gewähren wir nun dem Nerv diese Aufbauzeit nicht oder nur in ungenügendem Umfang, so kommt es zur nervösen Ermüdung.[1] Zwei dieser Meßmethoden sollen kurz Erwähnung finden.

Die Messung der optischen Verschmelzungsfrequenz (Flimmertest)[2]: Das menschliche Auge nimmt bei einer bestimmten Frequenz eines Lichtreizes — im ermüdungsfreien Zustand etwa bei 30 Hz — ein Flimmern wahr, das aber bei Frequenzerhöhung allmählich verschwindet, so daß bald wieder der Eindruck einer gleichmäßigen Dauerbeleuchtung entsteht. Je nach dem Grad der Ermüdung stellt sich dieser Zustand bei verschieden hoher Frequenz ein. Neben individuell-physiologischen Verschiedenheiten und der leistungsbedingten psychophysischen Ermüdung zeigen sich in dieser Reizschwellenverschiebung auch die bereits an anderer Stelle erörterten biorhythmischen Schwankungen.

Die Messung der oberen Hörgrenze[3]: Sie erfolgt mit Hilfe von elektrisch erzeugten Tönen hoher und gleichbleibender Frequenz. Auch bei dieser Methode wird ähnlich dem oben beschriebenen Meßverfahren die Reizschwellenverschiebung, diesmal die des Ohres, herangezogen. Neben den wiederum biorhythmischen und individuellen Schwankungen konnte eine ermüdungsbedingte Senkung der oberen Empfindlichkeitsschwelle des Ohres festgestellt werden.

d) Sonstige physiologisch orientierte Methoden der Ermüdungsmessung

Von den restlichen Verfahren, ein brauchbares Ergebnis über die Stärke der körperlichen Ermüdung zu erhalten, sollen die *Körpertemperaturmessung,* unmittelbar nach Einstellung einer größeren körperlichen Belastung, sowie die Ermüdungsfeststellung mit Hilfe eines *Dynamometers,* der z. B. an bestimmten Werkzeugen an der Handgriff-Fläche angebracht wird und den Arbeitswiderstand registriert, genannt werden. Auf ähnliche Weise arbeitet auch die Methode der Ermüdungsmessung durch den *Fahrradergographen,* bei der durch die Höhe der elektrisch verstellbaren Bremsbelastung und der Trittgeschwindigkeit ein Ermüdungsmaß gefunden werden kann. Für die Ermüdungsmessung in der betrieblichen Praxis scheidet aber diese letztgenannte Methode aus.

---

[1] Schmidtke, H.: Versuche zur Messung, a. a. O., S. 50 ff.
[2] Graf, O.: Erforschung der geistigen Ermüdung, a. a. O., S. 17 f.
[3] Graf, O.: ebenda, S. 19 f.

VI

Die Anpassung des Menschen an die Arbeit

Die arbeitswissenschaftliche Gestaltung des betrieblichen Leistungsprozesses ist immer mit einem Vorgang der Anpassung zwischen Mensch und Maschine bzw. Mensch und Arbeit verbunden. Die dem Menschen aufgezwungene Anpassung an die Maschine ist technisch und scheinbar auch wirtschaftlich der bequemste Weg. Es ist aber auch derjenige Weg, der unweigerlich zu einer Verminderung des Wirkungsgrades der menschlichen Arbeit führt[1]).

Wenn wir von einem Anpassungsvorgang sprechen, so müssen wir erkennen, daß dieser auf einer Wechselwirkung zwischen Mensch und Arbeit oder, wie es *Hische*[2]) ausdrückt, zwischen Anlageschwerpunkten und Anforderungsschwerpunkten beruht. Es stehen nämlich in allen wirtschaftlichen Leistungsprozessen die Anforderungsschwerpunkte der Arbeit den psychophysischen Anlageschwerpunkten gegenüber.

Eine Verbesserung der menschlichen Arbeitsbedingungen gelingt sowohl durch eine Anpassung des Menschen an die Arbeit als auch durch eine Angleichung der Arbeit an den Menschen. Die optimale Gestaltung dieses Beziehungszusammenhanges ist aber erst dadurch möglich, daß dieses Problem von beiden Seiten her angegangen und gelöst wird.

Die Feststellung, daß der Mensch uns als Datum vorliegt und für den Leistungsprozeß unverändert hingenommen werden muß, trifft nur teilweise zu. In Wirklichkeit ist der Mensch in gewissem Umfang „anpassungsfähig". Werden jedoch diese Grenzen überschritten, so reagiert der menschliche Organismus anomal, wie es ja die zahlreichen Erscheinungsformen der sogenannten direkten und indirekten Arbeitsschäden zeigen.

Die Grenzen der Anpassung des Organismus stellen die körperlichen, geistigen und seelischen Leistungsfaktoren dar, die als Gesamtheit die psychophysische Konstitution des Menschen ausmachen.

So „bestimmt nicht die physikalische Schwere der Arbeit, sondern die Reaktion des Herzens die Leistungs- und Anpassungsgrenze des Menschen".[3]) Mit anderen Worten: es ist der Mensch hinsichtlich der körperlichen Arbeit so leistungsfähig, wie es sein Kreislaufapparat zuläßt. Ähnlich verhält es sich mit der geistig-nervösen Leistungs- und Anpassungsfähigkeit, bei der den Nerven feste Grenzen durch die Leitfähigkeit der Nervenbahnen gesetzt sind.

---

[1]) Graf, O.: Arbeitszeitproblem und Arbeitswissenschaft, in: Die 40-Stunden-Woche, Veröffentl. der deutschen volkswirtschaftl. Gesellschaft, Band 16, Darmstadt 1955, S. 63.

[2]) Hische, W.: Arbeitspsychologie, Hannover 1950, S. 25.

[3]) RKW: Arbeitsablauf, a. a. O., S. 43.

Wenn wir von Anpassung des Menschen an die Arbeit sprechen, so wollen wir unterscheiden zwischen

1. einer *spontanen* Angleichung des Menschen an die Arbeit und die Arbeitsbedingungen als Rückwirkung der Arbeit,
2. einer arbeitswissenschaftlich-*gesteuerten* Angleichung des Menschen an die Arbeit und die Arbeitsbedingungen und
3. einem *Übungsprozeß*, der sowohl spontaner als auch gesteuerter Art sein kann.

1. Die spontane Anpassung

Ein Blick ins tägliche Leben gibt uns genügend Beispiele derartig spontaner Anpassungen als Rückwirkung der Arbeit auf den Menschen. Wir können zu Recht behaupten, daß der Beruf den Menschen formt und die Arbeit ihm anhaftet. „Menschen bestimmter Berufsgruppen haben", wie *Lehmann*[1]) schreibt, „eine nicht geringe Anzahl einheitlicher Merkmale, vor allem dann, wenn wir uns als Repräsentanten dieser Berufe diejenigen auswählen, die jahrelang die betreffende Arbeit bereits durchgeführt haben." Sie formen nicht nur das Leistungsbild als die Summe der psychophysischen Anlagen, sondern auch das Persönlichkeitsbild[2]), das die berufliche Arbeit entscheidend prägen kann.

2. Die arbeitswissenschaftlich „gesteuerte" Anpassung

Wir wollen darunter all jene Maßnahmen verstehen, die dazu angetan sind, den Menschen seinen psychophysischen Fähigkeiten entsprechend im wirtschaftlichen Leistungsprozeß einzusetzen.

Es ist Aufgabe des Werksarztes, des Betriebspsychologen und des Betriebswirts, „den richtigen Mann an den richtigen Platz zu stellen", um dadurch eine Vergeudung menschlicher Arbeitskraft und anderer wirtschaftlicher Werte zu vermeiden; denn wenn ein verkehrter Mann die rechten Mittel gebraucht, so wirken, wie ein chinesisches Sprichwort besagt, auch die rechten Mittel verkehrt.

Die Aufgaben, die diesem Personenkreis zukommen, können in zwei Stufen unterteilt werden:

a) in die Aufgaben der Eignungsuntersuchung und
b) in die Aufgaben der Entwicklung und Förderung der psychophysischen Leistungskräfte.

Die *Eignungsuntersuchungen* haben das Ziel, eine Auslese nach psychophysischen Veranlagungsmerkmalen zu treffen. Diese Konstitutionsauslese soll erreichen, daß jede Arbeitskraft ihren körperlichen, geistigen und seelischen Fähigkeiten entsprechend für Leistungsprozesse eingesetzt wird, denen sie auch gewachsen ist.

---

[1]) Lehmann, G.: Die arbeitsphysiologische Belastung des Bergmanns im Vergleich zu anderen Industriezweigen, aus: Bergbau-Rundschau, Nr. 5/1954, S. 1.
[2]) Hische, W.: Aktuelle Probleme der Berufsauslese, in: Der Mensch im Betrieb, Schriftenreihe des RKW, 1951, Heft 4, S. 36 f.

5*

Gibt uns die werksärztliche Untersuchung hauptsächlich ein Bild von der physischen Konstitution des Arbeiters, so vervollständigt die psychologische Eignungsuntersuchung das Leistungs- und Persönlichkeitsbild. Dieser Eignungsfeststellung soll sich die Betreuung des Menschen in seiner Arbeit als berufsberatende und arbeitspädagogische Aufgabe anschließen. Neben der Veranlagung müssen auch die persönliche Neigung, besondere Interessen u. ä. m. berücksichtigt werden. Befähigung zu einer Arbeit ohne das Vorhandensein von Interesse ist oft ebenso fruchtlos wie Interesse und Neigung für eine Arbeit ohne die dafür erforderliche Eignung. Diese Probleme treten vor allem bei der Betreuung von Lehrlingen und jugendlichen Arbeitern an die betriebliche Personalführung heran. Gerade in diesen Fällen bedarf es einer geschickten Beratung und Steuerung des Menschen.

Voraussetzung für einen psychophysisch adäquaten Einsatz der menschlichen Leistungskräfte ist die genaue Kenntnis der jeweils mit einer Arbeit auftretenden Anforderungsmerkmale. Ohne sie ist ein arbeitswissenschaftlich richtiger Einsatz des Produktionsfaktors Arbeit ebensowenig möglich wie ein Einsatz des Menschen ohne die Kenntnis der dem Menschen innewohnenden Leistungsmerkmale.

Die Folgen eines Falscheinsatzes können zu körperlicher und geistig-nervöser Überlastung, zu Unzufriedenheit, Überreiztheit, ja bis zum körperlichen und seelischen Zusammenbruch führen. Neben der Einsparung wirtschaftlicher Werte für die Unternehmung werden durch ein rechtzeitiges Erkennen des Fehleinsatzes dem Arbeiter unnötige Belastungen, Ausbildungszeit, Umstellungsschwierigkeiten und Depressionen erspart, denn bekanntlich ist die Kraft des Menschen, Mängel zu ertragen, viel größer als der Wille, diese zu beseitigen.

„In der Welt der Technik ist es verhältnismäßig einfach, den Erfolg bestimmter mechanischer Einwirkungen zu kontrollieren und ihn damit sichtbar zu machen und zu messen."[1] Weit schwieriger ist die Quantifizierung des Erfolges bei dem nach psychophysischen Gesichtspunkten erfolgten systematischen Einsatz der menschlichen Leistungskräfte: denn hier antwortet der Mensch als vielschichtiger Organismus psychisch und physisch auf jede Maßnahme, die seinen Leistungsprozeß berührt[2]. Erfolge können aber nur entstehen, wenn systematisch und über eine gewisse Zeit hinweg Bemühungen um eine Anpassung des Menschen unternommen werden.

Die Probleme der *Entwicklung und Förderung bereits vorhandener oder noch zu weckender Leistungskräfte* liegen mit ihrem Schwerpunkt im Gebiete der Berufs- und Abeitspädagogik und sollen deshalb hier nur kurz angedeutet werden. Sie reichen von den Aufgaben der systematischen Schulung der Jugendlichen in Berufsschulen, der qualifizierten Facharbeiter in Meisterschulen, von der Förderung des Besuchs von Fortbildungskursen, wie z. B. der Abendakademien und Volkshochschulen, der Einrichtung von Werksschulen, die in ihrem Lehrstoff und ihrer Lehrweise auf spezielle Belange der einzelnen Unternehmung oder Branche ausgerichtet

---

[1] Bräutigam, G.: Die Erfolgskontrolle bei betriebspsychologischen und betriebspädagogischen Schulungen in der Wirtschaft, in: FORFA-Briefe, 1958, Heft 8, S. 320.
[2] Bräutigam, G.: ebenda, S. 320.

sind, über gelegentliche Vortrags- und Filmabende herab bis zur Möglichkeit einer Einflußnahme durch den Meister oder Vorarbeiter, der mit Rat und Tat auf den weiteren Ausbau und den wirksamsten Einsatz der Leistungspotentiale einzuwirken vermag.

Auf dem Gebiet der arbeitswissenschaftlichen Arbeitsschulung und Berufserziehung liegen noch reiche Quellen einer Leistungssteigerung und Ermüdungsbekämpfung. Die Rationalisierungsbemühungen sollen deshalb in verstärktem Maße für die Überwachung, Steuerung und Entwicklung der im Produktionsfaktor „Arbeit" liegenden Leistungskräfte eingesetzt werden. Dafür ist aber auch notwendig, daß die Gedanken der Arbeitsschulung zum Zwecke der Leistungssteigerung einerseits und der Ermüdungseinschränkung andererseits bis in die untersten Glieder der Belegschaft getragen werden, denn letztlich ist es der Arbeiter selbst, der für die „Arbeit an der Arbeit" gewonnen werden muß.

3. Übung und Einarbeitung als Anpassungsprozeß

Von großer Bedeutung für jede Leistungssteigerung und Ermüdungsbekämpfung ist die Schulung und Entwicklung der psychophysischen Veranlagung des Leistenden, d. h. die Ausbildung der Leistungsfaktoren „Leistungswille" und „Leistungsvermögen". Ein zweckmäßiges Üben in Form von steigenden, systematisch aufgebauten Anforderungsmerkmalen ist für die psychophysische Weiterentwicklung erforderlich.

Fragen wir uns, welche Wirkung Übungsreize auf unseren Organismus ausüben. Stellt die Leistungsabgabe, die „Arbeit", einen Dissimilationsprozeß dar, so folgt diesem eine Wiederaufbauphase, ein Assimilationsprozeß. Wie Arbeiten des Max-Planck-Instituts für Arbeitsphysiologie[1] nachweisen konnten, hängen Höhe und Dauer des Wiederaufbaus von der Stärke des Reizimpulses, des Leistungsverbrauchs ab. Dabei sind zwei Reizschwellen zu unterscheiden:

1. die Atrophieschwelle und

2. die Übungs- oder Trainingsschwelle.

Ein für die *Atrophieschwelle* unterschwelliger Reiz reicht nicht zur vollständigen Regeneration und zur Erhaltung der Muskelkraft aus. Allmählich verkümmert der Muskel bei derartigen schwachen Reizen. Wird die Atrophieschwelle jedoch überschritten, so gelangen wir in den *Indifferenzbereich*, eine Zone, in der die auf den Muskel einwirkenden Reizimpulse zur Wiederherstellung seines Kräftepotentials ausreichen, aber nicht mehr muskelaufbauend wirken. Dieser Indifferenzbereich schließt nach oben mit einer 2. Reizschwelle ab. Für sie überschwellige Reize bewirken eine Überkompensation der eingetretenen Verluste. Wir sprechen von einem *Übungs-* oder *Trainingsreiz* des Leistungsprozesses.

Untersuchungen haben gezeigt, daß die Trainingsreizschwelle etwa bei $1/_3$ der Maximalkraft des betreffenden Muskels liegt. Mit jedem Kraftauftrieb, d. h. mit jeder vom menschlichen Organismus aufgenommenen Über-

---

[1] Müller, E. A. — Hettinger, Th.: Die Bedeutung des Trainingsverlaufs für die Trainingsfestigkeit von Muskeln, in: Arbeitsphysiologie, Band 15, 1954, S. 452 ff.

kompensation verschiebt sie sich nach oben. Der neue nun nachfolgende Reizimpuls muß nunmehr eine größere Intensität, nämlich $^1/_3$ der neuen Maximalkraft besitzen, soll er den Muskel als Übungs- oder Trainingsreiz ansprechen. Nachstehende Skizze soll das Gesagte verdeutlichen.

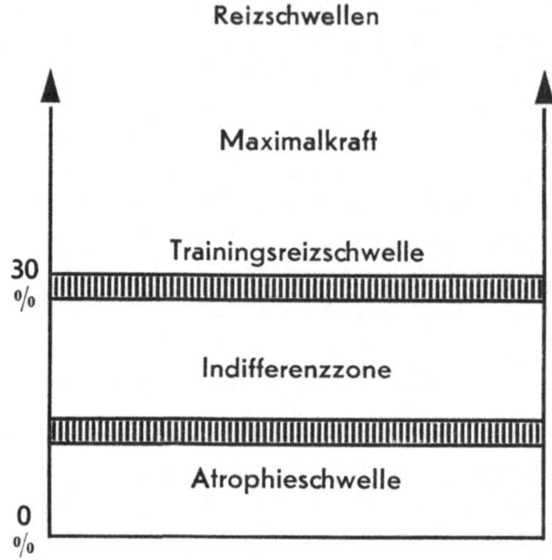

Der durch Übungsreize im menschlichen Körper hervorgerufene Assimilationsprozeß läßt sich theoretisch in zwei Stufen unterteilen: Zunächst kommt es im 1. Teil zu einem vollständigen Wiederaufbau der Kräfte, während der überschießende Rest, der 2. Teil des Prozesses, dann die eigentliche „konstruktive Periode" bildet. Wir sehen also, daß genügend große Leistungsreize, vor allem am Orte des stärksten Leistungsverbrauchs, eine Überkompensation hervorrufen. Der menschliche Organismus bereitet sich dabei im voraus schon auf eventuell nachfolgende größere Beanspruchungen vor. Dabei ist nur die Intensität, nicht aber die Reizeinwirkdauer für den Übungs- bzw. Kräftezuwachs von Bedeutung. Die Reizintensität ist es daher auch, die die Trainingswirkung hervorruft und den gesamten Kreislaufapparat für kurze Zeit mehr beansprucht, ihn aber dann durch den Verlustmehrausgleich für die übrigen Stunden des Arbeitstages schont[1]).

Der Übungseffekt beruht nun aber, gemäß dem Funktionszusammenhang aller durch den Reiz angesprochenen, d. h. beanspruchten Teile, auf einem ganzheitlichen, organisch-biologischen Wachstumsvorgang. Es ist somit nicht nur zu einer gesteigerten Funktionstüchtigkeit in den betreffenden unmittelbar beanspruchten Leistungsbereichen gekommen, sondern es werden, wenn auch im geringeren Maß, die übrigen Leistungsbereiche und Organe „mitaufgebaut", d. h. in ihrem Funktionsniveau gehoben. Diese Art von Mitübung gilt sowohl für Bewegungs- wie auch für Denkabläufe. Wir haben es mit einer wechselseitigen, anregenden Wirkung der Übungs-

<hr>

[1]) Mellerowicz, H.: Zur Ätiologie und Prophylaxe der Zivilisationskrankheiten des Herzens und Kreislaufs, in: Zeitschrift für Gesundheitsfürsorge und Gesundheitspolitik, 1957, S. 138.

reize zu tun. Dabei können die Übungsreize das körperliche Leistungsniveau ebenso ansprechen wie das Leistungssystem der Sinne, Nerven und des Kreislaufs.

Wie sehr ein Übungsreiz von anderen, zur Leistungserbringung nicht eingesetzten Organen aufgenommen wird, zeigen deutlich die Untersuchungsergebnisse von *Vetter-Müller*[1]). Ein einseitiges Üben der rechten Hand bei einer bestimmten Arbeit erbrachte bei täglichem Training eine Zeitverkürzung von 28,1 %, während die passiv gebliebene linke Hand zu einem fast ebenso großen Zeitgewinn von 26,9 % „mitgezogen" wurde. Als Beispiele können Tätigkeiten gelten, die in ihrer Bewegungsstruktur gleichlaufen, also für den „Lernprozeß im menschlichen Organismus homogen wirken". Die Überleitung der Übungsreize darf aber nicht generell auf alle Leistungsprozesse übertragen werden. Denken wir dabei nur an die meist weitaus größere Geschicklichkeit der rechten Hand bei Schreib- und Zeichenarbeiten. Ausgeprägte Rechts- oder Linkshandarbeit beruht größtenteils nur auf Gewöhnung bzw. Vernachlässigung des Gegenorganes, da ja die Befähigung von Natur aus ursprünglich bei beiden Händen gleich stark ausgeprägt ist. Die Möglichkeit, beide Hände in den Leistungsprozeß einzusetzen, ist jedenfalls von Vorteil.

Bei dem gesamten Vorgang der Leistungssteigerung durch Übung ist eine Unterscheidung in einen Einarbeitungsvorgang und den eigentlichen Übungsprozeß angebracht.

Diesem durch Überkompensation des Kräfteverbrauchs entstandenen Kräftezuwachs steht ein fast ebenso großer Kraftverlust entgegen, wenn nicht ein neuer, sich von Zeit zu Zeit wiederholender Trainingsreiz hinzutritt. Die Übungsintervalle müssen dabei dergestalt sein, daß jeder nachfolgende Übungsreiz den bis dahin erarbeiteten Trainingszustand unterstützt und vervollkommnet. Der trotz des Wiederabfalls bis zu Beginn des folgenden Trainingsreizes verbleibende „*Übungsgewinn*" ist um so größer, je länger die Periode der Übungsintervalle ist. Bei körperlicher Arbeit kann dabei von *Übungs-* oder *Trainingsfestigkeit*, bei geistigen Leistungen von *Lernfestigkeit* gesprochen werden. Der Festigkeitsfaktor ist der Quotient aus Übungsgewinn und Einarbeitungsgewinn[2]). Wir müssen also unterscheiden zwischen dem eigentlichen *Aufbauprozeß*, der in Form eines potentiellen Zuwachses gespeichert werden kann, und der reinen, sich täglich wiederholenden *Einarbeitung*, die nach Beendigung des Leistungsprozesses rasch wieder zerfällt.

Die Einarbeitung bringt vor allem jeweils zu Leistungsbeginn die beanspruchten Teile des Gesamtorganismus „auf Touren". Durch dieses „Aufwärmen" werden die Einzelfunktionen zu einem möglichst günstigen Zusammenwirken gebracht. Dieser Effekt einer Leistungserstellung unter einem günstigeren Wirkungsgrad beruht physiologisch gesehen auf einer gesteigerten Durchblutung der Orte größeren Leistungsverbrauchs. Das Blutgefäßsystem der Leistungsbereiche erweitert sich allmählich derart, daß der Blutaustausch und somit der Abtransport der Stoffwechsel-

---

[1]) Vetter—Müller: Die Verbesserung der Geschicklichkeit durch Übung, in: Arbeitsphysiologie, Band 15, S. 264 ff.
[2]) Vetter—Müller: ebenda, S. 270.

$$\text{Lernfestigkeitsfaktor} = \frac{\text{Zeitgewinn durch Übung}}{\text{Zeitgewinn durch Einarbeitung}}$$

schlacken beschleunigt erfolgen kann. Nach Beendigung des Leistungsprozesses bleibt die Erweiterung der Blutgefäße zunächst noch kurze Zeit
bestehen. Ist jedoch die Zeitspanne bis zum nächsten Reizimpuls zu lang,
so verengt sich das Gefäßsystem inzwischen wieder. Aus diesem Grund,
nämlich der größeren Durchblutung kurz nach Leistungseinstellung, ist
auch der Erholwert der Pausen zu Pausenbeginn weitaus größer als gegen
Pausenende. Ist also der Zeitraum zwischen den einzelnen Reizintervallen
zu groß, so verliert sich der auf gesteigerter Blutversorgung aufgebaute
Einarbeitungseffekt. Ein Teil des Kapillarsystems wird wieder in den
Ruhezustand versetzt, d. h. verschlossen. Der menschliche Leistungsapparat
muß zur erneuten Leistungserstellung erst wieder „auf Touren" gebracht
werden [1]).

Der eigentliche Aufbau- und Festigungsprozeß geht langsamer vor sich als
der rasch verlaufende, momentan erreichte Leistungszuwachs. Ein
Übungsreiz wirkt zwar schnell auf den Muskel ein, braucht aber eine gewisse Zeit, um verarbeitet und gefestigt zu werden. So wirkt beispielsweise
ein einmaliger maximaler Reiz mit einer von Tag zu Tag um etwa 30 bis
40 % abnehmenden Wirkgeschwindigkeit ungefähr eine Woche lang auf
den Muskel ein. In dieser Zeitspanne läßt er es zu einer 1 %oigen
Kraftsteigerung im Muskel kommen, wovon allein 40 % schon in den
ersten 24 Stunden vom Organismus aufgenommen werden. [2]) Nachstehendes Beispiel mit Skizze soll uns diese Gedanken näherbringen.

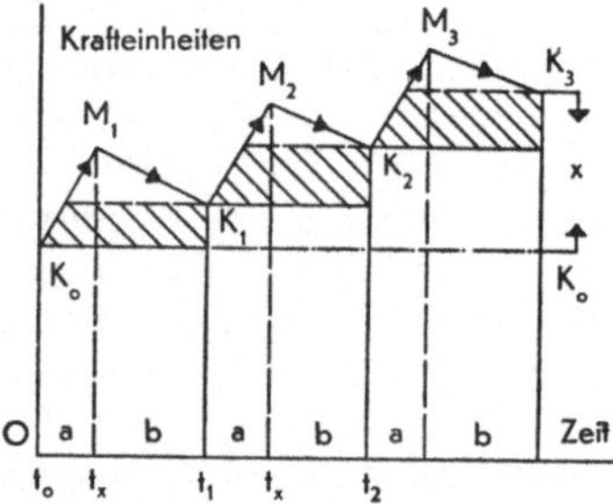

Nehmen wir an, ein Übungsreiz OK_1 wirkt über die Dauer von jeweils a auf
einen Muskel ein, so wird die augenblickliche Leistungsfähigkeit K_0 in der
Zeitspanne $t_0 t_x$ rasch bis M_1 ansteigen und in der sich anschließenden Erhol-
und Festigungszeit b langsam abfallen. Ein erneuter Trainingsreiz OK_1 zum
Zeitpunkt t_1, wiederum über die Dauer a, bewirkt einen 2. Kraftanstieg bis zu
M_2, von dem schließlich in der Erhol- und Festigungszeit b wiederum ein Teil
verlorengeht, ein anderer Teil jedoch aufgespeichert wird. Wir sehen dabei,
daß sich die maximale Ausgangskraft stufenweise von K_0 auf K_3 vergrößert hat.
Die Dauer einer optimalen Erhol- und Aufbauzeit hängt von Art und Stärke
der abgegebenen Leistung, d. h. von der Intensität des zu verarbeitenden
Übungsreizes ab.

Die schraffierten Flächen in der Skizze stellen die Übungsgewinne durch die
einzelnen Reizimpulse dar. Die nach Beendigung des Übungsprozesses ab-
sinkende Leistung können wir als die wieder rasch zerfallende Wirkung der

---

[1]) Vgl. Lehmann, G.: Muskelarbeit und Muskelermüdung, a. a. O., S. 65 ff.
[2]) Müller, E. A. — Hettinger, Th.: Der Verlauf der Zunahme der Muskelkraft nach einem
    einmaligen maximalen Trainingsreiz, in: Internationale Zeitschrift für angewandte Phy-
    siologie, Band 16, S. 190.

Einarbeitung ansehen. Der gleiche Effekt, den Leistungsreize auf das Muskelsystem des menschlichen Körpers haben, nämlich ein Kraftzuwachs, kann auch in ganz ähnlicher Weise auf sinnesphysiologischem Gebiet auftreten. Hierzu auf Einzelfälle einzugehen, würde wegen der Fülle an Sonderfällen außerhalb des gesteckten Rahmens dieser Arbeit liegen.

Kleine Muskelgruppen verlieren dabei ihren Übungs- oder Kraftzuwachs rascher als größere; sie müssen daher häufiger durch neue Muskelreize angeregt werden, was kürzeren Übungspausen gleichkommt.

Für die Höhe der Muskelkraft und der „Anpassungsfähigkeit" ist die Größe des Muskelquerschnittes bestimmend. Muskelkraft kann nur über *Zuwachs an Muskelmasse* aufgebaut werden. Für den Muskelzuwachs, was einer Muskelquerschnittsvergrößerung gleichkommt, ist einerseits, wie wir bereits festgestellt haben, ein funktioneller Reiz bestimmter Stärke, andererseits aber auch eine vollwertige, d. h. dem Leistungsprozeß qualitativ und quantitativ angepaßte Ernährung erforderlich.

Wichtig ist dabei auch die Erkenntnis, daß die Übungsfähigkeit der psychophysischen Veranlagungsmerkmale je nach Person, Alter und Geschlecht verschieden stark ausgeprägt ist. Während die Frau gemäß dem feingliedrigen Bau ihrer Finger es zu einer größeren Geschicklichkeit im Sinne von Fingerfertigkeit bringt, reagiert ihre Muskulatur entsprechend ihrer physiologischen Struktur beträchtlich weniger auf Übungsreize. Die bessere Trainierbarkeit der Muskulatur des Mannes, die etwa doppelt so groß ist wie die der Frau, läßt diese Diskrepanz an Muskelkraft zwischen Mann und Frau schließlich durch Übungsprozesse um 50 und mehr Prozent ansteigen. So bleibt die ungeübte Frau im Durchschnitt auch um etwa $^1/_3$ hinter der körperlichen Leistungsfähigkeit des Mannes zurück. Andererseits ist z. B. die linke Hand der Frau, die beim Menschen allgemein, sehen wir von Linkshändern ab, „leistungsschwächer" ist, im Durchschnitt ungefähr so geschickt wie die rechte, meist „leistungsstärkere" Hand des Mannes. Im Mittel ist die Geschicklichkeit der Frau je nach Art der Leistung um 6—8 % größer.

Neben individuellen Unterschieden läßt die Aufbaufähigkeit der Muskulatur mit zunehmendem Alter nach. Die jedoch einmal durch Übung erworbene und über viele Jahre bis ins Alter erhaltene Anpassung in Form von Übungsfestigkeit zeigt sich von lang anhaltendem Bestand. Je länger also ein durch Übung erreichtes Leistungsniveau erhalten bleibt, um so dauerhafter ist der Übungsgewinn. Der Trainingsreiz ist „in Fleisch und Blut übergegangen".

Wichtig ist weiterhin die Erkenntnis, daß ein trainierter Körper durch seine größere und rascher wirkende Anpassungsfähigkeit an einen höheren Leistungsbedarf schlechthin unter einem günstigeren Gesamtwirkungsgrad arbeiten kann, als es ein untrainierter Organismus vermag.

Eine weitere wichtige und arbeitsphysiologisch zu beachtende Erscheinung ist die bei Übungsprozessen auftretende Ermüdung sowie die Übungssättigung. Zeitlich zu weit auseinander liegende Trainingsreize lassen es, wie bereits festgehalten wurde, neben Einarbeitungsverlusten noch zu größeren Übungsverlusten kommen. So verkümmert also die erarbeitete und höher entwickelte Leistungsfähigkeit allmählich bei länger andauernden Übungsunterbrechungen, wie beispielsweise bei Krankheit oder artfremden Übungsprozessen.[1]) Wenn auch eine wechselnde Beanspruchung der verschiedenen Organe zu einer vorteilhaft wirkenden Ausbildung der *gesamten* Leistungsfunktionen führt, eine einseitige und zu vermeidende Beanspruchung und somit eine partielle Ermüdung ausgleichen kann, so liegt doch ein Nachteil in schwerwiegenden Verlusten hinsichtlich Muskelkraft und Geschicklichkeit bei für den angestrebten Übungsreiz artfremden Tätigkeiten. Eine Ausgleichsarbeit dagegen soll aufbauend und auflockernd, nicht aber fremd wirken. Die Ergänzungsübungen müssen daher zweckmäßig sein und versuchen, das einseitig erarbeitete höhere Leistungspotential auf eine breitere, festere Basis zu stellen. Auch kann eine derartige „aktive Erholung" dem Zerfall noch nicht genügend gefestigter Übungsreize vorbeugen. Eine Leistungssteigerung einzelner, spezieller Leistungsbereiche ist nämlich nur ihrem Ziel nach einseitig, während der Weg zu ihr vielfältiger Natur ist bzw. sein soll.

Beim Auftreten von Ermüdungserscheinungen soll die Übung, die ja einen Anpassungs- bzw. *Lernvorgang* darstellt, unbedingt unterbrochen werden. Zu rasch aufeinanderfolgende und vor allem zu starke Übungsreize lassen es neben einer allgemeinen Reizüberflutung zu einer Überreizung, also zu einer Störung der sonst geregelt verlaufenden Funktionen kommen. Die zu zahlreichen Reizimpulse können nicht verarbeitet und aufgespeichert werden und führen zu Nervosität, Müdigkeitsgefühlen, allgemeiner Schlappheit, Unlust und damit auch zu sinkender Leistung. Wir können bei einer derartigen Erscheinung, nehmen wir einen sportphysiologischen Ausdruck, von einem *Übertraining* sprechen. Ein zu dichtes Aufeinanderfolgen von Übungsreizen läßt es nämlich nicht zu einem vollständigen Entfalten der einzelnen Reizimpulse kommen. Das Ausklingen des vorangegangenen Reizes, das „Entregen", wird durch den nachfolgenden Impuls, die neue „Erregung", unterbrochen. Es kommt also zu einem unökonomischen Verhalten, zu einer Vernichtung von Leistungsimpulsen im menschlichen Körper.

Für den Anpassungsprozeß unseres Organismus an die Arbeit ist auch der Einfluß der Übungsreize auf die *Technik* des Leistungsablaufes von Bedeutung. Neben dem Übungseffekt, also dem organischen Aufbau psychophysischer Fähigkeiten, wirkt ein sich wiederholender Leistungsimpuls günstig auf die Technik des Leistungsprozesses. Eine wissensmäßige Aneignung der Materie, das Erlernen und Geläufigwerden der günstigsten Bewegungsabläufe und das Sammeln und Anwenden der erworbenen Erfahrung führen gemeinsam zur Vervollkommnung der Leistungstechnik. Diese Art von „Übungserfolg", die sich indirekt auf die physische Mehrleistung auswirkt, beruht auf der Harmonisierung der einzelnen Elemente des Leistungsprozesses. Dieser immer mehr routinemäßig ablaufende und gesteuerte Leistungsprozeß zeigt sich in sinkenden Zeiten der Bewegungs- und Denkelemente, in geringeren Fehlleistungsquoten und im *Erleben* des größeren *Leistungserfolges* bei niedrigerem „Aufwand an Arbeitsleid", führt also zu einer allgemeinen Leistungssteigerung[2]).

---

[1]) Bramesfeld, E.: Arbeitsstudium und Arbeitsgestaltung, a. a. O., S. 15.
[2]) Bramesfeld, E.: ebenda, S. 18.

Je umfassender der Faktor *Routine* in den Leistungsprozeß eingreifen kann, um so stärker nähert sich der Leistungsablauf einer mehr oder minder unbewußt verlaufenden automatischen Handlungs- oder Denkweise. An einer Anzahl von Kontrollpunkten, die den Leistungsprozeß noch „stützen", muß sich der menschliche Funktionsapparat über den beabsichtigten Bewegungs- oder Denkerfolg orientieren. Diese Kontrollpunkte können aber nach und nach wegfallen und durch ein unbewußt und automatisch arbeitendes Reglersystem, also eine Art „Automat", ersetzt werden.[1]) Automatische Bewegungen sind dabei aber niemals, auch wenn sie uns so erscheinen, eine „Wiederholung des Gleichen" wie etwa bei der Maschine, sondern nur eine „Wiederholung des Ähnlichen"[2]). Bewußte Sinneseindrücke werden dann meist nur noch zu Beginn und am Ende sowie bei Störungen und zur Überwachung des Leistungsprozesses aufgenommen. Damit hat der Übungsvorgang seine höchste Entwicklungsstufe in Form eines automatischen Leistungsablaufes im Menschen erfahren.

Als geeigneter Maßstab des Übungseffektes kann die Ablaufzeit eines Leistungsvorganges herangezogen werden. Mit ihr taucht die Frage nach der optimalen Zahl der Trainingsreize auf, d. h. mit anderen Worten das Problem der Abhängigkeit von Übungsreizgewinn und Übungsreizanzahl. Nachstehendes Beispiel soll dieses Problem kurz beleuchten[3]).

Darstellung des Übungseffektes

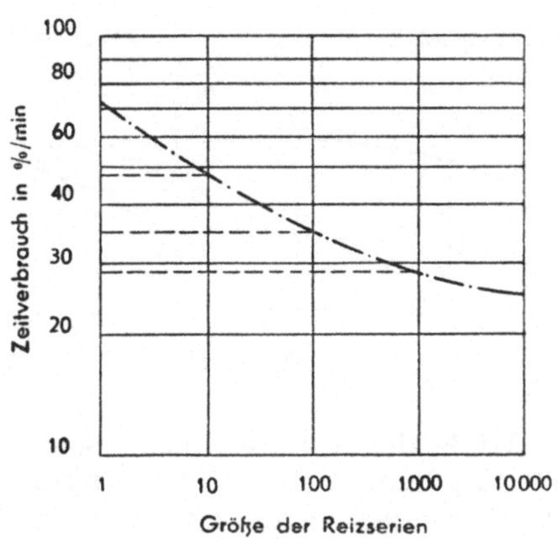

Ein Leistungsvorgang benötigte bei einer Reizserie von 10 Stück ungefähr 48 %/min. Steigt die Anzahl der Leistungsreize auf 100 an, so fällt diese Zeit auf etwa 35 %/min, um schließlich bei einer Reizzahl von 1000 nur noch 28 %/min zu betragen.

Wir sehen also, daß bei größeren Reizserien zu Leistungsbeginn der Zeitgewinn sehr deutlich zutage tritt, aber mit fortschreitender Anzahl der Reizimpulse allmählich schwächer wird, also die Zuwachsraten der Übung einen *degressiven* Verlauf nehmen.

---

[1]) Lehmann, G.: Menschliche Arbeit als Objekt, a. a. O., S. 92.
[2]) Riedel, J.: Rationell arbeiten, München 1955.
[3]) De Jong: Fertigkeit, Stückzahl und benötigte Zeit, in: Sonderheft der REFA-Nachrichten, Frankfurt a. M. 1955, S. 8 ff.

Bei Verdoppelung der Übungsreize kann je nach der Art des Leistungsprozesses mit einer Zeitersparnis von 15—30 % gerechnet werden. Ergebnisse bei industriellen Arbeitsleistungen erbrachten einen Stückzeitgewinn von durchschnittlich 20 %. Die sinkende Zuwachsrate des Übungsgewinns bei steigender Übungszahl wirft die Frage auf, wie lange ein Übungserfolg überhaupt noch „rentabel" und wirtschaftlich vertretbar ist. Es ist die Frage nach dem Nutzen der neu hinzukommenden Reizimpulse. Vergleichen wir hierzu noch die beiden nachfolgenden Skizzen, bei denen unterschieden wird zwischen einem *Anlernprozeß,* der einen totalen Übungserfolg von Grund auf aufbauen muß, und einem *Umlernprozeß,* der auch als partieller Übungsaufbauprozeß bezeichnet werden kann, da Teile des alten Übungserfolges für den neuen, abgeänderten Leistungsprozeß übernommen werden. Je ähnlicher der neue Leistungsprozeß dem ursprünglichen, eingeübten Prozeß ist, desto größer ist auch das „*Übungsguthaben*", das für den neuen Anpassungsprozeß eingesetzt werden kann[1]. Aus dem Beispiel des Anlernprozesses geht hervor, daß sich im Laufe der Zeit der Übungsprozeß vervollkommnet, bis er im Zeitpunkt t_4 seinen höchsten Stand (100 %) erreicht hat. Im Falle des Umlernprozesses können etwa, wie beispielsweise die spezielle Untersuchung ergab, 40 % des erarbeiteten Übungserfolges für den neuen Leistungsprozeß übernommen werden und bilden die Basis für den neuen Anpassungsprozeß. Auch hierbei soll im Zeitpunkt t_4' der höchste Übungsgrad erreicht sein, wobei diese Zeitspanne kürzer als im Beispiel des Anlernvorgangs ist.

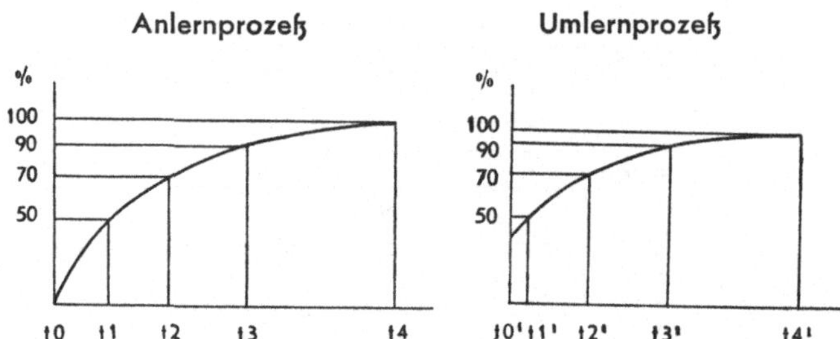

Über die „optimale Größe der Übungsreize", d. h. ihre Dosierung nach Intensität und Quantität, kann keine allgemeingültige Regel aufgestellt werden. Die Konstitution des einzelnen, die individuell verschiedene Übungsfähigkeit und vor allem die von persönlichen Faktoren geprägten Übungsziele werden darüber die letzte Entscheidung geben. In den meisten Fällen der Praxis werden jedoch derartige psychophysische Anpassungsvorgänge meist schon vor Beendigung des Übungserfolges zugunsten eines anderen Leistungsprozesses abgebrochen, ungeachtet des Nutzens, den weitere Reizimpulse bringen würden.

Damit ist dargestellt, daß der Übungsvorgang der häufigste und wohl auch bedeutendste psychophysische Prozeß der Anpassung des Menschen im betrieblichen Leistungsgeschehen ist.

---

[1] Daubert, H.: Einarbeitung, Leistung und Entlohnung, in: REFA-Nachrichten, 1957, Heft 3, S. 95 ff.

VII

Die Anpassung der Arbeit an den Menschen

Wie der Mensch eine untrennbare Einheit von Körper und Seele darstellt und dies bei jeder arbeitsphysiologischen und arbeitsorganisatorischen Betrachtung nicht außer acht gelassen werden darf, so ist auch die menschliche Arbeit ein Leistungsprozeß, bei dem, um eine Arbeitsbestgestaltung zu erreichen, die Untrennbarkeit von Physis und Psyche beachtet werden muß. Die Arbeitsbestgestaltung ist, lehnen wir uns an *Bramesfeld*[1]) an, als rationelles, organisatorisch günstigstes „Gestalten" der Arbeit und aller bei der Leistungserbringung wirksam werdenden Faktoren zu verstehen.

Aus dem in der Praxis oft anzutreffenden Nebeneinander der Produktionsfaktoren Arbeit, Betriebsmittel und Roh-, Hilfs- und Betriebsstoffe soll unter besonderer Berücksichtigung des Faktors *Mensch* durch die kombinativen Fähigkeiten der Betriebsführung ein Miteinander und Ineinander und somit eine optimal gestaltete *Wirkeinheit* entstehen.

Unwissenheit und Trägheit sind die Hauptursachen, daß es nach dem „Zeitalter der Maschine" noch nicht zum „Zeitalter des Menschen" gekommen ist. Diese Aufgaben fallen dem Techniker und Betriebsgestalter zu, der seine Maschinen und Arbeitsplätze nicht nur nach Ästhetik und Leistung aufbauen darf, sondern viel mehr als bisher die arbeitsphysiologischen Erkenntnisse, das Wissen um die Gesetzmäßigkeiten und Reaktionen des menschlichen Organismus bei der Arbeit berücksichtigen muß. *Ortega y Gasset* hat mit Recht gesagt, „daß es nicht ausreicht, Techniker zu sein, um Techniker zu sein". Der Mensch muß zum Beherrscher der Maschine werden und darf nicht zum Mann an der Maschine herabsinken. Vor allem darf dem Menschen nicht die fertige Maschine übergeben werden, mit der er sich nun so recht und schlecht abfinden muß.

Wir wissen, daß sich der menschliche Organismus in Grenzen an diese Gegebenheiten der Arbeit anpassen kann, aber oft erst unter Aufwendung erheblicher psychophysischer Kräfte. Die zur Anpassung aufgewandten Kräfte können aber den Gesamtorganismus derart belasten, daß durch die zur Überbrückung der Diskrepanz zwischen Anforderungsschwerpunkten und Anlageschwerpunkten auftretenden psychophysischen Spannungen zu Ursachen von Nervosität, Übermüdung, Unzufriedenheit u. ä. m. werden. Daher wird auch die Forderung erhoben, „durch die Herstellung und Sicherung des logischen Flusses der Arbeit durch Raum, Zeit, Dinge und Menschen"[2]) eine Anpassung der Arbeit an den Menschen zu bewir-

---

[1]) Bramesfeld, E.: Arbeitsstudium und Arbeitsgestaltung, a. a. O., S. 43.
[2]) Hische, W.: Arbeitsphysiologie, a. a. O., S. 88.

ken. Es ist dies also das Problem der arbeitsorganisatorischen und arbeitstechnischen Gestaltung des vom Menschen zu erbringenden Leistungsprozesses, und zwar dergestalt, daß die Anforderungsschwerpunkte der Arbeit den psychophysischen Gegebenheiten des Menschen angepaßt werden,
um dadurch eine Leistungssteigerung und Ermüdungseinschränkung zu
erreichen. Diesen Problemen wollen wir uns im folgenden Kapitel zuwenden.

1. Die zweckmäßige Gestaltung der Arbeitszeit

Die Frage nach einer zweckmäßigen Gestaltung der Arbeitszeit ist eine
der vielen Aufgaben der Arbeitsorganisation. „Zweckmäßig" soll dabei
bedeuten, daß sowohl die arbeitsphysiologischen Erkenntnisse als auch die
speziellen betrieblichen Belange in Rechnung gestellt werden. Die arbeitsphysiologischen Forderungen hinsichtlich der Arbeitszeitgestaltung können
dabei nur für kurze Zeit den betriebsorganisatorischen und technischen
Gegebenheiten untergeordnet werden. Auf die Dauer müssen nämlich die
Faktoren Mensch und menschliche Arbeitskraft im Mittelpunkt der Arbeitsorganisation stehen. Erst wenn dies zutrifft, kann von einer optimalen
Gestaltung der Arbeitszeit gesprochen werden. Der gesamte Problemkreis
einer auf arbeitsphysiologische und betriebsorganisatorische Erfordernisse
abgestimmten Organisation der Arbeitszeit soll hier als *Arbeitszeittechnik*
bezeichnet werden.

Die Erfolge einer derartigen optimalen Arbeitszeitgestaltung zeigen sich
nicht allein in einer Leistungssteigerung/Zeiteinheit, sondern viel mehr
noch in einer Einschränkung der Ermüdung, d. h. in der Erhaltung und
dem sinnvollen Einsatz der wertvollen menschlichen Arbeitskraft. Arbeitsphysiologisch konzentrieren sich die zu lösenden Probleme um die Fragen
der Lage der Arbeitszeit im biologischen Rhythmus, der Dauer der Arbeitszeit und der günstigsten Pausengestaltung.

a) Die Lage der Arbeitszeit im biologischen Rhythmus

Bekanntlich folgt die Leistungsbereitschaft unseres Körpers einer bestimmten biologischen Rhythmik[1]), die unumstößlich ist, wenn auch der
menschliche Organismus einem ihm auferlegten und dem Kurvenverlauf
nicht konformen Zwang in Grenzen nachgeben kann. Sie ist selbst dann
noch anzutreffen, wenn sich individuelle Unterschiede des einzelnen zeigen. So gibt es Arbeiter, die im Laufe der täglichen Arbeitszeit ein ganz
unterschiedliches und unregelmäßiges Leistungsgebaren an den Tag
legen, während wieder andere ihre Leistungen ziemlich gleichmäßig auf
den Arbeitstag verteilen. Die physiologisch richtigste Arbeitsweise zeigt
sich aber in der im Biorhythmus schwankenden Leistungskurve.

Diesem Kurvenverlauf entsprechend ist dem Menschen die größte Leistungsfähigkeit in den Zeiten der Maxima gegeben. Es ist nun die Aufgabe der Arbeitsorganisation, bei einer gegebenen Arbeitszeitdauer einen

---

[1]) Näheres über die Biorhythmik unseres Organismus wurde bereits auf S. 25 ff. dargestellt.

möglichst großen Teil der physiologischen Aktivität einzufangen, um ihn für den Leistungsprozeß einzusetzen. Vergleichen wir hierfür die nachfolgende Skizze[1]).

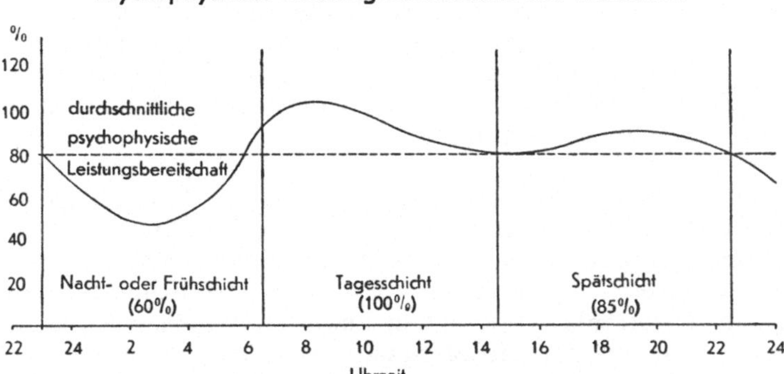

Teilen wir für unser Beispiel den 24stündigen Tag in drei Schichten zu je acht Stunden ein, so können wir feststellen, daß sich erhebliche Schwankungen in der jeweils pro Schicht zur Verfügung stehenden Leistungsbereitschaft ergeben.

Nehmen wir in einem 3-Schichten-Betrieb den Beginn der Tagesschicht, wie es in den meisten Industriebetrieben anzutreffen ist, mit 6.30 Uhr und das Ende mit 14.30 Uhr an und setzen die physiologische Leistungsbereitschaft dieser Zeitspanne gleich 100 %, so erreicht die sich anschließende Spätschicht von 14.30 Uhr bis 22.30 Uhr nur noch ungefähr 85 % der normalen Tagesschicht. Weit ungünstiger erscheint dagegen die Nacht- oder Frühschicht. Im Verhältnis zur normal üblichen Tagesschicht werden von ihr nur noch etwa 60 % abgedeckt. Verhältnismäßig günstig erscheint auch die Arbeitszeitwahl der Handelsbetriebe, Einzelhandelsgeschäfte, Banken, Behörden u. ä. m., die mit ihrer Arbeitszeitregelung ungefähr 95 % der Normalschicht erreichen.

Neben anderen direkten Leistungsuntersuchungen zeigt auch dieses Beispiel wieder, daß die Nachtschicht *„unphysiologisch"* ist und Menschen antrifft, die sich in einer schlechten Leistungsdisposition befinden. *Lehmann*[2]) spricht für die Zeit des physiologischen Aktivitätsminimums geradezu von einer „Kreislaufschwäche". Diese biologische Grundgesetzmäßigkeit läßt sich prinzipiell nicht umkehren, wenn es auch zu einer teilweisen Inversion der vegetativ gesteuerten Funktionen kommen kann, die im Laufe der Zeit die Nachtschicht erträglicher macht[3]); eine völlige oder auch nur physiologisch ausreichende Umsteuerung der Tonuslage tritt jedoch selbst bei einer gänzlich veränderten Lebensweise mit Nachtarbeit und Tages-

---

[1]) Der Verfasser hat dabei versucht, an Hand der Aktivitätskurve und der in der Praxis häufig anzutreffenden Schichteinteilung die Summe der je Schicht vorhandenen Aktivität zu ermitteln.

[2]) Lehmann, G.: Praktische Arbeitsphysiologie, a. a. O., S. 103.

[3]) Lehmann, G.: Arbeitsphysiologie und rationelle Arbeitsgestaltung, in: Arbeitsgemeinschaft für Rationalisierung des Landes Nordrhein-Westfalen, Düsseldorf 1953, Heft 9, S. 16.

schlaf[1]) nicht ein. Es kann also der Biorhythmus zwar modifiziert, aber nie ohne Schäden für den menschlichen Organismus aufgehoben oder umgekehrt werden.

Betrachten wir die Arbeitsleistung der Nachtschichtler, so müssen wir feststellen, daß sie bei typisch industriellen Arbeiten sowohl qualitativ als auch quantitativ geringer ist oder aber gegenüber der Tagesschichtleistung zwar gleichbleibt, dafür aber unter dem Einsatz erhöhter psychophysischer Kräfte, d. h. unter höherer körperlicher, geistiger und nervöser *Anspannung* erstellt werden muß.

Auch ist der Entmüdungsprozeß nicht ausreichend, da der Tagesschlaf der Nachtschichtarbeiter gegenüber dem normalen Nachtschlaf ungenügend lang und weniger tief ist. Eine Untersuchung von *Menzel*[2]) bei über 200 befragten Arbeitern ergab eine durchschnittliche Schlafdauer von nur $4^1/_2$ Stunden Tagesschlaf. Wir sehen aus diesen Tatsachen, daß „Nachtarbeit von Natur aus für die Mehrzahl der Menschen etwas Unmenschliches"[3]) ist und zum mindesten für gewisse Altersstufen und Konstitutionsformen eine gesundheitliche Gefahrenquelle darstellt. Physiologisch ist sie daher als Abweichung vom biologischen Urtypus der menschlichen Lebensweise und als erzwungenes Zugeständnis an zivilisatorische Lebensbedingungen abzulehnen.

Hinzu kommt noch, daß sie auch wegen ihrer Unwirtschaftlichkeit in all den Fällen vermieden werden sollte, wo es die technischen oder wirtschaftlichen Verhältnisse erlauben. Vorübergehend kann Nachtschichtarbeit zur Überbrückung einer Überbeschäftigung befürwortet werden, wenn beispielsweise eine Kapazitätsausweitung wegen eines zu erwartenden Beschäftigungsrückgangs wirtschaftlich nicht vertretbar wäre.

Es gibt jedoch im Wirtschaftsleben Sonderfälle, die eine Nachtschichtarbeit unbedingt erforderlich machen. Hierzu gehören die Arbeiten von Angestellten der Verkehrs- und Versorgungsbetriebe, der Nachrichtenvermittlung, des Überwachungspersonals für Großanlagen bei Dauerbetrieb sowie Notstandsarbeiten und ferner der Krankenpflege-, Nachtpförtner- und der sonstige Bereitschaftsdienst. An dieser Stelle seien auch Reparatur-, Umbau- und Aufräumungsarbeiten genannt, die in die Nachtzeit gelegt werden sollen, um den Tagschichtablauf nicht zu stören.

In all diesen Fällen, bei denen aus irgendeinem Grund Nachtarbeit unausweichlich ist, taucht das Problem des geeignetsten Schichtwechsels auf. Der Teilanpassungsvorgang an den abiologischen Rhythmus, den unser Organismus bei dem ihm auferlegten Zwang eingeht, benötigt einige Tage, erreicht nach etwa 3—4 Wochen seinen Höchststand und schlägt bei länger dauernder Schichtperiode in vielen Fällen in Störungen um[4]).

---

[1]) Ulrich, E.: Zur Frage der Belastung des arbeitenden Menschen durch Nacht- und Schichtarbeit, in: Psychol. Rundschau 1956, Bd. VIII/1, S. 43.

[2]) Menzel, W., zitiert bei Ulrich, E.: Zur Frage der Belastung, a. a. O., S. 52.

[3]) FORFA-Brief 1958, Nr. 12, S. 498: Nachtarbeit etwas Un-menschliches.

[4]) Holstein, E.: Grundriß der Arbeitsmedizin, a. a. O., S. 28.

Wir finden darin also eine weitere Bestätigung für eine träge und teil- und zeitweise erfolgende Umsteuerung des Lebensrhythmus. Ständige Nachtschichtarbeit, auch wenn sie auf Wunsch des Arbeiters angestrebt wird und „scheinbar" ohne Beschwerden verläuft, ist aus oben beschriebenen Gründen abzulehnen. Auch ist in allen Fällen von einem Einsatz von Frauen und Jugendlichen Abstand zu nehmen. Unserem Körper soll keine allzu häufige Umstellung von Tag- auf Nachtschicht zugemutet werden, vielmehr ist es Aufgabe der betrieblichen Arbeitszeitorganisation, die unbedingt erforderliche Nachtarbeit so erträglich wie nur möglich zu gestalten. Dem Betrieb bieten sich hierfür viele Wege an. Eine natürliche Auslese der geeignetsten Nachtschichtler wird sich auf die Dauer automatisch einstellen, da diejenigen, bei denen sich größere Umstellungsschwierigkeiten zeigen, mit der Zeit aus der Gruppe ausscheiden. Von einem Zwang zur Nachtschichtarbeit ist strikt abzusehen. Auch sollte Akkordarbeit in der Nachtschicht vermieden werden, weil bekanntlich die Leistung von unserem Organismus unter einem weitaus schlechteren Wirkungsgrad als bei Tag erstellt werden muß. Vielmehr soll in allen Fällen der Nachtarbeit durch Sondertarife und Prämien ein finanzieller Ausgleich geschaffen werden.

Von Bedeutung für die Schichtfestsetzung ist auch die Rücksichtnahme auf die Anfahr- und Rückfahrmöglichkeiten der zur Nachtarbeit eingesetzten Belegschaft. Denn gerade zu Nachtschichtbeginn und -ende sind meist unzureichende Fahrgelegenheiten gegeben. In vielen Fällen haben daher größere Unternehmungen werkseigene Transportmöglichkeiten geschaffen oder geeignete Absprachen mit Verkehrsbetrieben getroffen[1].

b) Die Dauer der Arbeitszeit

Die in der Öffentlichkeit immer wieder entbrennende Streitfrage über die täglich zumutbare Arbeitszeitdauer hat ihren Ursprung viel weniger in der arbeitsmedizinischen und arbeitswissenschaftlichen Problematik als in dem schon jahrzehntelangen Machtkampf der Sozialpartner. Es erscheint daher als besonders notwendig, die Arbeitszeitdauer nicht nur unter wirtschaftlichen, sondern auch unter arbeitsphysiologischen Gesichtspunkten zu untersuchen.

In den Zeiten der „ersten technischen Revolution", als die Maschine ihren ungestümen Siegeszug antrat, waren 12-, 14-, ja sogar 16stündige Arbeitszeiten von Frauen und Kindern in Unkenntnis der wirtschaftlichen Sinnlosigkeit und der verheerenden gesundheitlichen Folgen gang und gäbe. Noch vor weniger als zwei Jahrzehnten scheute sich die deutsche Wirtschaftsführung nicht, in Rüstungsgebieten und anderen Schlüsselindustrien die gleichen Fehler zu begehen.

Den stetigen Bemühungen der Sozialpartner ist es zu verdanken, daß in Angleichung der gegenseitigen Wünsche feste Arbeitszeitabsprachen getroffen wurden. Legte man anfänglich 48 Wochenstunden als durchschnittlich zumutbare Grenze fest, so gehen heute die gewerkschaftlichen Bemühungen von der 45- auf die 42- und sogar auf die 40-Stunden-Woche.

---

[1] Vgl. auch Holstein, E.: Grundriß der Arbeitsmedizin, a. a. O., S. 30.

Die in Verbindung mit dieser Arbeitszeitverkürzung auftauchenden Fragen der Freizeit und Freizeitgestaltung sollen an dieser Stelle noch unberührt bleiben.

Wenn *Hilf*[1]) schreibt, „für den Arbeiter bedeutet die Arbeitszeit zunächst die Dauer seiner Anwesenheit an seinem Arbeitsplatz, seiner Bereitschaft und Inanspruchnahme, das Maß seiner Leistung und seines Lohns", so verwischt er die einzelnen arbeitswissenschaftlichen Begriffsbestimmungen. Bevor wir uns deshalb speziellen Arbeitszeitproblemen zuwenden, erscheint eine klare Definition dieser und ähnlicher Begriffe als unerläßlich. So wollen wir verstehen als

Arbeitszeit[2])	die Zeitspanne von Beginn bis Ende der Arbeit, ohne Einschluß der geregelten, aber unbezahlten Pausen,
produktive Arbeitszeit	die reine Tätigkeitszeit,
Betriebsanwesenheitszeit	die produktive Arbeitszeit einschließlich der organisierten und bezahlten Pausen,
Arbeitsbereitschaftszeit	die Tätigkeitszeit einschließlich der Störungs- und Wartezeiten[3]).

Für arbeitsphysiologische Untersuchungen ist es wichtig zu erkennen, daß die Arbeitszeitdauer nicht der Belastungsdauer zu entsprechen braucht. Greifen wir hierfür einmal auf das REFA-Gedankengut zurück[4]).

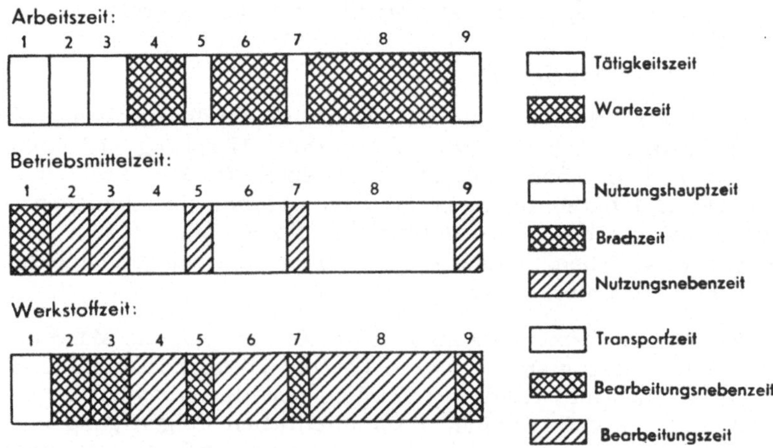

Die Tätigkeits- und Hauptbelastungszeit für den Arbeiter stellt oft für die Betriebsmittel Brach- und Rüstzeiten, für das betreffende Werkstück Transport- oder Bearbeitungsnebenzeiten dar. Dagegen ist der Arbeiter während der Zeit der maschinellen Bearbeitung (= Nutzungshauptzeit der

---

[1]) Hilf, H. H.: Arbeitswissenschaft, a. a. O., S. 222.
[2]) In § 2 der Arbeitszeitordnung wird die Arbeitszeit als die Zeit „vom Beginn bis zum Ende der Arbeit ohne Ruhepausen" definiert.
[3]) Zimmerer, C.: Kommt die 40-Stunden-Woche? Frankfurt/M. 1955, S. 16 ff.
[4]) In Anlehnung an das REFA-Buch, Band 1, Arbeitsgestaltung, a. a. O., S. 59 ff.

Betriebsmittel) in vielen mechanischen Fertigungsprozessen der Praxis weitgehend psychophysisch entlastet, weshalb diese Zeitspannen auch als Warte- und Überwachungszeiten bezeichnet werden.

Bereits *Leinenkugel*[1]) behauptete, daß sich „eine allgemeingültige Stundenzahl für den gesundheitlichen Maximalarbeitstag natürlich nicht angeben läßt". Bestimmend für die *zumutbare* Arbeitszeitdauer sind die Höhe und Einwirkdauer der psychophysischen Anforderungsmerkmale auf der einen und die Leistungsbefähigung auf der anderen Seite.

Vom Standpunkt der Wirtschaft aus gesehen, ist mit jeder Veränderung der Arbeitszeit auch auf das engste die Frage nach der ausgebrachten Leistung verknüpft. Dies gilt sowohl für die Probleme einer Arbeitszeitverkürzung als auch für die Problematik der Überstunden.

Bei all diesen Fragestellungen muß beachtet werden, daß es neben Leistungsprozessen, die sich *verdichten* lassen, auch viele andere gibt, bei denen eine Intensivierung nicht möglich ist. Zu den Erstgenannten gehören alle Arbeiten, die durch vermehrten Einsatz psychophysischer Kräfte oder durch Rationalisierungsmaßnahmen zu einer Leistungssteigerung pro Zeiteinheit führen. Von Bedeutung ist hierbei das Verhältnis von Maschinen- zu Handzeiten. Je höher der Anteil an Handzeiten ist, um so eher ist auch die Möglichkeit einer Geschwindigkeitssteigerung bei Stückzeitverkürzung gegeben. Dagegen stößt eine Leistungsverdichtung dort auf Schwierigkeiten, wo naturwissenschaftliche Gesetze das Tempo eines Leistungsprozesses vorschreiben. Denken wir nur an den Ablauf zahlreicher chemischer Reaktionen oder an die vielen Grenzen, die uns in der Technik noch gesetzt sind.

Die für unsere Betrachtung jedoch wichtigste Leistungsbegrenzung gibt uns unser Organismus selbst. Aus ihr entspringt auch der gesamte arbeitswissenschaftliche und wirtschaftliche Fragenkomplex über die Bemessung der optimalen Arbeitszeit. Es besteht ja bekanntlich zwischen Arbeitszeitdauer und menschlicher Leistung kein zwingender Kausalzusammenhang, wie er etwa zwischen der Maschinenlaufzeit und dem mit ihr proportional anwachsenden Leistungsausstoß anzutreffen ist.

Schon allein aus der aufgezeigten biologischen, betriebstechnischen und organisatorischen Verschiedenheit der Möglichkeiten und Grenzen einer Leistungsintensivierung können wir zu keiner bindenden und vor allem „rezeptmäßigen" Aussage über die Arbeitszeitdauer kommen. Den grundlegenden Maßstab für die Bemessung der täglichen Arbeitszeit muß in allen Fällen die mit der Leistungserstellung verbundene psychophysische Belastung des Menschen darstellen.

Im allgemeinen sind die durchschnittlich geforderten Leistungen auf einen 8-Stunden-Arbeitstag zugeschnitten. Wir wissen, daß Arbeiten mit hoher physischer Beanspruchung, wie beispielsweise Hitzearbeiten, Arbeiten von Bergleuten unter Tage oder von Tauchern, bereits nach wesentlich kürzeren Zeitspannen abgebrochen werden müssen.

---

[1]) Leinenkugel, F.: Anpassung der industriellen Arbeit, a. a. O., S. 80.

Eine *Arbeitszeitverkürzung* ist deshalb überall dort empfehlenswert, wo eine Entlastung und somit ein Ermüdungsrückgang für überforderte Arbeitskräfte erreicht werden kann, ungeachtet der vielleicht dadurch ausgelösten geringeren Leistung.

Die Befürchtungen der Arbeitgeberschaft, daß Arbeitszeitverkürzungen zwangsläufig in gleich hohem Maße Leistungseinbußen bedingen würden, haben sich in der Praxis nicht oder nur zum Teil bewahrheitet. In Wirklichkeit — und so schreibt *Herwig*[1] — wurde durch eine Ermüdungseinschränkung eine Leistungsintensivierung bewirkt. So erbrachte beispielsweise eine Arbeitszeitverkürzung von 48 auf 40 Stunden, also um rund 17 %, eine Steigerung der Arbeitsintensität um etwa 8 %, so daß effektiv nur eine Leistungsminderung von ungefähr 9 % auftrat. In diesem Fall müßten Rationalisierungsmaßnahmen den Leistungsrückgang wieder ausgleichen. Eine ganze Reihe anderer Untersuchungen aus der Praxis bewies aber, daß der Arbeitszeitrückgang voll und ganz durch Leistungsverdichtungen aufgefangen wurde.[2] Auf diese Ergebnisse stützen sich vor allem die Verfechter der verkürzten Arbeitszeit.

Mit dem Problem der Arbeitszeitverkürzung tritt auch die Frage nach der 5-Tage-Woche auf. Es muß sich dabei aber auch wirklich um eine Verkürzung der Gesamtarbeitszeit handeln und nicht nur, wie es in der Praxis vielerorts anzutreffen ist, um eine *Arbeitszeitverlagerung*. Die Vorteile des arbeitsfreien Samstags, des angestrebten verlängerten Wochenendes, stoßen bei einer reinen Arbeitszeitverschiebung auf die Nachteile der Arbeitszeitverlängerung für die verbleibenden 5 Arbeitstage. Wenn auch eine Arbeitszeitverlagerung nach § 4 der Arbeitszeitordnung gestattet ist, so müssen doch außerdem die wirtschaftlichen Folgen den arbeitsphysiologischen Auswirkungen gegenübergestellt werden. Bei einer reinen Arbeitszeitverschiebung fallen für die Arbeitnehmerschaft die Rüst- und Wegzeiten und der damit verbundene Aufwand für einen Arbeitstag weg, was sich besonders in einer Freizeitverlängerung und somit in einem erhöhten Erholwert ausdrückt. Für die Unternehmerseite bedeutet der freie Samstag, soweit er produktionstechnisch überhaupt einführbar ist, eine Ersparnis an Anlauf-, Rüst- und Unterhaltskosten, wie beispielsweise für Heizung, Reinigung u. ä. m. Ferner ist auch durch eine Reihe von Leistungs-Untersuchungen festgestellt worden, daß der Samstag, gemessen an der durchschnittlichen Stundenleistung, der leistungsschwächste Tag ist. Dies mag auch mit daran liegen, daß oft liegengebliebene, vielleicht auch weniger beliebte Arbeiten, Nacharbeiten sowie Reparaturen und Reinigungen vornehmlich am Wochenende erledigt werden.

Arbeitsphysiologisch und betriebswirtschaftlich noch augenscheinlicher sind die Folgen von *Arbeitszeitverlängerungen*. Wenden wir uns daher einmal näher der Problematik der Überstunden zu.

Ein Überschreiten der „normalen" Arbeitszeitdauer kann sowohl durch soziale als auch durch produktionstechnische, organisatorische oder wirt-

---

[1] Herwig, B.: Arbeitszeitverkürzung und Pausenregelung, in: Die 40-Stunden-Woche, a. a. O., S. 67 f.

[2] Niemann, U.: Kürzere Arbeitszeit — höhere Produktivität in der westdeutschen Industrie, in: WWI-Nachrichten 1958, Heft 3, S. 64.

schaftliche Gegebenheiten ausgelöst werden. Sozialer Natur sind sie, wenn der Mehrverdienst der Arbeitnehmer die Triebfeder der Arbeitszeitverlängerung und Mehrleistung ist. Liegen die Ursachen auf produktionstechnischem oder wirtschaftlichem Gebiet, so können als Gründe beispielsweise Eilaufträge, Reparaturen oder allgemein eine Überbeschäftigung in Frage kommen. Versuchen wir, uns die Auswirkungen der Überstunden an Hand eines einfachen Beispiels klarzulegen[1]).

Die tägliche Arbeitsleistung soll, als zumutbare Dauerleistung gesehen, nach acht Stunden verausgabt sein, weshalb wir auch die 8-Stundenleistung gleich 100 % bzw. 100 Leistungseinheiten setzen wollen. Demnach entfallen bei gleichmäßig verteilter Arbeitsleistung 12,5 % der Tagesgesamtleistung auf eine Zeiteinheit. Dies würde im Falle von Fließbandarbeit zutreffen, bei der ein stetiger Arbeitstakt immer die gleiche Leistungsmenge fordert. Diese 100 %ige Dauerleistung soll in der Skizze durch die Fläche ABCD wiedergegeben werden.

Wird nun von unserem Organismus bei *gleicher* Tagesgesamtleistung nicht mehr eine Arbeitszeit von 8, sondern von 12 Stunden gefordert, so beginnt der Arbeiter mit seinen ihm pro Tag zur Verfügung stehenden Leistungspotentialen anders als bisher zu „wirtschaften". Nehmen wir an, der Arbeiter verteile seine Tagesleistung wiederum gleichmäßig, nun aber auf den 12stündigen Arbeitstag, so ergibt die Fläche AEFG die Tagesleistung mit einem Stundenanteil von 8,33 %. Demnach sind auch die beiden Flächen ABCD und AEFG flächengleich. Die mit yy bezeichnete Kurve soll dabei die biologische Leistungsbereitschaft darstellen.

Arbeitszeitgestaltung

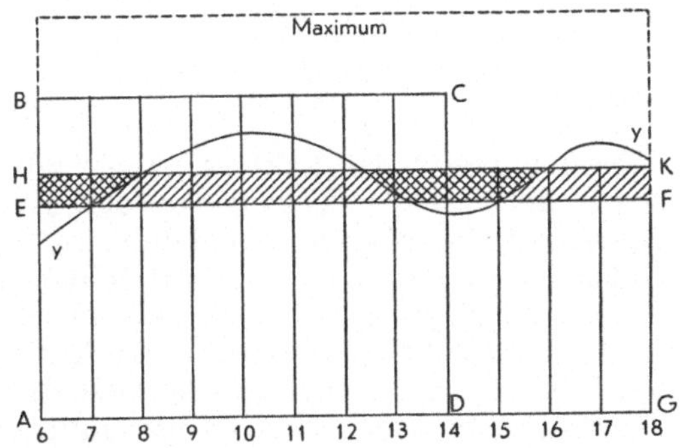

Gehen wir bei unserer Betrachtung nun auf Arbeitszeitverlängerungen über, bei denen außerdem noch eine Leistungssteigerung über die 100 %-Leistung verlangt wird. Die steigende Verdienstmöglichkeit — bestehend aus dem allgemeinen Arbeitsentgelt und dem Überstundenzuschlag — bildet den psychologischen Anreiz für eine erhöhte Leistungsfreigabe unter Rückgriff auf höhere Willens- und Körperreserven, was einer geistignervösen und körperlichen Mehrbelastung gleichkommt. Unter den Prä-

---

[1]) Schmidbauer-Jurascheck, B.: Überstunden — ein arbeitsphysiologisches und kostenpolitisches Problem, in: Arbeitskreis für Arbeitsstudien des DGB, 1957, Nr. 10, S. 59 ff.

missen einer 12stündigen Arbeitszeit und konstanter Stundenleistung ergibt sich demnach ein Anstieg der Stundenleistung von AE (8,33 %) auf AH (9,5 %). Insgesamt stellt sich dabei eine 14 %ige Mehrleistung ein, was durch die einfach schaffierte Fläche EHFK zum Ausdruck kommt, während der durch die Überstundenmehrleistung entstehende Zuwachs an „Arbeitsleid" durch die doppelt schraffierten Flächenteile dargestellt wird.

Gemessen an der durchschnittlichen Stundenleistung von 12,5 % des normalen 8stündigen Arbeitstages nimmt die Stundenleistung mit fortschreitender Überstundenzahl erheblich ab und beträgt bei 13 Arbeitsstunden nur noch 68 % der normalen Stundenleistung des 8-Stunden-Arbeitstages [1].

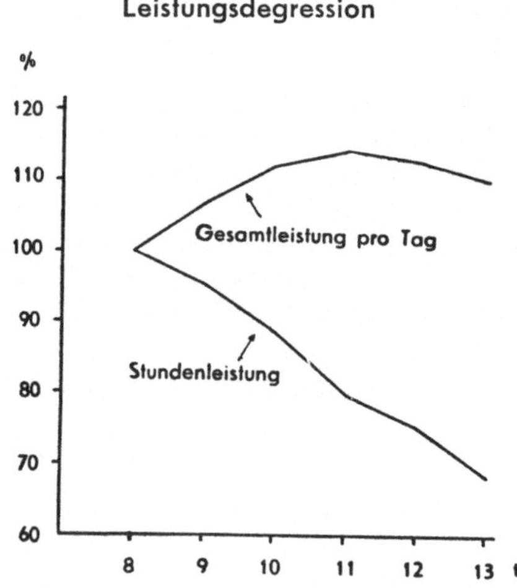

Die abnehmende „Ergiebigkeit" des Faktors Arbeit wird uns noch verständlicher, wenn wir bei einem Übergang von der 8stündigen Arbeitszeit zum 13-Stunden-Arbeitstag die dadurch erzielte 14 %ige Mehrleistung der 62 %igen Arbeitszeitverlängerung gegenüberstellen. An diesen beiden Zahlen erkennen wir deutlich genug, daß der Leistungszuwachs weit hinter dem Zuwachs an Arbeitszeit zurückbleibt. Versuchen wir, uns an Hand eines vereinfachten Zahlenbeispiels die überstundenbedingte Leistungsdegression und Kostenprogression zu veranschaulichen (vgl. Tabelle Seite 87).

Die aufgezeigte Leistungsdegression (Zeile 1—4) ist nicht die alleinige Folge einer Leistungsüberforderung. Mit ihr verbunden tritt eine merkliche Kostenprogression auf (Zeile 9—17). Der Anstieg der direkten Kosten pro Stunde bzw. pro Stück wird in der Skizze auf Seite 88 zum Ausdruck gebracht. So wachsen z. B. die direkten Stückkosten bei Überstunden, bezogen auf die durchschnittlichen Stückkosten des 8-Stun-

---

[1] Die Ergebnisse stützen sich auf Untersuchungen bei mittelschwerer und leichter körperlicher Arbeit. Vgl. hierzu auch Lehmann, G.: Praktische Arbeitsphysiologie, a. a. O., S. 338.

Leistungsdegression / Kostenprogression

	Leistung						
1	Anzahl der Arb.-Stunden	8	9	10	11	12	13
2	Tagesleistung in Stück	100	107	111	114	113	110
3	Durchschnittsleistung pro Stunde in Stück	12,50	11,88	11,10	10,36	9,42	8,46
4	Leistung der letzten Stunde (8-Stunden-Leistung = 100)	100	95	89	80	75	68
	Lohnkosten						
5	„Netto"- oder Grundlohnkosten pro Stunde in DM	2,–	2,–	2,–	2,–	2,–	2,–
6	Überstundenzuschlag zum Grundlohn in %	–	25	25	25	25	25
7	Lohnkosten der jeweiligen Stunde in DM	2,–	2,50	2,50	2,50	2,50	2,50
8	Lohnkosteneinsatz / Tag in DM	16,–	18,50	21,–	23,50	26,–	28,50
9	Lohnkosten / Stück in DM	–,160	–,173	–,189	–,206	–,230	–,260
	Materialkosten						
10	„Netto"-Materialkostendurchschn. / Std. (1 E = 4)	50,60	47,52	44,40	41,44	37,68	33,84
11	Materialmehrverbrauch der letzten Stunde in %	–	5	9	12	13	13
12	„Brutto"-Materialkosten der letzten Stunde	50,–	52,50	54,50	56,–	56,50	56,50
13	Materialkosteneins. / Tag	400,–	452,50	507,–	563,–	619,50	676,–
14	Materialkosten / Stück	4,–	4,23	4,57	4,94	5,48	6,14
	Direkte Kosten (Summe)						
15	Gesamteinsatz an direkten Kosten pro Tag	416,–	471,–	528,–	586,50	645,50	704,50
16	Direkte Kosten / Stunde und in % zu 8-Std.-Kosten	52,– / 100,6	52,33 / 106,6	52,80 / 101,5	53,32 / 102,6	53,77 / 103,4	54,17 / 104,2
17	Direkte Kosten / Stück und in % zu 8-Std.-Kosten	4,16 / 100,0	4,40 / 105,8	4,76 / 114,4	5,14 / 123,6	5,71 / 123,6	6,40 / 153,9

Kostenprogression

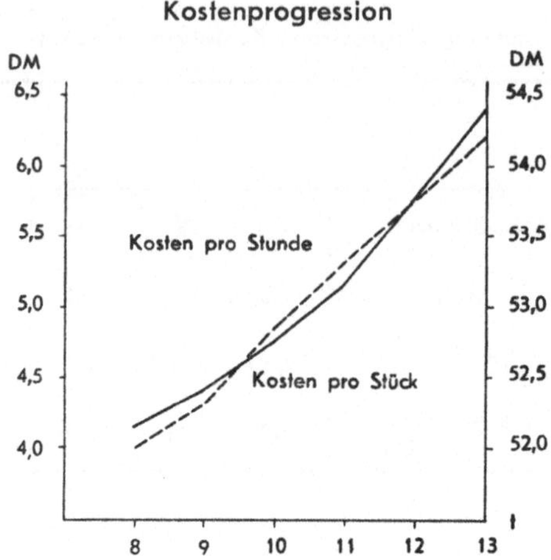

den-Tages, schließlich bis auf 154 % an, während die direkten Kosten einer Arbeitsstunde einen Anstieg um 4,2 % erfahren (Zeile 15—17), der 25 %ige Überstundenzuschlag läßt sowohl die relativen Lohnkosten (Lohnkosten/Stück) als auch die absoluten Lohnkosten (Lohnkostentageseinsatz) ansteigen (Zeile 5—9). Ebenso verhält es sich mit den Materialkosten (Zeile 10—14). Der überstundenbedingte Materialmehrverbrauch in Zeile 11 ist ein Anzeichen für einen geringeren Materialausnutzungsgrad; d. h. mangelnde Konzentration, abnehmende Reaktionsfähigkeit als Folgen einer psychophysischen Überforderung und Ermüdung lassen es zu einem Anstieg der Ausschuß- und Nacharbeitsquoten, also zu einer qualitativen und quantitativen Minderleistung kommen.

Graf[1]) weist außerdem darauf hin, daß mit steigender Arbeitszeitdauer der Absentismus zunimmt, wobei die Abwesenheitsquote bei Frauen allgemein höher als bei Männern liegt. Zu einer ähnlichen Feststellung kommt auch *Mayo*[2]), der behauptet, daß sich der Arbeiter meist das nimmt, was er zur Erhaltung seiner Arbeitskraft benötigt.

c) Die optimale Pausengestaltung

Bekanntlich bedingt jeder Leistungsprozeß, den der menschliche Organismus erbringt, einen Leistungsverbrauch, der durch angemessene Erholzeiten wieder ausgeglichen werden muß. So schreibt *Lehmann*[3]), daß „die Bedeutung der Arbeitspausen offenbar darin liegt, den Erholungsvorgang herbeizuführen".

Als Pausen müssen alle Arbeitsunterbrechungen unabhängig von ihrer Dauer angesehen werden. In arbeitsphysiologischer Sicht sollen sie als Vorkehrmaßnahmen gegen die Entstehung von Ermüdungserscheinungen

---

[1]) Graf, O.: Arbeitszeitproblem und Arbeitswissenschaft, in: Die 40-Stunden-Woche, Veröffentlichungen der deutschen volkswirtschaftlichen Gesellschaft, e. V., Darmstadt 1955, Band 16, S. 51.
[2]) Mayo, E.: Probleme industrieller Arbeitsbedingungen, Boston-Frankfurt 1945, Kapitel 5, S. 135 ff.
[3]) Lehmann, G.: Arbeitsphysiologie, in: Betrieb und Arbeitswissenschaft, Heft 7 der Schriftenreihe des RKW, München 1954, S. 105.

bzw. bei bereits bestehender Ermüdung zu deren Beseitigung dienen. Fassen wir die Begriffsbestimmung etwas weiter, so können wir sagen: *Pausen sind dazu da, das Vergangene zu verarbeiten und sich auf das Kommende vorzubereiten.*

Wenn wir sagen, *jeder* Leistungsprozeß verbraucht Arbeitspotentiale, so ist damit ausgedrückt, daß die *inneren* lebenserhaltenden Leistungsprozesse des Körpers ebenso die Notwendigkeit der Pausen verursachen wie die rein *äußeren* Arbeitsprozesse. Der arbeitsbedingte Leistungsverbrauch bewirkt nur eine Beschleunigung und Erhöhung des Wechselspiels von Leistung und Erholung.

Selbst die ununterbrochene Herz- und Atemtätigkeit schiebt zwischen die eigentlichen Leistungszeiten solche der Erholung ein. Ähnlich ist es bei Hin- und Herbewegungen, bei denen die eine als Lastbewegung, die andere, bei der antagonistische Muskeln eingesetzt werden, als Erhol- und Entspannungsbewegung angesehen werden kann. Aus diesem Grund der Be- und Entlastungszeiten ist auch das *Arbeitstempo* für die Ermüdungs- und Erholprobleme und somit für die Bemessung der Pausen von Bedeutung. Diese kurzen, nur bei einer tiefgreifenden Arbeitszeit- und Bewegungsanalyse erkennbaren Pausen ergeben in ihrer Summe oft beträchtliche Anteile an der Gesamtarbeitszeit. „Nur selten liegen diese bei 5 % der Arbeitszeit und darunter, meist bei 10 und 20 %, oft aber auch bei 30 % und mehr." [1]

In vielen Fällen ist der arbeitende Mensch selbst an der hohen Belastung und der unzureichenden Entmüdung schuld, und zwar dann, wenn die ihm zur Verfügung stehenden Erholungsmöglichkeiten überhaupt nicht oder nur unzweckmäßig ausgenutzt werden. Untersuchungen in der Praxis führen immer wieder zu dem Ergebnis, daß Pausen meist erst zu einem Zeitpunkt eingelegt werden, bei dem die Ermüdung bereits zu weit fortgeschritten ist. Ein weiteres Problem ist die unzweckmäßige Pausenverwendung. Aus Scheu vor Untätigkeit werden Pausen mit Füllarbeiten getarnt und verlieren dadurch einen wesentlichen Teil ihres Erholwertes. Was nützt es, wenn in die Akkordzeitvorgaben Erholzuschläge einkalkuliert werden, aber auf sie angesichts einer „fragwürdigen" Mehrleistung und eines Mehrverdienstes verzichtet wird! Es ist daher von besonderer Bedeutung, daß sowohl aus physiologischen wie aus wirtschaftlichen Gründen die notwendigen Pausen auch als echte Erholzeiten ausgenutzt werden, worauf von seiten der Belegschaft ebenso zu achten ist wie von seiten der Betriebsleitung. Die Erfahrungen der Praxis haben klar ergeben, daß es bei weitem besser ist, Pausen zu organisieren und sie dem Arbeiter unter bestimmten Voraussetzungen sogar zu vergüten als „unorganisierte" Erholzeiten aufkommen zu lassen, die eine verminderte Erholwirkung haben und mehr oder weniger als Verlustzeiten anzusprechen sind. Es muß *Graf* [2] beigestimmt werden, wenn er behauptet, „daß bei jeder Leistungserstellung durch den menschlichen Organismus

---

[1] Lehmann, G.: Mensch und Maschine, in: Sonderdruck aus den Mitteilungen der Industrie- und Handelskammer zu Dortmund, 1954, S. 5.

[2] Graf, O.: Sicherheit durch Freizeit und Pause, in: Sonderdruck aus Verhandlungen der deutschen Gesellschaft für Arbeitsschutz, 1956, Band 4, S. 262.

Pausen in angemessener Höhe geradezu eine arbeitsphysiologische *Notwendigkeit* sind". Sehr oft wird diese Tatsache in der betrieblichen Praxis verkannt bzw. die Bedeutung der Pausengestaltung unterschätzt. Zitieren wir hierzu nochmals *Graf*[1]), der schreibt: „Viel zu sehr sieht man in der Arbeitspause nur den Ausfall an Arbeitszeit und betrachtet ihre Wirkung nach dem Vergleich mit der stillstehenden Maschine als einen Ausfall der Leistung."

Aus dem bisher Gesagten ist erkennbar, daß

1. die vom Arbeiter nach freiem Ermessen eingeschobenen Pausen entweder offen, dann aber meist zu spät, oder verdeckt, dann aber mit geringerer Erholwirkung, eingelegt werden.

2. von seiten der Unternehmer die Notwendigkeit der Erholzeiten und Erholzeitenregelung in viel zu geringem Maße erkannt ist und die Pausen nicht als Verlustzeiten, sondern als *passive Arbeitsnutzzeiten* angesehen und bezahlt werden sollten. Dies gilt vor allem für organisierte Kurzpausen, die ebenso vergütet werden müssen, wie z. B. Erholungszuschläge bei Akkordzeiten oder bei der Berechnung des Taktes der Fließbandarbeiten.

Es wäre deshalb wünschenswert, wenn neben der auf Betriebs- oder Verbandsebene geregelten Pausengestaltung im Ausbau der Arbeitszeitordnung (AZO) vom 30. April 1938, §§ 12,2 und 18,1 eine nach neuesten wissenschaftlichen Erkenntnissen gestaltete Pausenregelung den arbeitsphysiologischen und wirtschaftlichen Problemen mehr Rechnung trüge.

Fragen wir uns nach den *Pausenarten,* so bietet sich eine Unterscheidung in organisierte und unorganisierte Pausen an. Die *organisierten Pausen* können sowohl gesetzlich fundiert als auch durch betriebsinterne Regelungen entstanden sein. Bei ihnen steht immer die „angeordnete systematische Gestaltung des Arbeitsablaufes" als Charakteristikum im Vordergrund. Die Vorteile der organisierten Pausen liegen vor allem in der praktischen Anwendung der arbeitswissenschaftlichen Erkenntnisse zum Zwecke einer optimalen Pausentechnik. Die *unorganisierten Pausen* werden hingegen vom Arbeiter „willkürlich" eingelegt. Es liegt also im Ermessen des einzelnen, diese Arbeitsunterbrechungen in ihrer Lage und Dauer zu gestalten. Dies trifft bei allen nichtgebundenen Arbeiten zu. Selbst die Akkordfestsetzungen schließen angemessene Erholungszuschläge ein, überlassen ihre Verwendung aber ganz und gar dem Arbeiter. Als schwerwiegender Nachteil der freien Pausengestaltung wird immer wieder erwähnt, daß in den meisten Fällen die Pausen nach Lage und Dauer arbeitsphysiologisch unzweckmäßig seien. Tatsächlich legt der Arbeiter erst dann Pausen ein, wenn ihm die Ermüdung durch das Ermüdungsgefühl zu Bewußtsein gebracht wird, was aber meist zu einem Zeitpunkt geschieht, zu dem die Ermüdung bereits zu weit fortgeschritten ist. Eine Ermüdungsbeseitigung erfordert dann eine längere Pause als in den Fällen, in denen rechtzeitig

---

[1]) Graf, O.: Sicherheit durch Freizeit und Pause, a. a. O., S. 258.

eine Arbeitsunterbrechung eingeschoben wird. Unorganisierte Pausen sind also unrentabler als organisierte Pausen, die arbeitsphysiologisch zweckmäßig in den Leistungsprozeß eingegliedert werden können.

Ein weiteres Unterscheidungskriterium ergibt sich aus der jeweiligen Pausendauer.

Kürzestpausen ergeben sich meist schon in ausreichendem Maße durch die Arbeitsweise unserer Muskeln. Zwischen einer Arbeitspause (Kontraktion) und der nächsten Belastungszeit ist immer eine Pause eingeschaltet, in der sich der zuvor belastete Muskel erholt und dafür der Antagonist arbeitet. Diese wiederkehrenden kurzen Pausen sind je nach dem Arbeitstempo verschieden lang und besitzen dementsprechend eine unterschiedliche Erholwirkung. Es ist daher auch eine Frage der Gestaltung des Arbeitstempos, ob die mit dem Bewegungsablauf verbundenen „Mikropausen" für den Entmüdungsprozeß ausreichen. Bei Fließbandarbeiten kann durch die Arbeitstaktbemessung für die Einschaltung dieser pro Bewegungselement oft nur nach Sekundenbruchteilen zählenden Pausen Sorge getragen werden.

Von den physiologisch bedingten Kürzestpausen über einkalkulierte Erholungszuschläge bei taktgebundenen oder Akkordarbeiten kommen wir zu den sogenannten *Kurzpausen,* unter denen Arbeitsunterbrechungen von 1 bis zu 10 Minuten verstanden werden. Diese zusätzlichen Pausen sind dann erforderlich, wenn die durch das Wechselspiel der Muskeln entstehenden Entmüdungsvorgänge nicht ausreichen, sondern sich Ermüdungsreste im Organismus ansammeln[1]). Eine vollkommene Entmüdung ist aber für die gesamte Arbeitsschichtdauer gesehen durch die Kürzestpausen schlechthin nicht möglich. Als Beispiele sollen nur die Dauerkontraktion einzelner Muskelpartien für die Versteifung der Skelettmuskulatur bei sitzender oder stehender Arbeitsweise sowie andere statische Arbeitselemente herangezogen werden.

Derartige kurze Arbeitsunterbrechungen von wenigen Minuten können bei Maschinenarbeiten ähnlich wie bei der Stillegung des Fließbandes meist durch Abschaltung sämtlicher maschineller Betriebsmittel erreicht, d. h. „organisiert" werden. Die Praxis spricht dann von *Kurzstundenarbeit,* wobei die 5- bis 10-Minuten-Pausen dem Arbeiter in voller Höhe vergütet werden. Diese Kurzarbeitsstunden haben sich nach den bisherigen praktischen Erfahrungen für viele Arbeiten als physiologisch günstigste Regelung herausgestellt. Wohl gibt es auch Leistungsprozesse, die derartige Unterbrechungen nicht erlauben, sei es aus produktionstechnischen Gründen oder aus der psychophysisch ungünstigen Wirkung, den Arbeiter immer wieder aus seiner Arbeit „herauszureißen". In den erstgenannten Fällen, in denen die Betriebsapparatur nicht abgestellt werden kann, bieten die *Gruppenpausen* eine Ausweichmöglichkeit. So werden z. B. bei einigen Fließbandarbeiten „Springer" bereitstehen, die bei Überlastung, Stockungen oder bei Gruppenkurzpausen in den Arbeitsprozeß einspringen.[2]) Ähnlich verhält es sich mit den Pausen durch Ablösung[3]). Tätigkeiten mit

---

[1]) Lehmann, G.: Arbeitsphysiologie, a. a. O., S. 105 f.
[2]) Holstein, E.: Grundriß der Arbeitsmedizin, a. a. O., S. 31.
[3]) Lehmann, G.: Praktische Arbeitsphysiologie, a. a. O., S. 35 f.

sehr hoher physischer Belastung, wie sie in Hitzebetrieben, bei Tunnelbauten und Taucherarbeiten auftreten, erfordern nach kurzer Zeit schon ein Auswechseln der eingesetzten Arbeitskräfte, die durch frische, erholte Personen abgelöst werden.

Sind die Kurzpausen nicht vom Betrieb geregelt, wie es bei freier, ungebundener Arbeit zutrifft, so haben wir bereits festgehalten, daß sie dann erst zu einem Zeitpunkt eingelegt werden, zu dem die Ermüdung eine solche Höhe erreicht hat, daß sie durch Pausen von wenigen Minuten nicht mehr abgebaut werden kann. Sehr oft verdeckt der Arbeiter die arbeitsphysiologisch durchaus vertretbaren und sogar wünschenswerten Pausen aus psychologischen Gründen durch „Scheinarbeiten". Wir sprechen dann von sogenannten versteckten oder getarnten Arbeitsunterbrechungen. Der Arbeiter kleidet seine Erholzeiten in vermeidbare, unproduktive Tätigkeiten, die er, wie *Lehmann*[1] schreibt, „als technisch zu begründen versucht". Als Beispiele können Werkzeug- und Materialkontrollen, Maschinennachstellungen, unwesentliche Änderungs- und Aufräumarbeiten genannt werden. Mit anderen Worten, der Arbeiter nimmt sich die ihm zustehende Pause, will sie jedoch nicht sichtbar werden lassen; er beschäftigt sich.

In der gesamten arbeitswissenschaftlichen Literatur, die sich mit der Pausentechnik befaßt[2]), findet sich die Forderung nach Einschaltung *echter* Pausen. Selbst bei Ausgleichs- und Nebenarbeiten, in den Fällen einseitiger physischer Belastung, ist der Erholwert für die ermüdeten Muskeln geringer, wenn gleichzeitig andere Muskelpartien tätig sind. Getarnte Pausen sollen deshalb nach Möglichkeit wegen ihres herabgesetzten Erholwertes eingeschränkt und durch organisierte, echte Pausen ersetzt werden. Eine völlige Ruhepause mit Stillegung der Arbeit ist weitaus zweckmäßiger als eine gedrosselte Arbeitsweise, die halb Arbeit, halb Pause ist.

Von den längeren Arbeitsunterbrechungen seien die *Frühstücks- und Mittagspausen* genannt. Erfahrungsgemäß ist das erste Morgenfrühstück oft unzureichend. Auch wird es meist zu hastig eingenommen und besteht nur aus einer Zigarette und einer im Stehen getrunkenen Tasse Kaffee. Das Einlegen einer organisierten Frühstückspause nach 2 Stunden Arbeitszeit erscheint daher als zweckmäßig.

Die Mittagspause soll aus psychophysischen und hygienischen Gründen 1 Stunde, zumindest aber ½ Stunde betragen. In ihr soll eine kräftige, warme Mahlzeit eingenommen werden, was bei Großbetrieben am geeignetsten durch eine Kantinenverpflegung geschieht. Neben der Zeit für die Einnahme des Essens muß noch eine ausreichende Pause verbleiben, um

---

[1]) Lehmann, G.: Praktische Arbeitsphysiologie, a. a. O., S. 57.
[2]) Graf, O.: Sicherheit durch Freizeit, a. a. O., S. 264; Graf, O.: Arbeitsphysiologie, a. a. O., S. 77; Graf, O.: Studien über Arbeitspausen in Betrieben bei freier und zeitgebundener Arbeit und ihre Auswirkung auf die Leistungsfähigkeit, in: Forschungsberichte des Wirtschafts- und Verkehrsministeriums Nordrhein-Westfalen, Köln-Opladen 1954, Nr. 115, S. 13 ff.
Holstein, E.: Grundriß der Arbeitsmedizin, a. a. O., S. 31.
Lehmann, G.: Praktische Arbeitsphysiologie, a. a. O., S. 56 f; Lehmann, G.: Mensch und Maschine, a. a. O., S. 6; Lehmann, G.: Arbeitsorganisation, a. a. O., S. 23.

den Verdauungsprozeß einzuleiten und die Verdauungsmüdigkeit zu überwinden. Betrieblicherseits ist anzuregen, daß für die verbleibende Pausenzeit der Arbeitsplatz verlassen wird, weil ein Aufenthalt im Freien oder in besonderen Aufenthaltsräumen nutzbringender ist. Aus diesen Gründen gleicht auch der Erholwert einer ausgiebigen Mittagspause in den meisten Fällen den Übungs- und Anregungsverlust dieser Arbeitsunterbrechungen wieder aus.

Übersteigt die Mittagspause die Dauer von 30 Minuten, so wird allgemein von einer *geteilten* Arbeitszeit gesprochen[1]), wie sie mit 1- bis 2stündigen Arbeitsunterbrechungen bei Einzelhandelsgeschäften, Banken, Behörden und gelegentlich auch bei Industrieunternehmungen anzutreffen ist. Die sich für die Erholung ergebenden Vorteile sind nicht von der Hand zu weisen, stoßen aber auf die Ablehnung der Arbeitnehmerschaft, die möglichst früh ihren Arbeitsplatz verlassen will.

Was die Lage der Mittagspause betrifft, so ist zu sagen, daß sie aus leistungsphysiologischen Gründen am günstigsten zu Beginn der 2. Hälfte der täglichen Arbeitszeit liegt[2]). Erfolgt die Essenausgabe in einer Werkskantine in mehreren „Schichten", so wird sie für einen Teil der Belegschaft gegenüber der Optimalgestaltung zu früh, für den anderen Teil zu spät erfolgen. Nachfolgend ein Beispiel aus der Praxis[3]).

Mittagspausenregelung

Betriebe	Beginn der Arbeitszeit	Ende der Arbeitszeit	Anzahl und Dauer d. Pausen	Lage der Mittagspause	Arbeitszeit vor / nach der Pause
Gießereibetriebe	6.30	16.00	1 x 15 Min. 1 x 30 Min.	9.30 — 10.00	3 / 6 Std.
Mechan. Fertigung I	6.30	16.00	1 x 15 Min. 1 x 30 Min.	11.45 — 12.15	$5^{1}/_{4}$ / $3^{3}/_{4}$
Angestellte	7.30	16.30	1 x 30 Min.	12.30 — 13.00	5 / 4 Std.
Mechan. Fertigung II	6.30	16.00	1 x 15 Min. 1 x 30 Min.	13.15 — 13.45	$6^{3}/_{4}$ / $2^{1}/_{4}$

Daraus ist zu ersehen, daß für die Gießereibetriebe die Mittagspause im Hinblick auf die Höhe der bis zu diesem Zeitpunkt eingetretenen Ermüdung viel zu früh und außerdem noch in der Zeitspanne des biologischen Aktivitätsmaximums liegt. Eine andere Pausenregelung erlaubt angeblich der Fertigungsprozeß nicht. Als Argumente wurden die Beschickung des Ofens, die Schmelzdauer sowie Maschinen-, Handformer- und Kernmacherarbeiten als erster Teil und das Ausgießen als zweiter Teil der Arbeitsschicht ins Feld geführt, die eben diese Zeitunterteilung notwendig machen. Günstig liegt hingegen die Mittagspause für die 2. und 3. Gruppe.

---

[1]) Z. B. bei Lehmann, G.: Praktische Arbeitsphysiologie, a. a. O., S. 63.
[2]) Graf, O.: Arbeitsphysiologie, a. a. O., S. 77.
[3]) Es handelt sich um einen Großbetrieb der Maschinenbaubranche.

Ebenso ungünstig wie für die Gießereibetriebe ist die Pausenregelung für die 4. Gruppe, da sie erst dann eingelegt wird, wenn der Ermüdungsprozeß zu weit fortgeschritten ist. Die Küchenausstattung und das Fassungsvermögen der Kantine erlauben aber vorerst noch keine andere Pausentechnik.

Zu den Pausen im weiteren Sinn zählen noch die tägliche Freizeit, das arbeitsfreie Wochenende, Feiertage, der Hausarbeits- und Waschtag bei berufstätigen Frauen sowie der Jahresurlaub. Auf Einzelfragen soll an dieser Stelle nicht eingegangen werden. Grundsätzlich sei nur betont, daß bei allen Arbeitsunterbrechungen auf eine arbeitsphysiologisch zweckmäßigere Verwendung der Erholzeiten sowohl von seiten der Betriebsführung als auch von seiten der Einzelpersonen geachtet werden sollte.

Aus den bisherigen Ausführungen geht klar hervor, daß eine Abhängigkeit zwischen Pausendauer und Erholwert besteht. Je stärker die Ermüdung ist, desto augenscheinlicher tritt auch die Erholwirkung zutage. Auf Grund der durch die Belastung sich einstellenden Gefäßerweiterungen erfolgt zu Pausenbeginn eine weitaus größere Entmüdung als mit zunehmender Pausendauer. Der Erholwert der Arbeitsunterbrechungen läßt sich durch den folgenden Kurvenverlauf darstellen.

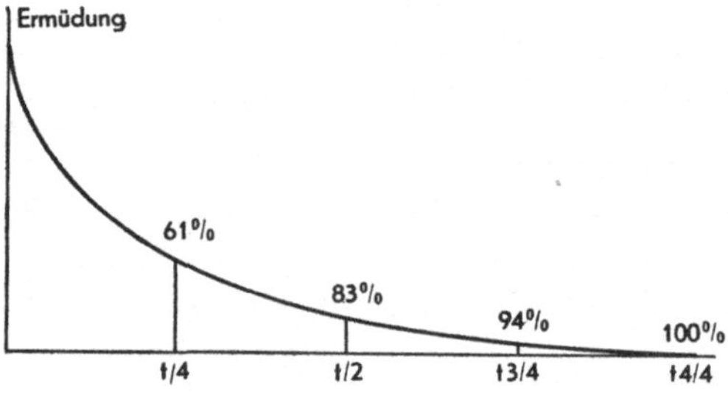

Nehmen wir eine Pause von 4 Minuten an, in der die Ermüdung vollständig beseitigt werden soll, so ergibt sich, daß die Erholwirkung der

1. Minute etwa	61 %
2. Minute etwa	22 %
3. Minute etwa	11 %
4. Minute etwa	6 %
	100 %

beträgt[1]). Diese Zahlen lassen deutlich erkennen, daß mehrere kürzere Pausen zur Ermüdungsbeseitigung und -bekämpfung geeigneter sind als beispielsweise eine einzige gleich lange Unterbrechung des Leistungsprozesses, denn es wird 1. dem Aufkommen der Ermüdung rechtzeitig entgegengewirkt und 2. der Zerfall der Anregungs- und Einarbeitungsreize, der sonst eine erneute Einarbeit notwendig machen würde, verhindert.

---

[1]) Lehmann, G.: Praktische Arbeitsphysiologie, a. a. O., S. 51.

Bei den Problemen der Pausentechnik handelt es sich also vor allem um eine zweckmäßige Abstimmung der Pausen nach ihrer Häufigkeit, Lage und Dauer bei Berücksichtigung der jeweiligen Eigenart des entsprechenden Leistungsprozesses und der dadurch hervorgerufenen Ermüdungsvorgänge.

Wie bereits gezeigt wurde[1]), verläuft der Einarbeitungs- und Übungsprozeß, der auch als *Gewöhnung* bezeichnet wird, unterproportional, im Gegensatz zum Ermüdungsvorgang, der überproportional ansteigt.

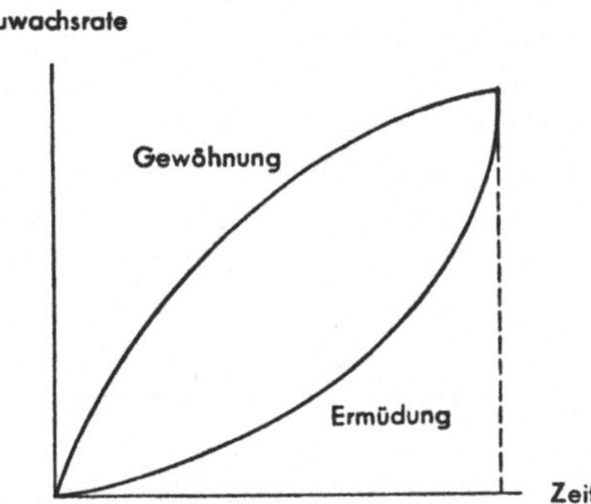

Im Schnittpunkt der beiden Kurven übersteigt der progressiv anwachsende Ermüdungswert die Zuwachsrate des Übungs- und Einarbeitungseffektes. Zu diesem Zeitpunkt ist es aus wirtschaftlichen und arbeitsphysiologischen Gründen ratsam, eine Pause einzuschalten.

Nachdem die physiologische Wirkung der Pausen zu ergründen versucht wurde, wollen wir uns anschließend der wirtschaftlichen Bedeutung der Pausentechnik zuwenden.

Die Pausen bedeuten zunächst immer als Arbeitsunterbrechungen eine Verkürzung der effektiven Tätigkeitszeit. An Hand praktischer Untersuchungen konnte nun festgestellt werden, daß trotz der Abnahme der tatsächlichen Leistungszeit die Leistung als solche nicht abzunehmen braucht, sondern oftmals die gegenteilige Wirkung, nämlich ein Leistungsanstieg, erreicht wurde. Wie läßt sich nun diese Erscheinung erklären?

Am eindeutigsten läßt sich der Beweis durch eine Reihe praktischer Beispiele erbringen.

Graf[2]) bekam seine Anregung für Leistungsuntersuchungen bei verschiedener Pausengestaltung durch die Ergebnisse von *Wyatt* in einem englischen Betrieb. Bei der Untersuchung von *Graf* handelt es sich um einen Leistungsvergleich von Tätigkeiten junger Arbeiterinnen bei der Herstellung von Elektrokleinteilen, während einer achtstündigen Schichtzeit

---

[1]) Vgl. S. 75 f.
[2]) Graf, O.: Menschliche Arbeit, a. a. O., S. 103; Graf, O.: Triebfedern, a. a. O., S. 59.

mit einer Pausenregelung von a) Vollstundenarbeit und einer viertelstündigen Pause und b) Kurzstundenarbeit von jeweils 55 Minuten und 5 Minuten Pause sowie zusätzlich einer viertelstündigen Frühstücks- bzw. Mittagspause.

Im Falle der Ganzstundenarbeit ergab die Zeitanalyse, daß etwa 11 %, was ungefähr der Arbeitszeit einer Stunde entspricht, an willkürlichen Pausen eingestreut waren und die für Nebenarbeiten verwendete Zeit mit etwa 7,6 % angesetzt werden mußte.

Nach Einführung der geregelten Kurzpausen, die pro Schicht 30 Minuten betrugen — dies sind etwa 6 % der Schichtzeit —, konnten vor allem die Nebenarbeiten und willkürlichen Pausen von ursprünglich 18,6 % auf insgesamt 8,7 % eingeschränkt werden, womit die reine Arbeitszeit von 81,4 % auf 85,1 % erhöht wurde. Dieser längeren effektiven Tätigkeitszeit und der physiologisch zweckmäßigeren Pausentechnik ist es auch zu verdanken, daß die Tagesleistung von 3043 auf 3114 Stück anstieg.

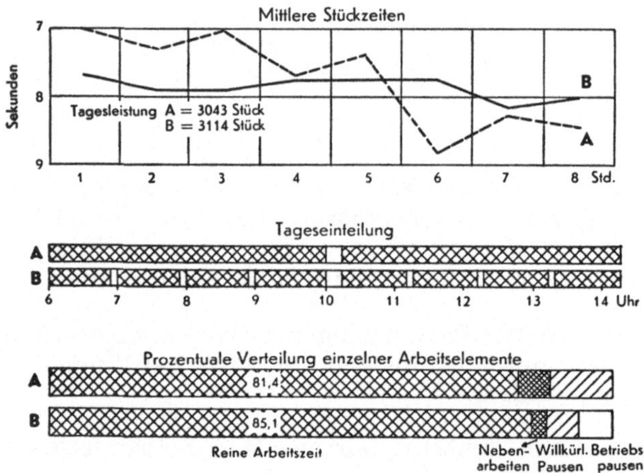

Ein ähnliches Beispiel bringt *Herwig*[1]), der die Arbeitsleistung in Abhängigkeit von der Kurzpausengestaltung bei mittelschwerer Arbeit untersuchte. Die Tabelle auf Seite 97 zeigt die verschiedene Wirkung der Kurzpausen auf die Leistung je nach der Eigenart des Leistungsprozesses und der Häufigkeit und Dauer der Pausen. So wurde unter den gegebenen Leistungsvorbedingungen beim Bohren und Planen von Flügelmuttern aus Messing die größte Leistungssteigerung bei 4 Pausen von je 4 Minuten Länge erreicht. Bei einem anderen Arbeitsgang, dem Schlitzen von Messingschrauben, ergaben 6 Kurzpausen zu je 3 Minuten die optimale Lösung. Wir sehen daran, daß der Arbeitszeitverlust bei weitem durch die Wirkung der Kurzpausen ausgeglichen wird. Bei einer richtigen Pausentechnik werden kurze Arbeitsunterbrechungen zu *lohnenden Pausen.*

---

[1]) Herwig, B.: Arbeitszeitverkürzung, a. a. O., S. 71.

Kurzpausen und Arbeitsleistung

Arbeitsart	Zahl der Pausen	Pausenlänge (min)	Pausensumme (min)	Leistungsveränderung
Bohren und	4	4	16	+ 10,7 %
Planen von	4	6	24	+ 2,5 %
Messing-	6	2	12	− 0,5 %
Flügelmuttern	2	6	12	− 1,0 %
Schlitzen	6	3	18	+ 11,1 %
von Messing-	6	1,5	9	+ 6,5 %
schrauben	6	5	30	+ 2,2 %
	3	8	24	+ 5,9 %

Von Bedeutung für die Pausenwirkung ist auch ein rein rationales, gefühlsmäßiges Moment, der *Erwartungswert* dieser Arbeitsunterbrechungen. Er zeigt sich in einem Leistungsanstieg kurz vor Pausenbeginn.

Eine generelle Lösung gibt *Hilf*[1]) in einem Beispiel, in dem er in drei Arbeitsformen unterteilt und dementsprechend seine Pausengestaltung vornimmt:

	Mittagspause	Kurzpause
Fall I: Freie, leichte Arbeit ohne Zwangstempo	1 × 45 Min.	2 × 15 Min.
Fall II: Freie, stärker ermüdende Arbeit ohne Zwangstempo	1 × 45 Min.	2 × 10 Min. 2 × 5 Min.
Fall III: Gebundene (Fließband-) Arbeit	1 × 45 Min.	7 × 5 Min.

Organisierte Pausen bei Arbeiten verschiedener Schwere

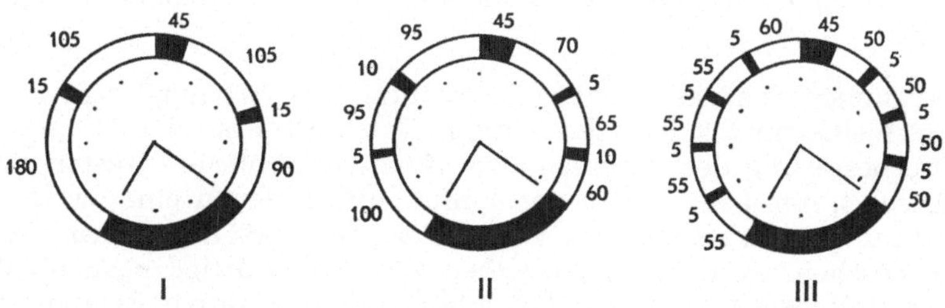

Schon aus diesen wenigen Beispielen ist zu ersehen, daß keine generelle, d. h. für jede beliebige Arbeit als Optimallösung anzusehende Aussage über Dauer und Häufigkeit dieser leistungsphysiologisch so wichtigen kurzen Arbeitsunterbrechungen gemacht werden kann. Letzten Endes entscheiden die Arbeit und die Leistungsvorbedingungen über die jeweilige Pausentechnik.

---

[1]) Hilf, H. H.: Arbeitswissenschaft, a. a. O., S. 117.

7 Schmidbauer

Nach dem Problem der Lage der Pausen und deren Häufigkeit soll noch kurz die Frage nach ihrer Gesamtdauer erörtert werden. Der wohl geeignetste Maßstab bietet sich uns im Kalorienverbrauch. Bei einer kalorischen Belastung bis zu 4 kcal/min sind besondere Erholungszuschläge nicht erforderlich, da die Ermüdungserscheinungen durch die physiologischen Kürzestpausen gleich nach ihrer Entstehung abgebaut werden können. Überschreitet die Belastung aber die mit etwa 5,2 kcal/min angegebene Dauerbelastungsgrenze[1]), so sind Pausenzuschläge aus wirtschaftlichen und physiologischen Erwägungen heraus ratsam.

2. Die zweckmäßige Gestaltung der primären Arbeitsbedingungen

a) Die Gestaltung des Arbeitsplatzes

Legen wir die Dreiteilung mit je 8 Stunden Arbeit, Schlaf und Freizeit zugrunde, so sehen wir, daß der Mensch im Arbeitsalter zwischen 14 und 65 Jahren etwa ⅓ dieser Zeit an seinem Arbeitsplatz zubringt, an ihn gebunden ist und mit ihm fertig werden muß. Allein diese Tatsache müßte genügen, die Wichtigkeit des Problems einer arbeitsphysiologisch optimalen Arbeitsplatzgestaltung zu verdeutlichen.

Der Arbeitsplatz, besser gesagt, das gesamte Arbeitsmilieu als die Gesamtheit aller Leistungsvorbedingungen bildet bekanntlich den Menschen, seine Leistungsfähigkeit und seinen Leistungswillen. Falsches Material, unzweckmäßige Werkzeuge, schlechte Arbeitsplatzanordnung, ungenügende Rücksichtnahme auf die Arbeitskörperstellungen führen zu frühzeitigen und vermeidbaren Ermüdungserscheinungen und damit zu einem Leistungsabfall. Schließlich ist es auch der Charakter der Arbeit selbst, der dem Arbeitsplatz das Gesicht gibt. Am deutlichsten tritt diese Gestaltung des Arbeitsraumes dort auf, wo häufig wiederkehrende Leistungen eine spezielle Ausrichtung des Arbeitsplatzes erfordern. Bereits bei der Entwicklung, der Geburtsstätte der Neuerungen und des Fortschritts, muß der Mensch mit seinen psychophysischen Fähigkeiten eingeplant und mit den wirtschaftlichen und technischen Faktoren in Einklang gebracht werden.

Die Argumentation, eine Optimalgestaltung des Arbeitsplatzes sei meist zu kostspielig, muß verworfen werden. Tatsächlich ist eine Umgestaltung und Verbesserung der Arbeitsplätze oft mit erheblichen Kosten verbunden. Diese treten aber nur in den Fällen auf, in denen eine zweckmäßige Gestaltung des Arbeitsplatzes von Anfang an versäumt wurde. Auf die Dauer gesehen werden die Ausgaben für Rationalisierungsmaßnahmen, die der Bestgestaltung des Arbeitsplatzes dienen, durch Ermüdungsverminderung, Hebung der Arbeitsfreude, durch Mehrleistungen und Einsparungen wieder ausgeglichen. Die Praxis beweist es täglich von neuem, daß es oft nur die Trägheit ist, die es zu überwinden gilt, um mit geringen Mitteln große Wirkungen zu erzielen. Selbst wenn eine Verbesserung der Arbeitsplatzverhältnisse hohe Kosten erfordert, so ist dies kein Luxus, sondern es machen sich alle Maßnahmen, die einer Arbeitsplatzbestgestaltung dienen, auf die Dauer „bezahlt".

---

[1]) Vgl. S. 19 f.

Was nun die Arbeitsplatzgestaltung im einzelnen betrifft, so ist zu sagen, daß alle Arbeitsvorgänge innerhalb des „natürlichen, d. h. psychophysisch bequemen Verkehrsraumes der Arme und Hände" vollzogen werden sollen.[1]) Dabei ist der Aktionsradius der menschlichen Gliedmaßen begrenzt, d. h. durch die Natur vorgegeben. *Herzog*[2]) weist jedoch darauf hin, daß der bei der „Arbeit auftretende Bewegungsbedarf im Verhältnis zu der von der Natur zur Verfügung gestellten anatomischen Bewegungsmöglichkeit der Gelenke" verhältnismäßig wenig ausgenutzt wird. Wenn auch eine bessere Ausnutzung der Bewegungsfähigkeiten angestrebt wird, so ist doch darauf zu achten, daß vor allem der optimale Bewegungsbereich weiter erschlossen wird. Beispielsweise schwindet die Muskelmasse und dadurch auch die Muskelkraft bei pathologisch verringerter Gelenkbeweglichkeit, eine Erscheinung, die ebenfalls, wenn auch in geringerem Maße, bei einem unzweckmäßigen und eingeengten Arbeitsplatz auftreten kann. Aus diesem Grunde muß der Arbeitsplatz genügend groß sein, damit sich die Arbeitskraft — je nach dem Wesen der Arbeitsverrichtung — frei entfalten kann. Ein eingeengter Arbeitsplatz erhöht vor allem den Anteil statischer Arbeitselemente, verursacht größeren Lärm, bringt häufigere Störungen und Unterbrechungen mit sich, bedingt somit oft ein „Entgleiten des eingespielten Arbeitsrhythmus und ist auch aus hygienischen Gründen (schlechte Luft, höhere Ansteckungsgefahr) zu vermeiden.

Weiterhin hängt von der Größe des Arbeitsplatzes oft die vom Menschen bei der Arbeit eingenommene Körperstellung ab. Neben den drei grundsätzlichen Körperhaltungen, dem Liegen, dem Stehen und dem Sitzen, sollen auch Zwischenstellungen, wie Bücken, Hocken und Knien, in die Betrachtung mit einbezogen werden.

Das Liegen bietet die beste Erhol- und Entspannungsmöglichkeit und ist die energiesparendste Körperruhestellung, weshalb aus die Grundumsatzmessung am ruhenden und belastungsfreien, d. h. am „entregten" Körper vorgenommen wird. Als Arbeitskörperstellung kommt das Liegen seltener in Betracht. Beispiele geben nur die Tätigkeiten der Autoschlosser und Monteure und der Bergleute bei niederen Flözen. Erleichterung bei dieser unphysiologischen, aber arbeitsprozeßbedingten Körperstellung können sogenannte Liegerollen bringen.

Eine Arbeitsvorrichtung im Sitzen erhöht infolge der Versteifungsarbeiten zur Aufrechterhaltung des Skeletts den Energiebedarf gegenüber der absoluten Liegeruhestellung bereits um 4—5 %, ist aber der stehenden Körperhaltung, die einen Energiemehrverbrauch von etwa 10—12 % bedingt, aus energetischen Erwägungen heraus vorzuziehen.

Das Stehen als Arbeitskörperstellung vergrößert den Anteil der Energie um den Betrag, der zur Aufrechterhaltung des gesamten Körpers notwendig ist. Der Energiemehrverbrauch von 10—12 % besagt aber noch nichts über die Zweckmäßigkeit oder Unzweckmäßigkeit dieser Körperstellung. Oft ist sie geradezu die günstigste.[3])

---

[1]) Hische, W.: Arbeitsphysiologie, a. a. O., S. 123.
[2]) Herzog, K.: Der Bewegungsbedarf der menschlichen Gliedmaßen bei der Arbeit, in: Veröffentlichungen der Arbeitsgemeinschaft für Forschung des Landes Nordrhein-Westfalen, 1952, Heft 24, S. 33.
[3]) Lehmann, G.: Praktische Arbeitsphysiologie, a. a. O., S. 106.

Ein Arbeiten bei ruhigem Stehen ist wiederum viel energiezehrender als ein Tätigsein, bei dem der Rumpf und die Gliedmaßen aktiv mitarbeiten. Bei längerem ruhigen Stehen sammeln sich bis zu 20 % der Gesamtblutmenge in den unteren Körperteilen an, während sich im oberen Körperteil ein Blutmangel einstellen kann[1]). Besonders hochgewachsene Menschen und Frauen sind gegen längeres Stehen und die dadurch hervorgerufenen hydrostatischen Veränderungen im Blutkreislauf ermüdungs- und störungsempfindlich. Ohnmachten sind aus diesen Gründen bei Massenveranstaltungen (auf Sportplätzen, bei Aufmärschen und Versammlungen) nicht selten.

In all den Fällen, in denen es die Art der Arbeitsverrichtung erlaubt, soll diese im Sitzen ausgeführt werden bzw. wenigstens die Möglichkeit eines Wechsels zwischen einer Leistungserstellung im Sitzen und Stehen gegeben sein. Es ist daher nicht nur die Frage zu beantworten, ob die sitzende oder stehende Körperhaltung die beste sei, sondern auch das Problem der Optimalgestaltung der wechselnden Körperstellungen sowie der Sitzgestaltung zu lösen.

Über die Sitzgestaltung ist zu sagen, daß die Sitzfläche leicht nach hinten geneigt sein soll. Die Vorderkante ist am besten nach unten abgerundet. Beim Sitzen müssen vor allem durch entsprechende Rückenlehnengestaltung die Wirbelsäule und Rückenmuskulatur durch Unterstützung der Lendenwirbel bei genügender Schulterfreiheit entlastet werden.

Eine Gegenüberstellung der wichtigsten leistungsbeeinflussenden Merkmale bei stehender und sitzender Arbeitsweise gibt uns *Schnewlin*[2]).

Der Einfluß der Körperstellung auf die Arbeit

Auswirkung auf	Arbeitsweise	
	stehend	sitzend
Kraftgebung	größer	– – –
Handruhe und Geschicklichkeit	– – –	größer
Statische Ermüdung	– – –	geringer
Ortswechsel	besser	– – –
Griffweite	größer	– – –
Übersicht	größer	– – –
Beachtungsgüte kleinerer Bewegungen	– – –	besser
Gesundheitliche Nachteile	Senkfüße, Krampfadern	Fettansatz, Kreislaufbeschwerden

[1]) Vgl. Schulte, B.: Maschinen und Geräte im Dienste der Menschen, in: VDI-Zeitschrift Nr. 19/1958, S. 828.
[2]) Schnewlin, H.: Leistungsverdichtung, a. a. O., S. 39.

Diese kurze Zusammenstellung zeigt deutlich, daß Vorteile auf der einen Seite Nachteilen auf der anderen Seite gegenüberstehen und letztlich die Eigenart einer jeden Arbeit über die jeweils arbeitsphysiologisch günstigste Arbeitsweise entscheidet.

Die noch verbleibenden Körperstellungen Knien, Hocken und Bücken kommen als Arbeitskörperhaltungen nur in selteneren Fällen vor. Vor allem das Bücken führt zu ermüdenden Zwangsstellungen und erhöht den Energieverbrauch gegenüber der normalen, ruhenden Liegestellung um 50—60 %. Bücken kann bei den meisten Arbeiten durch das Anbringen eines längeren Stieles oder Schaftes an den Arbeitsgeräten oder durch Erhöhung der Arbeitsunterlage, z. B. durch Anpassung der Werkbankhöhe an die individuell verschiedene Körpergröße, erreicht werden. Vor allem ist die menschliche Hubarbeit, das Heben von Lasten, zu vermeiden, weil zu der bereits durch die ungünstige Hock- oder Bückstellung des Körpers hervorgerufenen statischen Grundbelastung und zu dem Mitanheben des Rumpfes noch die durch das Arbeitsgerät oder Werkstück bedingte Hubarbeit hinzutritt. Je tiefer eine Last angehoben werden muß, desto ungünstiger ist die produktive Leistung. Anzustreben ist ein Produktionsprozeß, bei dem das Werkstück in einer Ebene durchläuft, d. h. weder gehoben noch gesenkt zu werden braucht (z. B. durch Gleitrollbahnen).

Wenn es also der Arbeitsprozeß erlaubt, so sollen alle belastenden Transportarbeiten von mechanischen Hilfseinrichtungen ausgeführt werden, denn sie verursachen vermeidbaren Energieverbrauch sowie Nebenzeiten und hemmen die eigentliche Leistungsentfaltung. Günstig können sich dagegen kleinere, wiederkehrende Materialbewegungen auswirken, wenn sie die Gestalt eines erholsamen Ausgleichs oder einer Arbeitsabwechslung annehmen.

Im Hinblick auf die Arbeitsplatzgestaltung ist daher die grundlegende Forderung zu erheben, daß zur Arbeitsausführung eine energiesparende Körperstellung eingenommen wird.

Für eine nähere Untersuchung des Arbeitsplatzes und seiner Gestaltung erscheint die Teilung in Aufmerksamkeits- oder Beobachtungsfeld und Bewegungsfeld als zweckmäßig[1]).

Unter dem *Aufmerksamkeitsfeld* wird der Arbeitsbereich verstanden, der vom Menschen Aufmerksamkeits-, d. h. Sinnesleistungen fordert.[2]) Die Höhe der Aufmerksamkeitsleistungen ist der Bewußtseinsgrad, mit dem Vorgänge der In- und Umwelt aufgenommen werden, wobei wir nach *Moede*[3]) von einer aktiven, d. h. gewollten, und einer passiven, d. h. nach Art und Intensität aufgezwungenen Aufmerksamkeitsleistung (Beachtungszwang) sprechen können. Sie haben vor allem Überwachungsfunktionen, stellen Bereitschaftsleistungen dar und werden durch bestimmte Reize ausgelöst. Die Reizwirkung hängt dabei von der Eindringlichkeit, d. h. von der Intensität, und der Aufdringlichkeit, d. h. von dem Reizkontrast, ab.[4]) Eine Arbeit ohne oder mit nur geringen Überwachungs-

[1]) Schnewlin, H.: Leistungsverdichtung, a. a. O., S. 47.
[2]) Moede, W.: Betriebliche Arbeitswissenschaft, a. a. O., S. 170.
[3]) Moede, W.: ebenda, S. 170.
[4]) Moede, W.: Arbeitstechnik, a. a. O., S. 73 f.

und Steuerungsleistungen ist wegen der Gefahr des Unausgelastetseins, der Tagträumerei, ebenso zu vermeiden wie Arbeitsleistungen, die unter zu hohem Aufmerksamkeitszwang stehen. Eine Bestgestaltung des Aufmerksamkeitsfeldes bei industrieller Arbeit ist daher durch eine Zwangsbeachtung optischer, akustischer oder kombinierter Reize erreichbar, die weder zu schwach sind, um übersehen oder überhört, noch zu stark sind, um als störend und belastend empfunden zu werden.

Nach dem Aufmerksamkeitsfeld wollen wir uns dem *Bewegungsbereich* zuwenden: Die Analyse des Bewegungsfeldes geht von *Gilbreth* aus, dessen Untersuchungen weiter ausgebaut und verfeinert und allmählich zu einer Bewegungsökonomie ausgearbeitet wurden. Bei der Gestaltung des Bewegungsbereiches am Arbeitsplatz sind neben physiologischen auch arbeitstechnische Daten zu berücksichtigen.

Nach räumlichen Gesichtspunkten können wir das Bewegungsfeld in den maximalen, den normalen und den optimalen Griff- und Arbeitsbereich einteilen [1]).

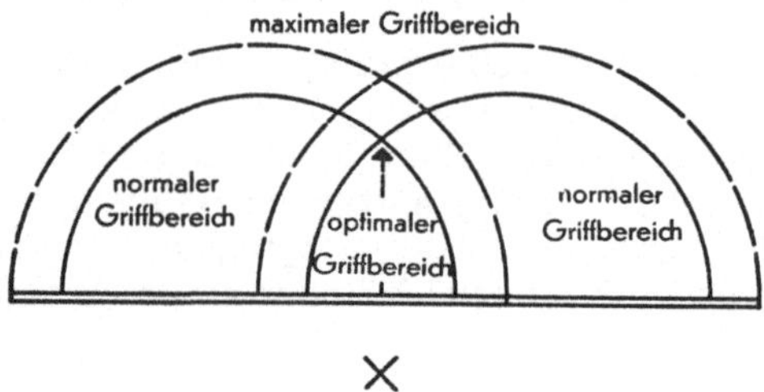

Der maximale Griffbereich (unterbrochene Linie) ist die größtmögliche Reichweite der Hände bzw. Fingerspitzen bei unbewegtem Rumpf.

Der normale Griffbereich (ausgezogene Linie) ist das Tätigkeitsfeld, das ohne anstrengendes Strecken und ohne Veränderung der gesamten Körperstellung erreicht werden kann.

Der optimale Griffbereich (Pfeillinie) ist das Gebiet zwischen dem Körper und dem Schnittpunkt des links- und rechtsarmigen normalen Grifffeldes in Höhe der Magengrube. Dabei arbeiten nur die Finger, Handgelenke und Unterarme. Häufig wiederkehrende Bewegungen sind daher in diesen physiologisch günstigen Arbeitsbereich zu legen.

Eine Untersuchung von *Moede* [2]) veranschaulicht recht deutlich das Problem der optimalen Griffzeit und der Lage des optimalen Griffortes. An einem Versuchstisch führte eine Arbeitskraft Griffbewegungen in verschiedenen Richtungen aus, ohne Veränderung der Griffhöhe. Aus der beistehenden Skizze ist an den Linien gleicher Griffzeiten zu ersehen, daß

[1]) Pentzlin, K.: Arbeits-Rationalisierung, a. a. O., S. 73 f.
[2]) Moede, W.: Betriebliche Arbeitswissenschaft, a. a. O., S. 142.

sich je nachdem, ob es sich um Rechts- oder Linkshandarbeit handelt, der griffgünstigste Bereich etwa in einem Winkel von 30° vor der Arbeitsperson befindet. Je mehr die Griffbewegungen seitlich oder nach rückwärts ausgeführt werden, desto größer werden die Griffzeiten bei gleicher Entfernung, oder je weiter wir uns vom Bestwert 30° in unserer Bewegungsrichtung nach hinten entfernen, desto näher muß bei gleicher Bewegungszeit der Griffpunkt am Körper liegen.

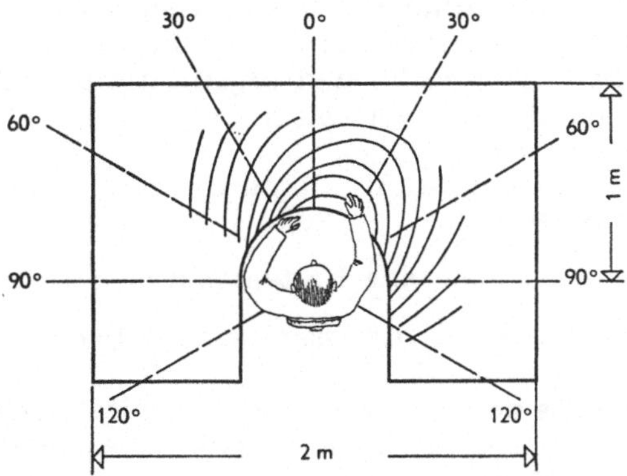

Weiter ist von Wichtigkeit, daß die anatomische Beschaffenheit des einzelnen, vor allem sein Wuchs, die Lage des Optimalbereiches verändert.

Um den Sichtkreis und Griffbereich des Arbeitsplatzes zu vergrößern, ist es vorteilhaft, den Arbeitstisch nach vorne zu neigen bzw. eine gestaffelte Anordnung zu wählen. So können z. B. bei Montagearbeiten Kleinteile durch Rutschen und Schütten möglichst nahe an den Ort der Montage gebracht werden. Nach Möglichkeit sollen beide Hände gleichzeitig arbeiten, sich dabei ergänzen und unterstützen. Rutschen und Fallöffnungen sollen verhindern, daß der Arbeitsbereich zum Abstell- und Zwischenlagerplatz wird. Auch ist allgemein auf eine gute Zugänglichkeit zum An- und Abtransport der Werkstücke zu achten. Schon bei der Zusammenstellung der Montageteile durch sogenannte Kompletteure, besonders im Kleinteilelager, kann manche Vorarbeit für eine bewegungsphysiologisch optimale Bereitstellung geleistet werden.

„Bequem arbeiten" bedeutet soviel wie eine optimale Aufteilung des Bewegungsfeldes anstreben. Ein Aufteilungskriterium kann in den meisten Fällen die Nutzungshäufigkeit sein. Bedienteile oder Werkzeuge, die oft gebraucht werden, sollen griffgünstiger liegen als solche, deren Nutzung seltener ist. Eine Abstufung von innen nach außen wäre hierfür angebracht. Das Werkzeug kann auch nach der Reihenfolge der Nutzung oder nach Werkzeugtypen und innerhalb derer nach Sätzen, d. h. in der abgestuften Größenordnung, geordnet sein. Oft benutzte größere Werkzeuge werden am besten, um die statische Arbeit zu verringern, federnd und verstellbar über dem Arbeitsplatz griffgünstig aufgehängt. Eine übersichtliche, feststehende Anordnung von Bedienteilen, Werkzeugen und Werkstücken trägt wesentlich zur Leistungssteigerung bei. Durch Ordnung können Verlustzeiten, die durch Suchen, Fehlgriffe usw. entstehen, abgebaut werden. Auch bei Unfällen und Gefahrenmomenten bringt ein „sicherer" Griff Sicherheit und Selbstvertrauen. Auf die Bedeutung von Form und Farbe als rasch wirkendes und arbeitsphysiologisch schnell „auswertbares" Unterscheidungskriterium, letzteres besonders bei formähnlichen Gerätschaften und Bedienteilen, wird an späterer Stelle noch näher eingegangen.[1]

Die Ausstattung des Arbeitsplatzes mit Werkzeugen, Maschinen und anderen Arbeitshilfsmitteln richtet sich in der Hauptsache nach der an ihm zu verrichtenden Arbeit. Technische und organisatorische Änderungen des Arbeitsplatzes lassen sich nur vertreten,

1. wenn es der Schutz und die Erhaltung der menschlichen Arbeitskraft notwendig erscheinen läßt,

2. wenn pro Leistungseinheit eine Kostensenkung erreicht wird oder

3. wenn das Produkt dadurch verbessert werden kann.

Auf keinen Fall darf eine technische oder organisatorische Arbeitsplatzänderung zu Erschwernissen, d. h. zur Verschlechterung der menschlichen Arbeitsbedingungen führen.

Ein weiteres Problem der Arbeitsplatzgestaltung bildet die persönliche Arbeitsausrüstung. In erster Linie ist dabei an die Arbeitskleidung zu denken, denn gerade hier sind viele Unzweckmäßigkeiten erhalten geblieben. Wie oft findet sich die verwerfliche Einstellung, daß abgetragene, verwachsene und unbequeme Kleidungsstücke „für die Arbeit noch gut genug sind". Es wird viel zuwenig auf eine der jeweiligen Arbeit angepaßte zweckentsprechende Beschaffenheit der Berufskleidung Wert gelegt. Neben arbeitsphysiologischen Gesichtspunkten treten besonders die Probleme des Unfallschutzes — auf die nicht näher eingegangen werden soll — in den Vordergrund. Eine gute Zusammenfassung über die Beschaffenheit der persönlichen Arbeitsausrüstung gibt uns _Holstein_.[2] Neben der Preiswürdigkeit und leichten Reinigungsmöglichkeit soll auf die Haltbarkeit der Arbeitskleidung geachtet und diese so gewählt werden, daß sie eine freie, ungehinderte Körperbewegung ermöglicht. Ober- und Unterkleidung sollen dem Arbeitsklima angepaßt sein. Ferner läßt der jeweilige Arbeitsprozeß eine staub- und wärmeabweisende, säurebeständige, entflammungssichere oder strapazierfähige Kleidung als günstig erscheinen. Ähnliche Anforderungen müssen auch an die Fußbekleidung und Kopfbedeckung gestellt werden. So weit es möglich ist, soll eine unternehmungseigene Wäscherei die Arbeitskleidung reinigen. Ein werksinterner Verkauf oder Verleih von Spezialarbeitskleidung kann wesentlich zu der Erreichung dieser Zielsetzung beitragen.

---

[1] Vgl. S. 128 f.
[2] Holstein, E.: Grundriß der Arbeitsmedizin, a. a. O., S. 42 ff.

Wir sehen also, daß das Wohlbefinden, der Leistungsverbrauch, die Leistungsfreude und somit die effektive Leistung von den gesamten Leistungsvorbedingungen am Arbeitsplatz abhängen.

b) Die Gestaltung der Betriebsmittel

Zu den Problemen einer zweckmäßigen Arbeitsplatzbeschaffenheit gehören auch untrennbar die Fragen der Betriebsmittelgestaltung, wie die der Werkzeuge, Maschinen und Arbeitshilfsmittel; denn der Arbeitsplatz ist in seiner Gesamtheit der Ort, „an welchem der Arbeitende mit Hilfe der ihm zugewiesenen Betriebsmittel seine Arbeit ausführt"[1].

An der Spitze aller Gestaltungsideen muß die psychophysische Entlastung des Menschen stehen. Überall dort, wo Werkzeuge, Maschinen oder sonstige Arbeitshilfseinrichtungen eingesetzt werden können, sollen sie den Menschen bei seiner Arbeit unterstützen bzw. die menschliche Arbeitskraft ersetzen.

Diese Aufgaben einer arbeitsphysiologisch richtigen Beschaffenheit der Arbeitsmittel fallen den Konstrukteuren zu. Leider leben und denken unsere Betriebsmittelgestalter noch viel zu sehr in der *reinen* Technik als Selbstzweck. Die Schwierigkeiten, die eine technische, oft jahrelange Entwicklung mit sich bringt, schieben meist die technisch-konstruktive Seite in den Vordergrund. Der Mensch hingegen wird zu spät und ungenügend eingeplant und muß im Leistungsprozeß die Lücke schließen, die die technischen Einrichtungen nicht auszufüllen vermögen. In den meisten Fällen hört die Betriebsmittelgestaltung mit der Lösung der technischen Probleme auf. Eine arbeitsphysiologische Bestgestaltung der menschlichen Arbeit ist aber nur durch eine sinnvolle Synthese der technischen Aufgaben mit den physiologischen Gegebenheiten möglich, die dann zusammen den optimalen wirtschaftlichen Erfolg ausmachen. Der Mensch und die Betriebsmittel müssen also als eine geschlossene Einheit arbeiten und deshalb auch als solche geplant werden.

Die Hauptgründe einer arbeitsphysiologisch unzweckmäßigen Betriebsmittelgestaltung sieht *Lehmann*[2] in einem gewissen Betriebskonservativismus und einer Maschinen- und Werkzeugblindheit. Auch ist die Fähigkeit des Menschen, Unzweckmäßiges zu ertragen, bei weitem größer als die Fähigkeit und der Wille, diese Mißstände zu ändern[3]. Dem gegenüber steht der Ausspruch *Pentzlins*[4], der behauptet: „Ich glaube sogar, daß es gut ist, wenn es möglichst viele Menschen gibt, die körperlich faul sind, denn nur von ihnen kann echte Arbeitserleichterung kommen." Der Wille, mit dem Althergebrachten und Unzweckmäßigen zu brechen, muß stark genug sein um die Trägheit zu überwinden. Jede Änderung wird anfänglich auf Umstellschwierigkeiten und Ablehnung stoßen und somit einen Leistungsabfall hervorrufen, der aber in kurzer Zeit überbrückt werden kann. Ferner dürfen sich die Konstrukteure nicht nur von ihren ästhe-

---

[1] Vgl. REFA-Buch, Band 1, a. a. O., S. 72.
[2] Lehmann, G.: Praktische Arbeitsphysiologie, a. a. O., S. 204.
[3] Lehmann, G.: ebenda, S. 208.
[4] Pentzlin, K.: Rationalisierung — eine Erfindung des Teufels?, a. a. O., S. 32.

tischen Prinzipien leiten lassen und die technische Leistung sowie Formschönheit und Gefälligkeit noch vor die arbeitsphysiologische Zweckmäßigkeit stellen. Die allgemeine Behauptung, daß „das wirklich Zweckmäßige und Praktische letzten Endes auch schön ist", hat ebenso für die Arbeitsplatz- und Betriebsmittelgestaltung Gültigkeit.[1]

Die Werkzeuggestaltung

Ursprünglich war das Werkzeug das einzige Arbeitshilfsmittel, dessen sich der Mensch zur Arbeitsverrichtung bediente. So haben sich über Jahrtausende Werkzeugformen fast unverändert erhalten, ungeachtet der Weiterentwicklung und Verbesserung auf anderen technischen Gebieten. Wenn sich auch im Laufe der Zeit in vielen Fällen automatisch eine Auslese zugunsten der zweckmäßigen Gerätschaften ergab, so haben doch zahlreiche unzulängliche Werkzeuge die Zeiten überdauert. Sie gilt es ebenso zu beseitigen wie die arbeitstechnisch sinnlose und wirtschaftlich unbegründete Vielzahl an Einzelformen.

Alle Werkzeuge entstanden aus dem Gedanken, die menschliche Arbeitskraft wirksamer zu gestalten, wie z. B. durch eine Verlängerung des Hebelarms die Kraftentfaltung der Gliedmaßen zu vergrößern. *Hilf*[2] spricht von einer „verlängerten Hand". Diese Aufgaben kann ein Werkzeug aber nur dann erfüllen, wenn es zweckentsprechend gestaltet ist und dadurch eine günstige Kraftentfaltung ermöglicht wird.

Die *Wirkseite* des Werkzeuges ist dabei die eigentliche Arbeitsseite, die auf das Werkstück einwirkt und den Leistungserfolg aufzeigt. Ihre Beschaffenheit richtet sich ganz nach der zu verrichtenden Arbeitsart. Daß einwandfreie, gepflegte Werkzeuge eine größere Leistung ermöglichen als z. B. schadhafte, stumpfe und ungepflegte Geräte, braucht nicht besonders betont zu werden.

Die *Handseite* des Werkzeuges dient zur Kraftübertragung vom Körper über das Werkzeug auf den Arbeitsgegenstand. Sie stellt die Aufwandseite dar. Eine günstige Kraftentfaltung ist nur dann möglich, wenn die Angriffsfläche der Hand, der Kraftansatzpunkt, hinsichtlich Form, Größe und Oberflächenbeschaffenheit zweckmäßig gestaltet ist. Je größer die Handfläche ist, die mit dem Werkzeuggriff in Berührung kommt, desto größer ist auch die Kraftübertragung. Beispielsweise bildet sich durch eine plastische Masse am Versuchswerkzeug bald eine natürliche, durch die Arbeit bedingte Abdruckfläche, nach der die Griffgestaltung erfolgen kann. Ebenso können Abnutzungen am Gerätegriff Hinweise auf unzweckmäßige Formgebungen liefern. So wurde bei schlechter Griffgestaltung bei gleichbleibender Leistung gegenüber einem Werkzeug mit günstigem Griff ein Energiemehrverbrauch von 25 % festgestellt[3].

Die Länge des Werkzeugschaftes oder -stieles wird maßgeblich von der gewünschten Hebelwirkung und somit von der Kraftübertragung bestimmt.

---

[1] Lehmann, G.: Praktische Arbeitsphysiologie, a. a. O., S. 178.
[2] Hilf, H. H.: Arbeitswissenschaft, a. a. O., S. 178.
[3] Pentzlin, K.: Arbeitsrationalisierung, a. a. O., S. 23.

Von Bedeutung ist außerdem das Gewicht der Arbeitsgeräte. Zu leichte Werkzeuge können dabei wegen der zu geringen Kraftentfaltung ebenso unzweckmäßig sein wie zu schwere, die eine zu rasche Ermüdung bewirken. Oft benutzte schwere Arbeitsgeräte sollen daher auch federnd und griffgünstig aufgehängt werden. Neben einer physischen Entlastung ist dadurch eine bedeutende Leistungssteigerung zu erzielen.

Die Oberflächenbeschaffenheit des Griffes bzw. der Handansatzflächen hat der Griffsicherheit Rechnung zu tragen. Zu glatte Griffe erhöhen die Gefahr des Entgleitens und Rutschens und setzen die Kraftübertragung herab. Auch an die Korrosionsbeständigkeit, die Isolier- und Wärmeleitfähigkeit sowie an eine gute Reinigungsmöglichkeit sollte gedacht werden.

Als Leitgedanken für die Werkzeugbeschaffenheit wollen wir nochmals *Hilf*[1]) zitieren: „Wer sein Werkzeug liebt, der pflegt es; wer sein Werkzeug pflegt, dem hilft es."

Die Maschinengestaltung

„Die Grenze zwischen Maschine und Werkzeug ist fließend."[2]) So gibt es Maschinen, die Werkzeuge sind, weil sie wie solche gehandhabt werden, und ebenso können wir sagen, daß es Werkzeuge gibt, die Maschinen sind, wenn wir nur an maschinelle Geräte wie Motorsägen, Preßlufthämmer und Elektrobohrer denken.

Die Stärke der maschinellen Arbeitsleistung liegt in der ständigen, exakten Wiederholung gleichförmiger, möglichst einfacher Arbeitsvorgänge.

Die Stärke der menschlichen Arbeitsleistung hingegen liegt in der vielseitigen Einsatzmöglichkeit. Der Mensch ist eine „Mehrzweckmaschine", die eine Vielzahl von schwierigen, verschiedenartigen Leistungsprozessen zu einem sinnvollen Ganzen koordinieren kann. Es darf aber nicht, wie es vielerorts, durch die fortschreitende Arbeitsteilung bedingt, anzutreffen ist, zu einer Besetzung der Arbeitsplätze mit überqualifizierten Arbeitskräften kommen. Der Mensch soll „keine Handgriffe verrichten, sondern Arbeitsaufgaben vollbringen"[3]), während die Maschine die einfachen Handgriffe übernehmen kann.

Bei älteren Maschinen erfolgen noch alle Bearbeitungsgänge des Werkstückes durch die aktive psychophysische Betätigung des Arbeiters, der z. B. das Werkstück ein- und ausspannt, an den Drehbänken den Vorschub selbst regelt und die gesamte Maschine steuert. Eine weitgehende Entlastung für den Arbeiter bedeutet die halbautomatische Maschine, bei der das Werkzeug zwar manuell ein- und ausgespannt werden muß, aber der Vorschub von der Maschine selbsttätig übernommen wird. Die nächste und höchste Entwicklungsstufe ist der Vollautomat, der den Menschen von der noch verbleibenden physischen Belastung des Ein- und Ausspannens be-

---

[1]) Hilf, H. H.: Arbeitswissenschaft, a. a. O., S. 173.
[2]) Lehmann, G.: Praktische Arbeitsphysiologie, a. a. O., S. 197.
[3]) Schirm, R. W.: Zersplitterung oder Erweiterung der Arbeitsaufgabe? Kritische Gedanken zur Gestaltung der menschlichen Arbeit, in: REFA-Nachrichten 1957, Heft 4, S. 124

freit und durch die Selbststeuerung und Selbstkorrektur des gesamten Leistungsprozesses ihn auch psychisch entlastet. Der Mensch ist also im Laufe der technischen Entwicklung von der ihn psychophysisch beanspruchenden exekutiven Arbeit weitgehend befreit worden und ist heute oft nur noch der Programmierer der Automaten.

Neben der Entlastung des Menschen von menschenunwürdigen Arbeitsverrichtungen liegt der Vorteil der Automaten in der rascheren Arbeitsweise. So geben z. B. elektronisch gesteuerte Maschinen ihre Befehle mit Lichtgeschwindigkeit weiter, während die obere Grenze der Leitgeschwindigkeit unserer Nerven nur etwa 60 m/sek beträgt. Aus diesem Grund können Fehler früher erkannt und sofort korrigiert werden, was sich wiederum in einer gleichbleibenden Qualität ausdrückt. Neben einer größeren Kraftentfaltung, die die Maschinen, die nicht durch Menschenkraft angetrieben werden, entwickeln, ist ein weiterer Vorteil in ihrer energiewirtschaftlich günstigeren Arbeitsweise zu sehen.

Beispiele einer arbeitsphysiologischen Rationalisierung durch eine Mechanisierung der Produktion gibt uns *Ermanski*[1]), der Kosten und Leistung von Hand- und Maschinenarbeit gegenüberstellt und zu dem Ergebnis kommt, daß die Maschinisierung eines Arbeitsplatzes erst ab einer bestimmten Produktionsmenge wirtschaftlich vertretbar ist.

Kosten und Leistung bei Mechanisierung der Produktion

Schnittfläche in qm Tagesleistung	Hand- und Bandsägearbeit		Verarbeitetes Mehl kg Tagesleistung	Hand- und Maschinenknetarbeit	
	DM	DM		DM	DM
0,1	0,137	0,319	10	0,0787	0,449
0,2	0,274	0,338	30	0,1575	0,460
0,3	0,411	0,357 (!)	50	0,3937	0,502
0,4	0,548	0,376	70	0,5512	0,528 (!)
0,5	0,685	0,395	90	0,708	0,552
0,6	0,822	0,414	. . .	. . . . .	. . . . .
0,7	0,959	0,436			
. . .	. . . . .	. . . . .			

Eine ähnliche Untersuchung über die arbeitsphysiologisch und somit auch wirtschaftlich zweckmäßigste Antriebsart von Nähmaschinen[2]) brachte das Ergebnis, daß der geringste Energieverbrauch bei der weitaus höchsten Arbeitsgeschwindigkeit von der elektrisch angetriebenen Nähmaschine erreicht wird.

---

[1]) Ermanski, J.: Theorie und Praxis der Rationalisierung, Wien-Berlin 1928, S. 266.
[2]) Ermanski, J.: ebenda, S. 266.

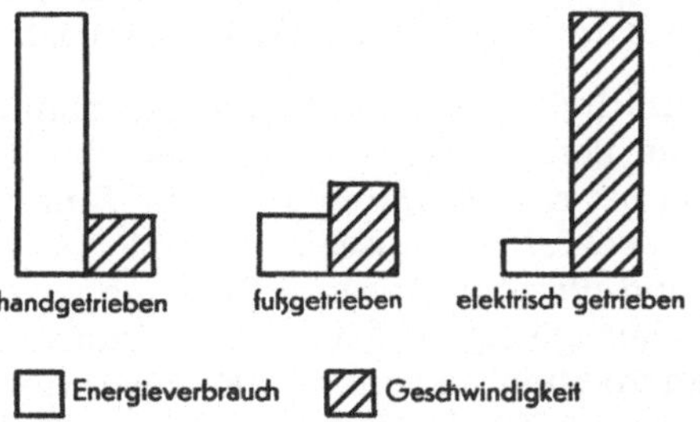

Diese Untersuchungen sollen für viele andere gelten, die aus Gründen einer arbeitsphysiologischen Rationalisierung vorgenommen wurden.

Besondere Bedeutung kommt der Gestaltung der Bedienungselemente an den Maschinen zu. Sie dienen zur Übertragung der Willensäußerungen. Die gesamte Bedienung soll mit möglichst geringer Bewegung und kleinem Kraftaufwand erfolgen. Das bedeutet, daß sämtliche Steuerungsteile, wie Hebel, Handräder, Kurbeln und Schalter, innerhalb des physiologischen Griffbereiches liegen. Dadurch kann „der Tanz um die Maschine", wie *Pentzlin*[1]) schreibt, vermieden werden. Ein eindrucksvolles Beispiel einer wohldurchdachten Anordnung von Steuerungseinrichtungen gibt uns *Herig*[2]).

Rationelle und unrationelle Anordnung der Maschinenbedienteile

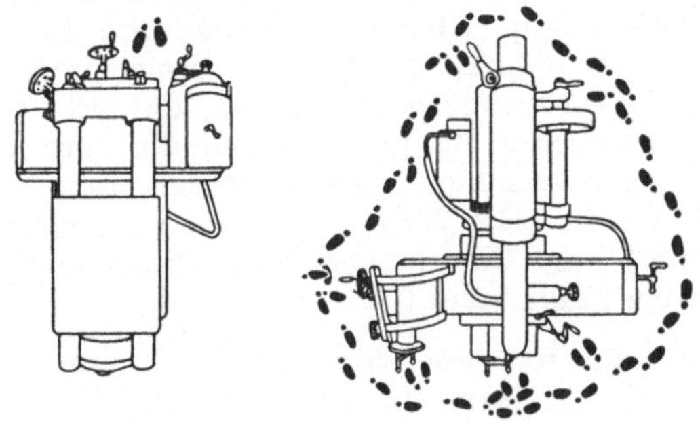

Auch der Bedienungsgalgen, eine schwenkbare Bedienungstafel, die bei Großaggregaten und Mehrstellenbearbeitungen von Vorteil ist, kann als technisch und arbeitsphysiologisch günstige Gestaltung der Steuerungselemente angesehen werden.

Anordnungskriterien für die Bedienteile können die Gebrauchshäufigkeit, die zu überwindenden Arbeitswiderstände sowie Unfallschutzmaßnahmen u. ä. m. sein.

---

[1]) Pentzlin, K.: Arbeitsrationalisierung, a. a. O., S. 31.
[2]) Herig, K. bei Hilf, H. H.: Arbeitswissenschaft, a. a. O., S. 180.

Die Arbeitswiderstände sollen möglichst gering gehalten werden. Zusammen mit kurzen Wegen ergeben sich kleine Griffzeiten, was in Gefahrenmomenten und bei Korrekturen von Wichtigkeit ist.

Auch auf die Sinnfälligkeit der Bedienungselemente ist zu achten, d. h. alle Bewegungen an den Bedienteilen müssen eine entsprechende, gleichgerichtete Wirkung bei der Maschine auslösen. Eine Gegenläufigkeit führt vor allem im Gefahrenfall zu falschen Reaktionen und ruft im Normalfall Hemmungen und unnötige nervöse Belastungen hervor. Selbst geringe Verbesserungen, gleichgültig welcher Art, können oft bei einer täglich tausendfachen Handhabung bedeutende Erleichterungen für den Arbeiter und wesentliche wirtschaftliche Erfolge für die Unternehmung bringen.

c) Die Gestaltung des Arbeitsprozesses

Die Arbeit des Menschen ist etwas Lebendiges, ist der Ausdruck seiner Willens- und Körperkräfte und kann nur als Gesamtheit betrachtet werden. Jeder Mensch drückt ihr, dort wo es ihm die Organisation des Arbeitsprozesses erlaubt, seinen persönlichen Stempel auf. Wird diese „persönliche Note" bis in die einzelnen Arbeitselemente durch eine mißverstandene und unphysiologische Arbeitsprozeßgestaltung unterdrückt, vereinheitlicht oder „gedrillt", so geht die persönliche ganzheitliche Beziehung zwischen Arbeit und Mensch verloren.

Vor allem muß hierbei an die Arbeitsablaufanalysen gedacht werden, die die menschliche Arbeitsleistung als eine komplexe Lebensäußerung sehen. Nicht diejenige Arbeitszerlegung ist im Zuge einer Arbeitsverfahrensgestaltung die beste, die möglichst tief, bis in die einzelnen Griffelemente hinein, gliedert, sondern diejenige Analyse, die sinnvoll unterteilt bzw. organisatorisch zweckmäßig wieder zusammenfügt. Es dürfen nur geschlossene Bewegungsabläufe, sogenannte Bewegungsgestalten[1]), als Unterteilungsmaßstäbe herangezogen werden, die sich leicht zusammenfügen lassen. Als analoges Beispiel können die einzeln geschriebenen (Druck-)Buchstaben dem zusammengeschmolzenen einheitlichen Schriftzug gegenübergestellt werden. Bei diesen Problemen gelangen wir bereits in den Bereich der Zeit- und Bewegungsstudien (time- and motion-studies), die ihre Anfänge bei *Taylor* und *Gilbreth* nahmen.

Die Arbeitsablaufstudie soll besonders eine Bereinigung und Entstörung des Arbeitsprozesses erreichen. Im Vordergrund stehen die Fragen der Wirksamkeit, Struktur und Ausnutzung der Bewegungsabläufe. Hierfür kann festgehalten werden, daß zuviel Bewegungen wegen ihres vergeudeten Energieverbrauchs ebenso zu vermeiden sind wie zuwenig. Besonders gilt es die unökonomischen Eigenbewegungen des Körpers zu beseitigen bzw. sie auf einen Optimalbetrag einzuschränken. Nebenleistungen sollen vom Arbeiter nur dann ausgeführt werden, wenn sie in der Kette der arbeitsphysiologischen und -psychologischen Ablaufreaktionen nicht als Fremdkörper und somit als störend und leistungsspaltend wirken. Bei einseitiger Belastung können sie geradezu zur Auflockerung und zum Ausgleich dienen. Es kann also eine Fraktionierung der Arbeit durchaus günstige Auswirkungen auf Leistung und Ermüdung haben.

---

[1]) Bramesfeld, E.: Arbeitsstudium und Arbeitsbelastung, a. a. O., S. 13.

Bei jeder Arbeitsablaufgestaltung ist darauf zu achten, daß möglichst viel lebendige Energie erhalten bleibt, was z. B. durch Ausnutzung der oft unproduktiven Leerbewegungen geschehen kann. Abgerundete, rhythmische, schwungvolle und frei ausklingende Bewegungen sind eckigen, gezielten und abgebremsten, die leicht verkrampft wirken, vorzuziehen.[1]

Mit der Arbeitsprozeßgestaltung hängt eng das Problem der richtigen Arbeitsverteilung und Arbeitsteilung zusammen. Eine erdrückende Arbeitsfülle wirkt sich ebenso ungünstig auf den Kräftehaushalt des Leistenden aus wie beispielsweise ein Arbeitsmangel, denn der Mensch strebt immer — bewußt oder unbewußt — eine Zeit- und Arbeitsteilung an. Daher soll die Arbeitsorganisation als Arbeitsprozeßgestaltung diesem in der Natur des Menschen liegenden Bestreben entgegenkommen. Der arbeitsphysiologische und wirtschaftliche Erfolg wird auf dem Fuße folgen.

Eine genaue analytische Betrachtung einzelner Arbeitsprozesse ist im Rahmen dieser Arbeit wegen der Vielzahl der sich unterscheidenden Bewegungsabläufe nicht angebracht. Wir wollen uns daher mit einer kurzen Untergliederung der Bewegungen, wie sie *Schnewlin*[2] bringt, begnügen, der von Leistungsbewegungen, leistungsbedingten Bewegungen und Nichtleistungsbewegungen spricht.

Echte Leistungsbewegungen sind Arbeitsbewegungen, die der Leistungserstellung direkt zugute kommen, d. h. den Leistungserfolg unmittelbar bewirken. Die gesamten Bestrebungen der Arbeitsprozeßgestaltung zielen daher auf eine Intensivierung dieser produktiven Bewegungen ab.

Die *leistungsbedingten* oder *unechten* Leistungsbewegungen sind zusätzlich erforderliche Bewegungen, die den eigentlichen Leistungserfolg überhaupt erst ermöglichen. Wir bezeichnen sie auch als Hilfs- oder Vorbereitungsarbeiten. Oft tragen sie die Kennzeichen von Abwechslungs- und Erholbewegungen und wirken ausgleichend und ermüdungseinschränkend.

Die *Nichtleistungsbewegungen* sind zum Leistungserfolg entbehrlich. Sie tragen nicht zur eigentlichen Leistungserstellung bei und entstehen vor allem bei Störungen oder zur Korrektur von Fehlleistungen.

Zwei Beispiele sollen dies näher beleuchten.

Arbeitsart	Leistungsbedingte Bewegungen	Leistungsbewegung	Nichtleistungsbewegung
Montagearbeit	Bereitstellen der Teile auf der Werkbank	Montage der Einzelteile	Aufheben eines von der Werkbank gefallenen Teils
Schreibmaschinenarbeit	Ein- und Ausspannen der Briefbogen	Schreibarbeit	Korrektur eines Schreibfehlers

---

[1] Knayer, M.: Arbeitsgestaltung, Kinetographie und Bewegungsharmonie, in REFA-Nachrichten 1957, Heft 1, S. 14.
[2] Schnewlin, H.: Leistungsverdichtung, a. a. O., S. 33 ff.

Eine weitere Forderung an die Bewegungsgestaltung ist die Anpassung der Arbeitswiderstände an die einzusetzenden Muskelpartien. Bewegungen sollen nur mit den Körperteilen und Muskelgruppen ausgeführt werden, die für die entsprechende Leistungserstellung den jeweils niedrigsten Ermüdungswert haben. Nach dem Ermüdungswert der Muskelpartien können wir klassifizieren in[1])

> Fingerbewegungen,
>
> Finger- und Handbewegungen,
>
> Finger-, Hand- und Unterarmbewegungen,
>
> Finger-, Hand-, Unter- und Oberarmbewegungen,
>
> Finger-, Hand-, Unter-, Oberarm- und Rumpfbewegungen.

Wir wollen also festhalten, daß auch das Durchdenken, d. h. die Entwicklung, Gestaltung und Organisation der Arbeitsverfahren zu den Aufgaben der angewandten Arbeitsphysiologie gehört.

d) Die Gestaltung des Arbeitstempos

Mit der Intensivierung der Arbeit kommt es zwangsläufig zu einer Veränderung vieler Arbeits- und Arbeitsumweltfaktoren, die sich leistungsphysiologisch niederschlagen.

Für den Menschen besonders einschneidend ist die mit der „Tendenz zum kleinsten Muskel" ihm durch die technische Entwicklung auferlegte stetig wachsende Arbeitsgeschwindigkeit. Aus diesem Grunde gehören auch die Fragen des Arbeitstempos mit zu dem Problemkreis der arbeitsphysiologischen und wirtschaftlichen Überlegungen.

Die normale und für den menschlichen Muskelapparat geeignetste Bewegungsform ist die einfache Hin- und Herbewegung, bei der zwei gegeneinander wirkende Muskelgruppen in Aktion treten. Die Folge ist ein wechselseitiges Auspressen und Einströmen des Blutes als vorteilhafteste Durchblutungsart. „Diese günstigen Verhältnisse finden sich aber offenbar nur dann", wie *Lehmann*[2]) schreibt, „wenn die Bewegung mit einer ganz bestimmten Geschwindigkeit erfolgt." Daraus leitet sich die arbeitsphysiologisch wichtige Erkenntnis ab, daß es für *jede* Pendelbewegung unserer Gliedmaßen — und sie stellen die Mehrzahl der bei der Arbeit auftretenden Bewegungsformen dar — eine Optimalgeschwindigkeit gibt. Damit ist aber auch gleichzeitig zum Ausdruck gebracht, daß es eine optimale Arbeitsgeschwindigkeit *schlechthin* nicht gibt. Sie richtet sich letzten Endes nach der Bewegungsform, den Arbeitswiderständen, die überwunden werden müssen, den danach eingesetzten Muskelgruppen sowie besonderen von Person zu Person verschiedenen anatomischen Gegebenheiten. Mit anderen Worten: Jeder Mensch hat seine persönliche Arbeitsweise, sein individuelles Arbeitstempo, d. h. jeder Organismus „funktioniert" etwas anders. Demnach benötigen größere Muskeln eine längere

---

[1]) Falk, B.: Analyse von Arbeitsplätzen und Arbeitsmethoden, in: Der Betrieb, 1958, Heft 19, S. 523.

[2]) Lehmann, G.: Muskelarbeit, a. a. O., S. 63.

Kontraktions- und auch Extensionszeit als beispielsweise kleinere, schwächere Muskeln. Sollen die Muskeln ausreichend mit Energieträgern versorgt und von Stoffwechselprodukten befreit werden, d. h. soll der Ermüdungsvorgang eingeschränkt werden, so sind wir bei der Gestaltung der Arbeitsgeschwindigkeit an das Optimalverhältnis von Kontraktions- und Erholungszeit gebunden.[1])

Die weitverbreitete Annahme, ein rasches Arbeitstempo sei ermüdender als ein langsames, führt daher allzu leicht zu Fehlschlüssen. Ein gegenüber dem Optimaltempo zu langsames Arbeiten erhöht den Anteil statischer Ermüdungskomponenten, während ein zu rasches Arbeiten wiederum leicht eine unvollständige Ermüdung verursachen kann. Im allgemeinen ist eine raschere Bewegung wegen der günstigeren Durchblutungsverhältnisse einem gedrosselten Arbeitstempo vorzuziehen.

Die ökonomische Grenze liegt in diesen Fällen in der Größe des Energieumsatzes, der vom Muskel gefordert wird.[2]) Die absolute Grenze setzt uns aber die Reaktionsgeschwindigkeit unseres Muskel- und Nervensystems. Daß das Arbeitstempo für Dauerleistungen wesentlich unter dem physiologischen Geschwindigkeitsmaximum liegen und jedes überhöhte Arbeitstempo zu einer psychophysischen Überforderung und wirtschaftlich zu einer ermüdungsbedingten Minderleistung führen muß, braucht nicht näher erörtert zu werden.

Eine besondere Bedeutung für die Arbeitsablaufgestaltung kommt dem *Rhythmus* zu. Wenn wir von optimalem Arbeitstempo sprechen, so müssen wir zwischen der allgemein günstigen Arbeitsgeschwindigkeit für eine bestimmte Bewegungsform und der individuellen Bestgestaltung unterscheiden. Neben der uns bekannten biologischen Tagesrhythmik, die sich ebenfalls in der Leistungsdichte widerspiegelt, hat jeder Mensch seine *„Eigenschwingung"*, die er bei allen Leistungsprozessen unwillkürlich anstrebt. Eine Einschränkung, Unterdrückung oder sogar eine dem persönlichen Rhythmusempfinden entgegenlaufende Tempogestaltung muß ihre psychophysischen Auswirkungen haben. Der für die Mechanik günstigste, immer gleichförmig rasche Bewegungsablauf, wie ihn dem Menschen die Maschine und oft auch noch das Fließband aufzwingt, läßt sich nicht ohne nachteilige Folgen auf die „lebendige Arbeit" übertragen.

Grundlegend sollten alle in bestimmter zeitlicher Folge wiederkehrenden Bewegungen für den Arbeiter rhythmisiert, d. h. durch die maschinellen Anlagen taktbetont werden[3]), ohne daß die Bindung aber als zwingend empfunden werden darf. Die arbeitsphysiologische Bedeutung des Rhythmus liegt in seiner „Anreizwirkung"; denn bei einer optimalen Tempogestaltung der Bewegungsabläufe, d. h. einer zeitlich günstigen Aufeinanderfolge von Innervationen, wird jeder vorhergehende Funktionsreiz mit seinen Reizrestwerten zum Anreiz des nächstfolgenden.

---

[1]) Vgl. Graf, O.: Arbeitsphysiologie, a. a. O., S. 70.
[2]) Vgl. Lehmann, G.: Menschliche Arbeit als Objekt, a. a. O., S. 88.
[3]) Vgl. Pentzlin, K.: Arbeits-Rationalisierung, a. a. O., S. 68.

e) Sonderprobleme der Fließbandarbeit

Die Tatsache, daß am Fließband stereotyp wiederkehrende Arbeitsleistungen zu erbringen sind, ermöglicht eine den psychophysischen Leistungsanforderungen weitgehend angepaßte Gestaltung der Arbeitsbedingungen. Leider treten aber in der Person des Arbeiters oder im technischen Leistungsprozeß liegende Schwierigkeiten auf, die die Gestaltung der Leistungsvorbedingungen für Fließbandarbeiten problematisch erscheinen lassen. Mensch und Maschine sind bei Fließbandarbeiten nämlich so eng miteinander gekoppelt, daß sich aus deren grundverschiedenen Eigengesetzmäßigkeiten besonders viele und schwerwiegende Konfliktsituationen ergeben können.

Eines der Hauptprobleme ist die Schaffung gleichwertiger, d. h. nach psychophysischen Anforderungskomponenten *und* zeitlicher Belastungsdauer abgestimmter Arbeitsplätze. Da die Fließbandarbeit arbeitsorganisatorisch auf einer wohldurchdachten Arbeitsteilung aufbaut, besteht für die Arbeitsgestalter die Schwierigkeit in einer arbeitsphysiologisch und produktionstechnisch günstigen Zerlegung des Gesamtleistungsprozesses in einzelne, verselbständigte Teilprozesse, die durch das Band wieder verknüpft werden. Arbeitsphysiologisch soll jeder Arbeitsplatz des Bandes eine gleich große psychophysische und leistungsbedingte Belastung für den Arbeiter darstellen. Eine leistungsgerechte Abstimmung der Einzelplätze kann zwar durch eine entsprechende Fraktionierung des Gesamtprozesses erreicht werden, es fragt sich aber, ob diese rein arbeitsphysiologisch zweckmäßige Zergliederung auch arbeitstechnisch sinnvoll und produktionstechnisch durchführbar ist.

Unterschiedliche Belastungen entstehen schließlich auch durch den arbeitenden Menschen und seine verschieden große Eignung zu Fließbandarbeiten. Es ist daher besonders wichtig, die Fließbandarbeiter zuvor einer Eignungsprüfung zu unterziehen, denn nicht jeder Mensch eignet sich für solche sich wiederholenden taktgebundenen und einfachen Arbeiten. Auf monotonieempfindliche Personen wirken sie belastend, störend und somit leistungshemmend. Andere Arbeiter — und dabei vor allem Frauen — sind wiederum geradezu für monotone Arbeiten geschaffen. Für sie ist das in einem bestimmten gleichförmigen Zeitmaß Wiederkehrende nervlich entlastend und gibt den Aufmerksamkeitsbereich mehr oder minder frei. Bei dem einen erweckt die taktgebundene Arbeit also das Gefühl des Zwanges, der Einförmigkeit und des Gehetztseins, bei dem anderen macht sich die anspornende, mitziehende Wirkung des Bandes günstig bemerkbar[1].

Die positive Wirkung des Bandes liegt in der physischen und psychischen Entlastung für den monotonieunempfindlichen Arbeiter. So übernimmt das Band den An- und Abtransport des Werkstückes. Jedes neu herangebrachte Stück wirkt von selbst als Leistungsantrieb, ohne daß jedesmal von neuem ein Willensimpuls vom Arbeiter aus erfolgen muß.

---

[1] Bornemann, E.: Psychologische Wege zur Minderung der Ermüdung in Betrieb und Schule. Ermüdung, ihre Erscheinungsformen, a. a. O., S. 137.

Durch die Gleichförmigkeit der Bewegungen und das Gleichmaß ihrer Wiederkehr tritt alsbald eine Leistungsverdichtung auf, weil bei gleichbleibenden Reizen die Stadien der Orientierung und Koinzidenz zeitlich enger zusammenrücken können. Denn erst durch die Auffassung des Reizes nach seiner Art (Orientierung) und seine Ausdeutung und Abstimmung (Koinzidenz) kann es zu dessen Identifizierung kommen. Erst jetzt wird der Reiz weitergeleitet und kann zu einer Reaktionsbewegung führen.

Aus diesem Grund hängt die Leistungsabstimmung eng mit dem Problem der Taktbemessung und daher auch mit der Frage der Bandgeschwindigkeit zusammen. Generell ist das Tempo des Fließbandes unter Einschluß eines angemessenen Erholungszuschlages so abzustimmen, daß Identifikation und Reaktion bereits abgeschlossen sind, aber noch nachwirken, um einen neuen gleichartigen Reiz einleiten zu können. Im allgemeinen hat sich die Taktbemessung nach dem „schwächsten Glied" des Bandes zu richten, mit der Wirkung, daß dem Geschickteren und schneller Arbeitenden oder dem durch eine ungleiche Leistungsverteilung an den Arbeitsplätzen weniger Belasteten größere Pausen als dem Arbeiter am „Engpaß" zukommen [1]).

Eine Falschbemessung des Taktes bzw. eine arbeitsphysiologisch unzureichende Leistungsabstimmung kann neben gesundheitlichen Schäden zu betrieblichen Störungen führen, die sich vor allem bei starrer Taktbindung als arbeitsablaufbedingte Wartezeiten über das ganze Band fortpflanzen [2]). Um diese Verlustzeiten bei den nachgeschalteten Arbeitsplätzen zu vermeiden, ist man vielfach von der strengen Taktgebundenheit ab- und zur loseren Taktbindung übergegangen. In diesem Fall sind „Puffer" in Form einiger zwischen den einzelnen Arbeitsplätzen auf dem Band lagernder Werkstücke zwischengeschaltet, die die kurzfristigen Verzögerungen aufzunehmen vermögen, aber nach kurzer Zeit durch Beschleunigung des Arbeitstempos wieder aufgeholt werden müssen. Länger dauernde, in der Person des Arbeiters liegende Unterbrechungen sind durch den Einsatz sogenannter „Springer" vermeidbar, die im Gegensatz zu den normalen ungelernten oder angelernten Fließbandarbeitern als höher qualifizierte Arbeitskräfte an jedem der Arbeitsplätze aushilfsweise eingesetzt werden können.

Es wäre günstig, durch einen gegenseitigen Austausch der Arbeitskräfte von Platz zu Platz, soweit es deren Eignung zuläßt, Springer heranzubilden und vor allem der größten arbeitsphysiologischen Gefahr des Fließbandes, der einseitigen Belastung, entgegenzuwirken, die zu Haltungsfehlern, Gelenkschäden, Sehnenscheiden- und Nervenentzündungen führen kann. [3])

Wenn schon auf das Arbeitstempo durch Taktvorgabe und Pausenregelung Einfluß genommen wird, so kann der Arbeitsprozeß am Fließband auch so gestaltet werden, daß er der physiologischen Leistungsbereitschaftskurve entspricht. [4])

---

[1]) Lehmann, G.: Arbeitsorganisation, a. a. O., S. 18.
[2]) Graf, O.: Studien über Arbeitspausen, a. a. O., S. 33.
[3]) Hilf, H. H.: Arbeitswissenschaft, a. a. O., S. 197.
[4]) Vgl. auch S. 25 ff.

8*

Graf[1]) beweist durch seine Untersuchungen, daß die technische Lösung einer dem Biorhythmus des Menschen angepaßten Bandgeschwindigkeit ohne große Schwierigkeiten erreichbar ist. Leider hat die Praxis nur in den wenigsten Fällen diese arbeitsphysiologischen Erkenntnisse wirtschaftlich ausgewertet.

Eine Griffeldstudie, wie sie uns *Graf*[2]) gibt, zeigt recht deutlich, inwieweit der Arbeiter die ihm zur Verfügung stehende Taktzeit für die Leistungserstellung benötigt. Bei hoher Arbeitsintensität, d. h. bei großer arbeitsphysiologischer Leistungsbereitschaft und im ermüdungsfreien Zustand, kann er dem Werkstück vorgreifen, während er in den Zeiten herabgesetzter Aktivität und bei fortgeschrittener Ermüdung allmählich in Zeitdruck gerät. Auch Menschen mit geringerer Belastbarkeit und höherer Monotonieempfindlichkeit lassen sich durch derartige Griffeldstudien am Fließband feststellen.[3]) Schnelle, sogenannte Tempoarbeiter können erkannt und überall dort eingesetzt werden, wo die Gefahr von Stauungen besonders groß ist. Auch eignen sich diese besonders zu Springern. Gegen Zeitdruck empfindliche Personen werden am besten an den Bandanfang gestellt, weil dort Schwankungen nicht oder zumindest seltener auftreten.

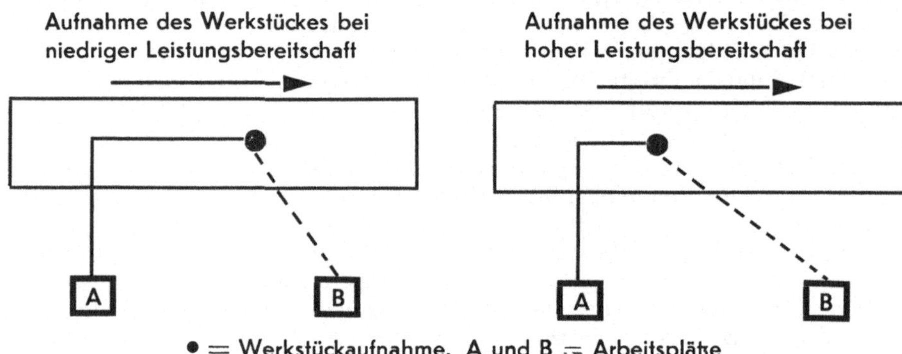

● = Werkstückaufnahme. A und B = Arbeitsplätze

Der Bandlauf hat, vom Arbeiter aus gesehen, von links nach rechts zu erfolgen. Das bedeutet, daß, mit Blick in Laufrichtung des Bandes, die Arbeitsplätze auf der rechten Seite anzuordnen sind, weil die linke Hand greift und assistiert, während die rechte, meist leistungsstärkere Hand die eigentliche Arbeitshand darstellt. Linkshänder, die durchschnittlich als reine Linkshänder 5—6 % ausmachen, werden vorteilhafter auf die gegenüberliegende Seite gestellt.

Leider finden wir in der Praxis in den wenigsten Fällen einen diesen Erkenntnissen entsprechenden nach Tempo- und Rhythmusgruppen zusammengestellten Einsatz von Arbeitskräften.

[1]) Graf, O.: Studien über Fließarbeitsprobleme an einer praxisnahen Experimentieranlage. Forschungsbericht Nr. 114 des Wirtschafts- und Verkehrsministeriums Nordrhein-Westfalen.

[2]) Graf, O.: Triebfedern, a. a. O., S. 47 f.

[3]) Vgl. auch Pentzlin, K.: Arbeits-Rationalisierung, a. a. O., S. 154 ff.

3. Die zweckmäßige Gestaltung der sekundären Arbeitsbedingungen

Nach der Stellungnahme zu den Problemen der Arbeitszeitorganisation und der Gestaltung der primären Arbeitsvorbedingungen soll nun die Frage aufgegriffen werden, inwieweit die sekundären Arbeitsbedingungen sich leistungsphysiologisch auswirken. Es werden darunter alle Einflußfaktoren verstanden, die sich nicht auf den einzelnen Arbeitsplatz direkt beschränken, sondern als Arbeitsumwelt und deren Kräfte in Erscheinung treten.

a) Die Gestaltung der klimatischen Arbeitsbedingungen

Mehrere hunderttausend Menschen arbeiten allein in der Bundesrepublik noch heute unter ungünstigen klimatischen Bedingungen. Die Beseitigung oder zumindest Minderung dieses zusätzlichen Belastungsfaktors ist ebenso wichtig wie die Verbesserung anderer leistungsbeeinflussender Faktoren. Daher soll in den folgenden Ausführungen die arbeitsphysiologische und betriebswirtschaftliche Bedeutung einer Bestgestaltung des Arbeitsklimas behandelt werden.

Im wesentlichen bestimmen Temperatur, Luftbewegung und Luftfeuchtigkeit zusammen das „effektive" Arbeitsklima. Von ihnen hängt die Behaglichkeit, die Leistungsfreude und somit auch die Leistung ab. Der Kampf gegen zu hohe Temperaturen ist dabei meist schwieriger als gegen zu niedrige.[1]

Doch wenden wir uns eingangs zum besseren Verständnis der arbeitsphysiologischen Problematik des Faktors Arbeitsklima grundlegenden physiologischen Erscheinungen zu.

Bekanntlich sind manche Menschen durch Anpassung in der Lage, schwere körperliche Arbeit selbst unter Hitzebelastung ohne Schaden zu ertragen. Aber auch dieser konstitutionell bedingten Anpassung setzt der menschliche Organismus Grenzen. So sorgt beim Menschen eine Art „Thermostat" für einen geregelten Wärmehaushalt; das bedeutet, daß durch einen Regulationsmechanismus Wärmebildung und Wärmeaufnahme der Wärmeabgabe angepaßt werden, es also zu einer ausgeglichenen Wärmebilanz kommt. *Lehmann*[2] teilt diesen Mechanismus in eine chemische und eine physikalische Wärmeregulation ein.

Der *chemische* Wärmeausgleich wird bei niederen Temperaturen durch Erhöhung der Stoffwechseltätigkeit erreicht.

Der *physikalische* Wärmeausgleich ist vor allem bei höheren Temperaturen von Bedeutung, wenn eine Entwärmung des Körpers notwendig ist.

Greifen wir zur Veranschaulichung der Wärmeregulation auf eine Untersuchung von *Lehmann*[3] und deren grafische Darstellung zurück.

---

[1] Lehmann, G.: Arbeitsorganisation, a. a. O., S. 12.
[2] Lehmann, G.: Praktische Arbeitsphysiologie, a. a. O., S. 212f.
[3] Lehmann, G.: Praktische Arbeitsphysiologie, a. a. O., S. 222; Lehmann, G.: Physiologische Forschung, a. a. O., S. 35.

„Die Aufgabe der physikalischen Temperaturregulierung ist es, den Gleichgewichtspunkt zwischen Wärmeabgabe und -aufnahme zu einer Gleichgewichtszone auszuweiten."[1]

Die obere Kurve gibt die im Körper auftretende Wärmeproduktion an, die erst bei höheren Temperaturen durch die vermehrte Kreislaufbelastung sichtbar ansteigt. Diese Verbrennungswärme muß nun nach außen abge-

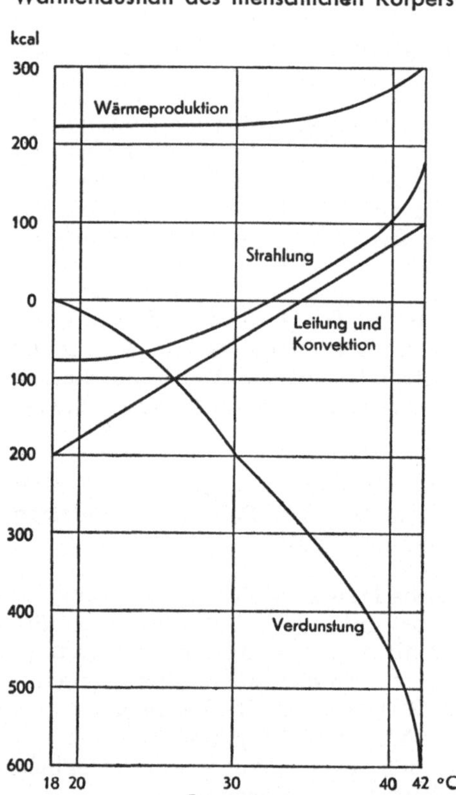

geben werden, was einmal durch *Leitung* und *Konvektion* an die umgebende Luft, ein andermal durch *Strahlung* an umgebende kältere Gegenstände und durch *Verdunstung* erfolgen kann.

Bei normalen Umgebungstemperaturen bietet der Wärmeaustausch keine Schwierigkeiten. So werden die bei etwa 18° C vom Schwerarbeiter erzeugten 250 kcal/h auf dem Wege der physikalischen Wärmeregulierung ausgeglichen. Die Möglichkeit, an die Luft Wärme abzugeben, verschlechtert sich aber mit steigender Temperatur zusehends, bis sie schließlich bei ungefähr 35° C (und einer relativen Luftfeuchtigkeit von ca. 80 %) ganz

---

[1] Lehmann, G.: Praktische Arbeitsphysiologie, a. a. O., S. 217.

aufhört. Bei über 35⁰ C wird sogar von außen her Wärme von umgebenden
wärmestrahlenden Körpern sowie durch Leitung und Konvektion aufgenommen. Den einzigen noch verbleibenden Weg der Wärmeabgabe stellt
nun die Verdunstung dar. So hat z. B. unser Organismus bei 42⁰ C neben
300 kcal Verbrennungswärme noch 180 durch Strahlung und 100 durch
Leitung und Konvektion entstehende Kalorien abzugeben, also zusammen
500 kcal/h, was einer Schweißverdunstung von 1 l/h entspricht. Der
Wärmeentzug erfolgt aber nicht durch die Schweißbildung, sondern erst
durch seine Verdunstung. Dieser enorm große Kalorienwert verdeutlicht
uns, in welch hohem Maß neben schwerer körperlicher Arbeit Tempera-
tureinflüsse als Belastung eine Rolle spielen können, weil der Organismus
ein Wärmegleichgewicht fordert.

Da eine erhöhte Verdunstung eine Steigerung der Kreislauftätigkeit und
eine stärkere Durchblutung der Hautpartien notwendig macht, wird dieses
Blut, das als „Kühlflüssigkeit" dient, den Muskelpartien entzogen. Die
Folge ist eine verminderte Leistungsfähigkeit. Es hat also die Natur den
arbeitsbedingten Energiemehrverbrauch der lebenswichtigen Temperaturregulierung unterstellt und dadurch eine zu hohe Wärmebildung und
Überwärmung des Körpers unterbunden.[1])

Eine allgemeingültige Aussage über die optimale Temperatur schlechthin
kann nicht gemacht werden. Neben den bereits erwähnten Klimafaktoren
Luftfeuchtigkeit und Luftbewegung machen sich hierbei die Gewöhnung
und ein individuell verschieden stark ausgeprägtes Wärmeempfinden
geltend. Auch ist die Art der Arbeit mitbestimmend.

Zwar kann der Mensch eine Temperaturspanne von — 40 bis + 40⁰ C
vorübergehend ertragen[2]), doch ist der Behaglichkeitsbereich wesentlich
kleiner. Leichte, im Sitzen ausgeführte Arbeit läßt z. B. eine Raumtempe-
ratur von 18—22⁰ C als zweckmäßig erscheinen. Bei körperlich schwerer,
bewegungsreicher Arbeit ist dagegen eine Temperatur von 12—18⁰ C
ausreichend, weil die leistungsbedingte Eigenerwärmung des Körpers
hinzutritt.[3]) Auch ist eine jahreszeitliche Verschiebung der Behaglichkeits-
zone im Sommer zu etwas höheren, im Winter zu etwas niedrigeren
Temperaturen feststellbar. Einen Ausgleich kann außerdem eine dem
Klima und der Arbeitsart angepaßte Kleidung schaffen.

Da das Behaglichkeitsgefühl des Menschen von der gesamten Klima-
erscheinung abhängt, muß auch der *Feuchtigkeitsgehalt* der Luft als
leistungsbestimmender Faktor bei der Gestaltung der klimatischen Arbeitsbedingungen Berücksichtigung finden.

Wie wir bereits festgehalten haben, ist mit der Schweißbildung physiologisch noch nichts erreicht, sondern erst mit der Schweißverdunstung.
Diese ist aber von der relativen Luftfeuchtigkeit, d. h. von dem Maß, in

---

[1]) Lehmann, G.: Menschliche Arbeit als Objekt, a. a. O., S. 87.
[2]) Spitzer, H.: Raumklima und Arbeitsplatz im Hüttenwerk, in: Handelsblatt — Die technische Linie, Nr. 20, S. 11.
[3]) Pentzlin, K.: Arbeits-Rationalisierung, a. a. O., S. 44.

dem die Luft noch Wasserdampf aufnehmen kann, abhängig. Der begrenzende Faktor ist also nicht die Höhe der Schweißbildung, die sich anpaßt und steigern läßt, sondern der Wärmeentzug durch Verdunstung.

Wie wir am eigenen Körper erfahren können, ertragen wir trockene Hitze und Kälte leichter als die gleichen Temperaturen bei hohem Feuchtigkeitsgehalt der Luft. Ein feuchtheißes, schwüles Klima drückt also die Leistung ebenso wie ein naßkaltes. Grundsätzlich können wir sagen, daß „die Luft so trocken sein soll, daß die Bildung flüssigen Schweißes vermieden wird"[1]. Indessen kann es Produktionsprozesse geben, die eine hohe Luftfeuchtigkeit für die Be- und Verarbeitung fordern. Zu denken wäre an einige textilverarbeitende Industrien, an Brauereien, Wäschereien, an Treibhäuser und Gärkeller.

Ein weiterer wesentlicher Klimafaktor ist die *Luftbewegung.* Sie fördert die Entwärmung des Körpers durch gesteigerte Konvektion, indem die körpernahe, mit Feuchtigkeit angereicherte Luft weggeführt und gegen trockenere ausgetauscht wird. Ein Beispiel der Abhängigkeit der Leistung von Temperatur, Luftfeuchtigkeit und Luftbewegung gibt uns *Graf*[2].

Abhängigkeit der Leistung von Temperatur, Luftfeuchtigkeit und Luftbewegung

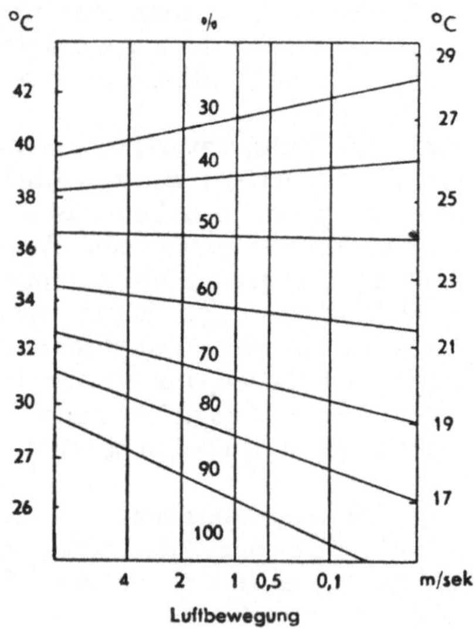

Daraus ist ersichtlich, daß bei 70 % Luftfeuchtigkeit eine günstige Leistung noch bei 19° C Lufttemperatur bei stillstehender Luft erreicht werden kann. Steigt jedoch die Lufttemperatur auf ca. 32° C bei gleichbleibender Luftfeuchtigkeit an, so ist das Leistungsniveau nur bei einer Luftbewegung von 4 m/sek zu halten.

---

[1] Leinenkugel, F.: Anpassung der industriellen Arbeit, a. a. O., S. 32.
[2] Graf, O. bei Hilf, H. H.: Arbeitswissenschaft, a. a. O., S. 84.

Auf besondere Probleme der Beheizung und Belüftung der Arbeitsräume kann nicht näher eingegangen werden. Allgemein wird jedoch die Forderung erhoben, daß alle Klimaanlagen — und darunter sollen Heizkörper, Ent- und Belüftungs- sowie Luftreinigungsanlagen verstanden werden — dem Menschen und der von ihm zu verrichtenden Leistung anzupassen sind. Überheizte, zu trockene Luft wird als ebenso störend empfunden wie zu feuchte oder zu kalte. Wenn auch durch Tür- und Fensterritzen sowie durch die Atmung des Mauerwerkes stündlich etwa 70 % der verbrauchten Luft ausgewechselt werden, so ist doch eine Zufuhr von zugfreier, vorgewärmter oder gekühlter und gefilterter Luft ratsam.[1]) Bei allen Klimaanlagen ist ferner bei der Installation auf eine gute Umwälzung der Luft zu achten.

Mit dem Problem der „verbrauchten Luft" wirft sich auch die Frage nach ihrer chemischen Zusammensetzung auf. Normalerweise setzt sich unsere atmosphärische Luft aus 21 % Sauerstoff, einschließlich 1 % Edelgasen, und 79 % Stickstoff zusammen. Infolge der Kreislauftätigkeit kommt es

Fehlerhäufigkeit in Abhängigkeit vom Sauerstoffgehalt der Atemluft

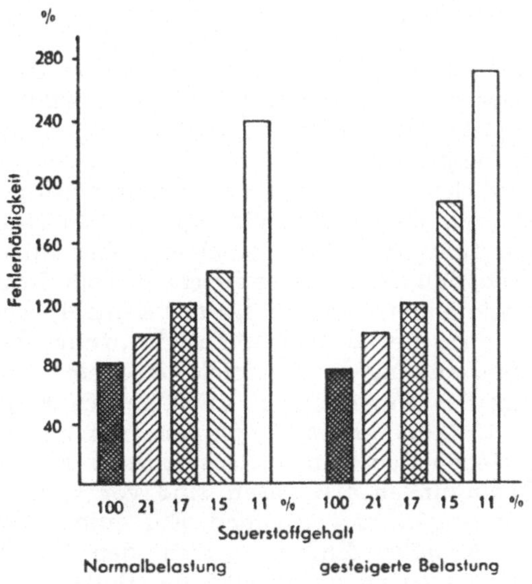

neben einer Erwärmung und Anreicherung der Luft mit Feuchtigkeit zu einer Verringerung des Sauerstoffgehaltes bei gleichzeitigem Anstieg der Kohlensäurebestandteile. Eine Verbesserung der Sauerstoffzufuhr, durch die die leicht löslichen Kohlensäure- zugunsten der Sauerstoffverbindungen im Blut gelöst werden, führt zu einer erhöhten körperlichen Leistungsfähigkeit, einem gesteigerten, schneller verlaufenden Erholungsprozeß bei physischer Belastung und bringt eine anregende, belebende

---

[1]) Vgl. Holstein, E.: Grundriß der Arbeitsmedizin, a. a. O., S. 60 ff.

Wirkung auf das Zentralnervensystem mit sich.[1] *Graf* und *Lehmann*[2]) zeigen die leistungssteigernde Wirkung des Sauerstoffs an einem Fahrtest, bei dem die Fehlerzahl bei normalem Sauerstoffgehalt von 21 % die 100 %ige Leistung darstellt. Dabei steigt oder fällt die Fehlerhäufigkeit mit der Veränderung des Sauerstoffgehalts der Atemluft um so mehr, je größer die Belastung ist (vgl. die Darstellung auf Seite 121).

b) Die Gestaltung der sensorischen Arbeitsbedingungen

Unter den sensorischen Arbeitsbedingungen wollen wir alle leistungsbeeinflussenden Faktoren zusammenfassen, die von einem unserer Sinne aufgenommen werden und sich leistungsphysiologisch auswirken.

Wenn auch für spezielle Fälle Geschmacks-, Geruchs- und Tastsinn von besonderer Bedeutung sein können, so treten sie doch für arbeitsphysiologische Fragen gegenüber den optischen und akustischen Einflüssen, die am Arbeitsplatz auf den Menschen eindringen, zurück. Deshalb wollen wir uns auch hauptsächlich den für unseren Gesichts- und Gehörsinn bedeutsamen Arbeitsbedingungen zuwenden.

Die Bestgestaltung der Leistungsanforderungen für das menschliche Auge

Wenn wir bedenken, daß etwa 80 % aller Tätigkeiten des Menschen vom Auge geleitet, überwacht und koordiniert werden, daß durch die technische Entwicklung der optischen Prüfung und Steuerung anderer Leistungen erhöhte Bedeutung beigemessen wird und daß das Auge wohl das komplizierteste, empfindlichste und somit auch schutzwürdigste Sinnesorgan darstellt, so können wir daraus die Wichtigkeit einer Bestgestaltung der Arbeitsbedingungen für unser Auge ersehen.[3] Was allzuwenig erkannt wird, ist die Tatsache, daß das Auge in gleichem Maße Ermüdungserscheinungen unterliegt wie andere Organe. Da das Zentralnervensystem durch eine Augenermüdung rascher angesprochen wird, führt sie sogar schneller zu einer Allgemeinermüdung als beispielsweise eine Muskelermüdung. Eine Überforderung des Auges bringt unweigerlich Fehl- und Minderleistungen, erhöhte Unfallgefahren, Kopfschmerzen und alsbald Arbeitsunlust mit sich.[4] Neben den rein wirtschaftlichen Einbußen, die durch schlechte Arbeitsbedingungen erwachsen, sind vor allem gesundheitliche Schäden für unsere Augen zu vermeiden. Ein gutes Auge nützt nichts, wenn die optischen Arbeitsbedingungen nicht den jeweiligen Erfordernissen entsprechen. Ebenso ist es zu spät, die Beleuchtungsbedingungen zu verbessern, wenn das Auge bereits Schaden genommen hat.

Die Vielfalt und Wichtigkeit dieser Probleme hat sogar zu einer Zweigwissenschaft innerhalb der Arbeitswissenschaften, zur Lichttechnik ge-

---

[1] Lehmann, G.: Praktische Arbeitsphysiologie, a. a. O., S. 268.
[2] Graf, O. und Lehmann, G. bei Lehmann, G.: Praktische Arbeitsphysiologie, a. a. O., S. 269.
[3] Vgl. auch Hänsel, H.: Die Grundlagen des Sehens und ihre Bedeutung für die Beleuchtungstechnik, Teil I, in: Arbeitsphysiologische Hinweise für die Werke der Eisen- und Stahlindustrie, Nr. 10, Wirtschaftsvereinigung Eisen- und Stahlindustrie, Düsseldorf 1956, S. 2.
[4] Hänsel, H.: Die Grundlagen des Sehens, Teil I, a. a. O., S. 2 und 9.

führt.[1]) Bei den meisten lichttechnischen Fragen werden physiologische und psychologische Gesichtspunkte besonders eng miteinander verbunden sein, da durch die Sinneseindrücke des Auges vor allem die Psyche des Menschen angesprochen wird. So wirkt eine schlechte, düstere Witterung oft ebenso drückend wie das Halbdunkel unzureichender Beleuchtung. Auch Form und Farbe können zu einem psychophysisch bedeutsamen Leistungsfaktor werden.

Hinsichtlich des Sehvorgangs kann das Auge mit einem vollautomatischen Photoapparat verglichen werden. Das Umweltbild wird auf die Netzhaut geworfen, wo es photochemische Reaktionen auslöst, die auf dem Wege der Nervenerregung dem Gehirn zugeleitet und dort umgedeutet werden. Es ist also der Sehvorgang ein Zusammenspiel physiologischer, psychologischer, chemischer und mechanischer Prozesse.[2])

Vergegenwärtigen wir uns die vielgestaltigen Leistungen unserer Augen an Hand einer kurzen Zusammenfassung[3]).

1. Die niedrigste Funktion stellt die Helligkeitswahrnehmung dar, wobei das Auge in der Lage ist, verschiedene Lichtdichten zu unterscheiden. Außerdem besitzt es eine außerordentlich hohe Fähigkeit, sich verschiedenen Helligkeiten anzupassen (Adaptation).

2. Durch eine Veränderung der Hornhautkrümmung und somit der Linsenbrechkraft ist es dem Auge möglich, sich auf Nah- und Ferneindrücke einzustellen und diese deutlich wiederzugeben (Akkomodation).

3. Jedes einzelne Auge ermöglicht für sich allein eine zweidimensionale Form- und Gestaltwahrnehmung, jedoch ergibt sich erst durch beide Augen auf Grund des Augenabstandes die Möglichkeit des plastischen, dreidimensionalen Sehens (stereoskopisches Sehen).

4. Die wohl höchste Funktion erreicht das menschliche Auge durch die Fähigkeit, Farben zu sehen. Dabei reagiert das Auge auf verschiedene Wellenlängen unterschiedlich und deutet diese als Farben.

Bevor spezielle lichttechnische Probleme der Praxis behandelt werden, bedarf es einer kurzen Erläuterung der visuellen Ermüdung.

Die dauernde Adaptation an wechselnde Leuchtdichten bedeutet eine nicht unerhebliche Arbeit für das Auge. Neben der rein physischen Belastung durch die Pupillenmotorik, die von der Akkomodationsmuskulatur ausgelöst wird, kommt es weiterhin zu einem Nachlassen der photochemischen Reaktionsgeschwindigkeit und deren Intensität. Der photochemische Teil des Sehvorgangs beruht nämlich in der Hauptsache auf einer durch den Lichteinfall und dessen Stärke ausgelösten verschieden starken Entfärbung des Sehpurpurs. Wohl bildet sich diese lichtempfindliche Substanz wieder verhältnismäßig rasch, doch nicht beliebig schnell, so daß vor allem kurz

---

[1]) Hervorzuheben sind das „Institut für Lichttechnik" in Marquardstein sowie zahlreiche Fachinstitute an Universitäten und Hochschulen.
[2]) Lehmann, G.: Praktische Arbeitsphysiologie, a. a. O., S. 279.
[3]) Hänsel, H.: Die Grundlagen des Sehens, a. a. O., S. 2.

aufeinanderfolgende intensive Lichtreize auf ein photochemisch noch nicht wieder vollständig erholtes Auge treffen und es so zu einer visuellen Ermüdung kommen kann.

Auch eine dauernde Umstellung des Auges auf Nah- und Fernsicht bringt eine Ermüdung der Akkomodationsmuskulatur mit sich. Da das menschliche Auge im Ruhezustand auf Fernsicht eingestellt und die Akkomodationsmuskulatur entspannt ist, bedeutet eine Naheinstellung eine *aktive* Kontraktion des das Auge ringförmig umgebenden Ziliarmuskels, wodurch die Linse durch ihre Eigenelastizität eine mehr gewölbte Gestalt annimmt. Aus diesem Grund ist neben der dauernden Umstellung des Auges auf verschiedene Entfernungen vor allem auch die „statische" Arbeit des Auges, eine zu nahe Dauereinstellung, zu vermeiden. Ein visuelle Ermüdung führt obendrein zu einer Verlängerung der optischen Reaktionszeit, was besonders bei Überwachungsfunktionen und im Gefahrenfalle von Nachteil sein kann.

Diese vielseitigen Ermüdungserscheinungen des Auges gilt es durch eine lichttechnisch zweckmäßige Gestaltung der optischen Arbeitsbedingungen zu bekämpfen.

Das Tageslicht hat dabei qualitativ und quantitativ den höchsten Grad an „Beleuchtungsgüte"[1]), weshalb es einer künstlichen Beleuchtung immer vorzuziehen ist. Vor allem wegen seiner Gleichmäßigkeit, seiner Stärke und seiner spektralen Zusammensetzung ist es den künstlichen Lichtquellen überlegen. Dennoch ist eine Hinzuziehung von Kunstlicht im täglichen Leben nicht zu vermeiden. Neben dem Tag- und Nachtwechsel sind auch die jahreszeitlichen Schwankungen der Lichtintensität von Bedeutung, die bis zu 50 % betragen können. Auch das Zwielicht, das auf einem Zusammenwirken von Tages- und Kunstlicht beruht, ist qualitativ schlechter und führt zu rascherer Ermüdung. Es gilt also das Tageslicht soweit wie nur möglich auszunutzen. Große Fensterflächen erlauben einen entsprechend großen Lichteinfall. Allgemein lautet die Regel, daß die Fenstergröße zur Bodenfläche mindestens folgendes Verhältnis aufweisen soll[2]):

Lagerarbeiten 1:10

Grobarbeiten 1: 7 bis 1:5

Feinarbeiten 1: 5 bis 1:3

Hohe, schmale Fenster haben gegenüber gleich großen, aber niedrigen und breiten Fenstern den wesentlichen Vorteil einer besseren Raum- und Tiefenausleuchtung. Aus Gründen einer günstigeren Lichtverteilung sind Oberlichter und Scheddachverglasungen Seitenlichtern vorzuziehen.

Bei der künstlichen Beleuchtung können wir zwischen einer direkten, indirekten und halbindirekten Art unterscheiden.

---

[1]) Ruffer, W.: Die Beleuchtung als Leistungsfaktor, in: Der Mensch im Fabrikbetrieb — Schriften der Arbeitsgemeinschaft deutscher Betriebsingenieure, Berlin 1930, Band VII, S. 87.

[2]) Vgl. Leinenkugel, F.: Anpassung der industriellen Arbeit, a. a. O., S. 14; Holstein, E.: Grundriß der Arbeitsmedizin, a. a. O., S. 72.

Die *direkte* Beleuchtung ist eine ausgesprochene Arbeitsobjektbeleuchtung. Wir sprechen auch von Arbeitsplatzbeleuchtung. Sie dient der Erhellung eines engumgrenzten Arbeitsplatzes und ergibt bei geeignetem Lichteinfall eine gute Schattenwirkung, was besonders bei optischen, feinmechanischen und andern Präzisionsarbeiten wichtig ist. Auf eine zu harte Schattenbildung ist ebenso zu achten wie auf die Gefahr der Blendung. Ein wesentlicher Vorteil liegt in der Verstellbarkeit der Lichtkörper, wodurch der Beleuchtungsschwerpunkt und der Lichteinfallswinkel den jeweiligen Erfordernissen angepaßt werden kann. Am geeignetsten erweist sich bei der üblichen Rechtshandarbeit ein Lichteinfall von halblinks vorn.

Die *indirekte* Beleuchtung tritt am Arbeitsplatz meist als Zusatzbeleuchtung auf, weshalb auch von Arbeitsraum- und Allgemeinbeleuchtung gesprochen wird. Die Vorteile liegen in der durch Reflektoren, wie Decken und Wände, hervorgerufenen gleichmäßigen und schattenfreien Ausleuchtung des Raumes. Der Nachteil besteht in einer geringeren Lichtausbeute und in einer zwar durchführbaren, aber meist nicht durchgeführten Sauberhaltung der Beleuchtungskörper und Reflektoren. In diesem Zusammenhang weist *Haindl*[1]) auf die Folgen verschmutzter Beleuchtungskörper hin. Selbst in Arbeitsräumen ohne besondere Staubentwicklung sinkt die Lichtleistung binnen zwei Wochen um 10 %. Ziehen wir die Wände und Reflektoren mit in die Betrachtung ein, so gehen von den Beleuchtungskosten nicht selten 50 % und mehr auf das Verlustkonto „Verschmutzung". Besitzt die direkte Beleuchtung etwas Isolierendes und Trennendes, so fügt die Allgemeinbeleuchtung die Einzelbereiche zusammen. Sie fördert also vor allem bei Gruppenarbeiten das Zusammengehörigkeitsgefühl.

Die *halbindirekte* Beleuchtung ist in ihrer Wirkung eine Kombination beider oben erwähnten Arten. Die Lichtquelle ist dem Auge gegenüber durch diffus lichtdurchlässige Materialien, wie Milchglas, Plexiglas oder andere Kunststoffe, verdeckt. Dadurch wird die störende Blendung verhindert und bei einer weichen Schattigkeit eine gute Raumwirkung erreicht.

Fragen wir nun nach den Anforderungen, die an eine quantitativ und qualitativ zweckmäßige Beleuchtung gestellt werden müssen. Die Beleuchtungsgüte ist hier der Ausdruck für die Gesamtheit aller lichttechnischen Gestaltungsfaktoren, wie Beleuchtungstärke, Blendfreiheit, Schattigkeit, Kontrastwirkung, örtliche und zeitliche Gleichmäßigkeit und Lichtfarbe.

Da jede Arbeit, ihrer Eigenart entsprechend, andere Ansprüche an die Beleuchtungsgüte stellt, kommt den einzelnen Faktoren oftmals unterschiedliche Bedeutung zu.

Die *Beleuchtungsstärke* ist eine Komponente, die die visuelle Leistung und somit auch den gesamten Leistungserfolg wesentlich beeinflußt. So erfor-

---

[1]) Haindl, A.: Beleuchtungsfragen vom Standpunkt der Unfallverhütung und Arbeitshygiene, in: Berufsgenossenschaft, 1956, Heft 7, S. 271 ff.

dern präzise Arbeiten eine höhere Luxzahl als gröbere Arbeiten. Eine Skizze von *Ruffer*[1]) zeigt eine deutliche Abhängigkeit der Leistungen von der Beleuchtungsstärke bei Arbeiten mit unterschiedlichem Präzisionsgrad.

Leistungsveränderung und Beleuchtungsstärke bei verschiedenen Arbeiten

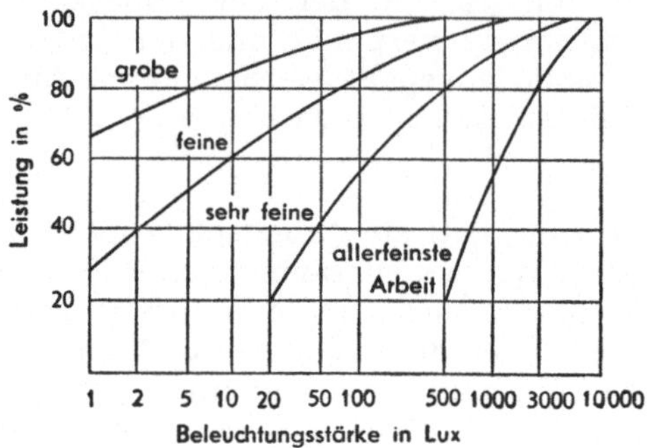

Zu einem ähnlichen Ergebnis kommt *Haindl*[2]), der in einer Druckerei Leistung und Fehlleistung zur Beleuchtungsstärke in Beziehung setzte.

Leistung und Fehlleistung in Abhängigkeit von der Beleuchtungsstärke

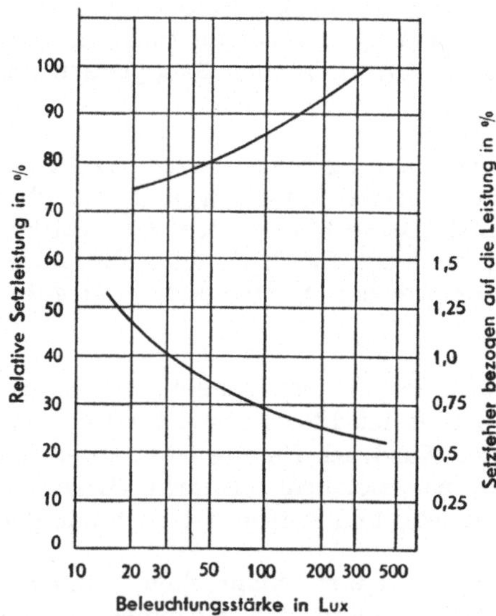

„Die Blendung ist der schlimmste und verhängnisvollste Fehler, den eine Beleuchtungsanlage haben kann."[3]) Sie ist, wie es *Haindl*[4]) ausdrückt,

---

[1]) Ruffer, W.: Die Beleuchtung, a. a. O., S. 102.
[2]) Haindl, A.: Beleuchtungsfragen, a. a. O., S. 271 ff.
[3]) Hänsel, H.: Die Grundlagen des Sehens, Teil II, a. a. O., S. 2.
[4]) Haindl, A.: Beleuchtungsfragen, a. a. O., S. 273.

„der größte Feind des guten Sehens". Physiologisch ist es eine Überstrahlung der Netzhaut, die dabei die zu hohen Leuchtdichten nicht verarbeiten kann. Ihre Ursache kann einmal in der zu großen Oberflächen-*Helligkeit* des reflektierenden Gegenstandes (Reflexblendung) oder ein andermal in der *glatten* Oberflächenbeschaffenheit von Werkstücken, Werkzeugen und Maschinenteilen (Spiegelblendung) liegen.

Bei der Blendung durch künstliche Lichtquellen können verstellbare Beleuchtungskörper und somit ein veränderter Lichteinfallswinkel Abhilfe schaffen. Grundsätzlich muß die Lichtquelle, die eine direkte Blendung auslöst, aus dem Gesichtsfeld herausgerückt werden, denn selbst eine Umfeldblendung, die auf die Netzhautränder fällt, kann noch zu Unsicherheit in der Bewegung, zu Fehlleistungen, Nervosität und schließlich zu einer allgemeinen Minderleistung führen. Vor allem ist darauf zu achten, daß die Beleuchtungsdichte am Arbeitsplatz das 15—20fache der Umfelddichte nicht übersteigt.

Die *Schattenbildung* braucht nicht unbedingt eine unangenehme Zugabe des Lichtes und der Beleuchtung zu sein.[1] Gerade sie ermöglicht uns oft erst das plastische, d. h. räumliche Sehen. Ein allseitig gleichmäßig beleuchteter Gegenstand ist räumlich schwer wahrzunehmen; dadurch wird auch die Griffsicherheit herabgesetzt.

Je nach der Art der Arbeit und des Arbeitsgegenstandes wird entweder hart- oder weichschattige Beleuchtung gewünscht. Nachteilig wirken sich Schatten erst dann aus, wenn durch falsche Anordnung der Beleuchtungskörper sogenannte Schlagschatten entstehen, d. h. Gegenstände, wie z. B. Körper- oder Maschinenteile, zwischen Lichtquelle und Arbeitsobjekt treten. Auch auf die Kontrastempfindlichkeit des Auges muß Rücksicht genommen werden. Sie findet ihre Grenzen nach unten in der Schwellen- und nach oben in der Blendungsempfindlichkeit. Monotone, d. h. kontrastarme Reize wirken ebenso ermüdend wie zu starke Unterschiede in der Leuchtdichte.

Ein weiterer sehr wichtiger Beleuchtungsfaktor ist die *Lichtfarbe*. Wenn sich auch im Gegensatz zur künstlichen Beleuchtung das natürliche Licht im Laufe des Tages in seiner spektralen Zusammensetzung ändert, so können wir doch die Struktur des Tageslichtspektrums mit durchschnittlich 50 % blauen, 32 % roten und 18 % gelben Anteilen festhalten.[2] Da unser Auge entwicklungsgeschichtlich sich auf die Tageslichtverhältnisse eingestellt hat und diese Farbmischung deshalb psychophysisch am geeignetsten ist, sollen unsere Bemühungen der Schaffung einer dem natürlichen Licht synchromatischen Beleuchtung gelten. Nicht nur psychologisch ist die Lichtfarbe durch ihre Beeinflussung des Behaglichkeitsempfindens von Bedeutung, sondern auch leistungsphysiologisch macht sie sich über die Farbwiedergabe bemerkbar. Denken wir nur an Textil-, Färber- und Druckereiarbeiten, die oft eine farbechte Wiedergabe erfordern.

---

[1] Vgl. Ruffer, W.: Die Beleuchtung, a. a. O., S. 87.
[2] Vgl. Holstein, E.: Grundriß der Arbeitsmedizin, a. a. O., S. 73.

Neben der Bedeutung der eben erwähnten Lichtfarben von Selbstleuchtern, also von Lichtquellen, sind auch die *Körperfarben* arbeitsphysiologisch und -psychologisch von Wichtigkeit.

Wohl auf keinem anderen Gebiet der Arbeitsphysiologie scheint der Zusammenhang mit arbeitspsychologischen Problemen so groß zu sein wie gerade bei der Farbgebung. Es ist unmöglich, feste Rezepte für die farbliche Gestaltung der Arbeitswelt und Arbeitsumwelt aufzustellen, weil jeder Mensch seine „persönliche Farbenskala"[1] mit einer Lieblingsfarbe besitzt, die auf ihn besonders stimulierend und integrierend wirkt. Auch birgt jeder Arbeitsraum und jede Arbeit andere Faktoren in sich, die immer eine darauf abgestimmte Farbkomposition notwendig machen. So muß ein Nähsaal in einer Textilfabrik farblich anders gestaltet sein als ein Maschinensaal; auch das Chefzimmer unterliegt einer anderen Farbendynamik als die Räume für das Heer der Sachbearbeiter[2].

So wirken einzelne Farben ebenso wie Farbzusammenstellungen unbewußt auf den Menschen und rufen in ihm bestimmte Gefühlswerte und Stimmungen hervor. Sie zwingen den Organismus nicht zu einer Mehrleistung, sondern stimulieren ihn und „organisieren" einen freiwilligen Mehreinsatz.[3] Damit ist deutlich genug ausgedrückt, daß nicht nur das Auge allein den Farbreiz aufnimmt, sondern der gesamte Organismus angesprochen wird. Ein Farbreiz erregt also die Bahnen, die zum Zentralnervensystem führen, ebenso wie solche, die „einerseits verschiedene Sinnesorgane miteinander verbinden oder die andererseits mit dem vegetativen Nervensystem oder auch mit der inneren Sekretion, besonders mit der Hypophyse, in Verbindung stehen". Auf diese Weise *erlebt* der ganze Mensch den Farbeindruck und kann die rein optische Reizeinwirkung mit anderen Sinnesempfindungen verschmelzen.[4] Bei derartigen Assoziationen verschiedener Sinnesbereiche sprechen wir von *Synästhesie*. Rote, als warm empfundene Farben werden z. B. in Hitzebetrieben auf synästhetischem Wege das Temperaturempfinden noch verstärken. Eine ähnliche Wirkung hat Rot als laute, erregende Farbe in Lärmbetrieben.

Es ist daher angebracht, derartige im jeweiligen Arbeitsprozeß liegende psychophysische Belastungsfaktoren durch optische Gegenreize zu kompensieren. In den beiden angeführten Beispielen, die um viele erweitert werden könnten, wäre eine Sinnesentlastung durch blaue oder grüne Farben möglich. In anderen Fällen kann wiederum eine synästhetische, d. h. gleichgerichtete Doppelerregung geradezu wünschenswert erscheinen.

Bei allen Maßnahmen, die der farbtechnischen Arbeitsplatzgestaltung dienen, soll auf genügend große Farbunterschiede geachtet werden, da sich durch sie oft erhebliche Leistungssteigerungen erreichen lassen. Denken wir nur an die arbeitsphysiologischen Vorteile, die dadurch entstehen

---

[1] Dietrich: Keine Scheu vor der Farbe, in: Handelsblatt vom 23./24. 5. 1958, S. 9.

[2] Vgl. Frieling, H.: Die deutsche Industrie und die Farbendynamik, in: REFA-Nachrichten 1953, Heft 1, S. 18.

[3] Görsdorf, K.: Über die tatsächliche Wirkung der Farben, in: Mensch und Arbeit, 1954, S. 35 f.

[4] Frieling, H.: Über die Farbgestaltung in Hüttenbetrieben, in: Arbeitsphysiologische Hinweise für die Werke der Eisen- und Stahlindustrie, Nr. 18; Wirtschaftsvereinigung Eisen- und Stahlindustrie, Düsseldorf 1958, S. 3.

können, daß sich die Arbeitsunterlage von den Werkstücken und Geräten farblich genügend abhebt. Das gleiche gilt für alle Bedienteile. Trotz der geforderten Farbkontraste müssen harmonische Farben gewählt werden, die nicht störend wirken.

Im gleichen Sinne kann durch eine feststehende Regelung die Farbe der betrieblichen Ordnung und Sicherheit dienen. So wurden auch vom Deutschen Normenausschuß (DNA) und vom Reichsausschuß für allgemeine Lieferungsbedingungen (RAL) DIN- bzw. RAL-Vorschriften erlassen, durch die den Farben eine bestimmte Bedeutung beigelegt wird. Diese Farbensymbolik erreicht aber nicht nur einen organisatorischen, sondern oft auch einen echten arbeitsphysiologischen Vorteil. Auf besondere Vorschriften über Ordnungs-, Warn- und Hinweisfarben kann im Rahmen dieser Arbeit nicht näher eingegangen werden[1]), vielmehr sei nur betont, daß derartige Farben sich vom Hintergrund genügend abheben, d. h. „augenfällig" sein sollen, um rasch aufgenommen zu werden.

Auch der Gesamtwirkung der Farbe im Raum muß Beachtung geschenkt werden. Bereits bei der architektonischen Planung ist es ratsam, vom Fachmann einen Plan für die farbliche Gestaltung des Raumes einzuholen. Besondere Probleme ergeben sich, wenn auf schon bestehende, unumstößliche Bauelemente Rücksicht genommen werden muß. So heben dunkle, vordergründige Farben einen Gegenstand heraus und lassen ihn wirksamer und schwerer erscheinen. Helle, lichte Farben bewirken hingegen, daß die Objekte als leichter und aufgelockerter empfunden werden. Auch erreichen wir über eine entsprechende Farbgebung der Wände und Decken einen bedeutenden Einfluß auf das gesamte Raumempfinden.

Wir sehen also, daß der Farbe eine ähnliche Bedeutung bei der rationelleren Gestaltung der Arbeit zukommt wie beispielsweise der Beleuchtung.

Nachdem wir die Anforderungen behandelt haben, die wir hinsichtlich Beleuchtung und Farbe an die optischen Leistungsbedingungen am Arbeitsplatz stellen, soll auch die Bedeutung der Funktionstüchtigkeit unserer Augen kurze Erwähnung finden.

Bekanntlich wird durch die technische Entwicklung im gesamten Lebensbereich von unseren Augen eine erhöhte Leistung verlangt. Ein gesundes Auge ist diesen Erfordernissen auch meistens in gewissen Grenzen gewachsen. In diesem Zusammenhang erhebt sich aber die Frage, inwieweit der Mensch überhaupt im Vollbesitz seiner Sehkraft ist. Wenn auch bei einigen Arbeiten die Ansprüche, die an das Auge gestellt werden, weit hinter anderen Anforderungsmerkmalen zurückstehen, so ist in vielen anderen Fällen gerade die visuelle Leistung von entscheidender Bedeutung. Um so erschreckender sind daher die Untersuchungsergebnisse aus der betrieblichen Praxis. Sowohl *Scholz*[2]) als auch *Völkner*[3]) geben uns

---

[1]) Generelle Vorschriften sind unter DIN 4818 zusammengefaßt.

[2]) Scholz, H.: Neue Untersuchungen über die Beziehungen zwischen Sehvermögen und Arbeitsleistung, in: Arbeitsschutznachrichten 1953, Nr. 41, S. 2 f.

[3]) Völkner, H.: Die Untersuchung des Sehvermögens mit Hilfe von Rodatest, in: Arbeitsphysiologische Hinweise für die Werke der Eisen- und Stahlindustrie, Nr. 14; Wirtschaftsvereinigung Eisen- und Stahlindustrie, Düsseldorf 1957, S. 8.

Beispiele über das unzureichende Sehvermögen der Belegschaften. *Völkner*[1]) nennt dabei folgende Zahlen, die gegenüber anderen Untersuchungsreihen noch günstig erscheinen:

Normalsichtig	50,5 %
Gut korrigiert	16,5 %
Erstmalig zu korrigieren	11,8 %
Brillen zu korrigieren	14,8 %
Aus anderen Gründen behandlungsbedürftig	6,4 %

Besonders deutlich tritt die Korrekturbedürftigkeit wegen Alterssichtigkeit hervor, die meist erst zu spät behoben wird.

Die betriebswirtschaftliche Auswirkung einer herabgesetzten Funktionstüchtigkeit unserer Augen zeigt sich in der Unfallquote sowie in einer qualitativen und quantitativen Minderleistung. So blieben von den Normalsichtigen 78 % der untersuchten Belegschaftsmitglieder unter der vom Betrieb festgelegten Ausschußquote von 5 % der Gesamtleistung, während es bei den Arbeitern mit herabgesetzter Sehleistung nur 43 % waren.[2])

Die Bestgestaltung der Leistungsbedingungen für das menschliche Ohr

Eine sich ebenfalls leistungsphysiologisch widerspiegelnde Erscheinung ist die Reaktion unseres Hörorgans auf Lärm. Gerade in der Welt der Technik ist der Geräuschpegel in den letzten Jahren bedeutend angestiegen. Zwar können wir unser Ohr mit Hilfe eines kleinen Muskels im Mittelohr, der das Trommelfell verschieden stark anspannt und schwingen läßt, an eine gewisse Lautstärke adaptieren, jedoch sagt dies noch nicht, ob Lärm als störend oder nichtstörend empfunden wird oder sogar anregende oder gesundheitsschädliche Wirkung haben kann.

Lehmann[3]) lehnt eine echte Lärmgewöhnung des Gesamtorganismus ab. Zwar kann eine Lärmkulisse je nach der Einstellung des Arbeiters zur Arbeit untergehen, was aber nicht gleichbedeutend damit ist, daß sie auch ohne Wirkung auf unseren Organismus bleibt. Vielmehr konnte durch Arbeiten von *Tamm*[4]) und *Lehmann*[5]) nachgewiesen werden, daß es trotz der psychischen Adaptation durch Lärm von über 70 Phon Stärke unmittelbar zu vegetativen Reaktionen kommt, die als Belastung selbst für denjenigen angesehen werden müssen, der scheinbar nicht darunter leidet. Andererseits können aber sogar bestimmte Lärmqualitäten mit geringerer Phonzahl von lärmempfindlichen Personen als Belästigung aufgenommen werden und über das bewußte Empfinden das vegetative Nervensystem ansprechen. In beiden Fällen stellt der Lärm eine nervöse Belastung und eine Beeinträchtigung der Leistung dar.

[1]) Völkner, H.: Die Untersuchung des Sehvermögens, a. a. O., S. 8.
[2]) Scholz, H.: Neue Untersuchungen, a. a. O., S. 3.
[3]) Lehmann, G.: Praktische Arbeitsphysiologie, a. a. O., S. 301.
[4]) Tamm, I.: Über Lärmwirkungen auf den Menschen, in: Zentralblatt für Arbeitswissenschaft und soziale Betriebspraxis, 1956, Heft 7, S. 97 ff.
[5]) Lehmann, G.: Lärmschäden und ihre Bekämpfung im Betrieb, Sonderdruck aus: Die Therapiewoche, 1956, Heft 7/8, S. 181 ff.

Psychologisch ist Lärm, wie *Lehmann*[1]) schreibt, „etwas rein Subjektives und daher nur von der Person her zu definieren. Das gleiche Geräusch, das der eine überhaupt nicht beachtet, kann für den zweiten ein unerträglicher Lärm sein, während der dritte geradezu ein gewisses Wohlbehagen bei seinem Ertönen empfindet."

Leider treffen wir immer häufiger Menschen an, die bereits so überreizt sind, daß sie vorgeben, eine Lärmkulisse als Anregung ihres Nervensystems zu brauchen. Es sind dies die ersten Anzeichen von Lärmschäden, die mit der Zeit zu Nervosität, Überregtheit, Konzentrationsschwäche u. ä. m. führen.

Ein typischer Lärmschaden ist die Lärmschwerhörigkeit, die im Gegensatz zur Altersschwerhörigkeit, bei der die Hörfähigkeit im gesamten Hörbereich zurückgeht, nur eine Beeinträchtigung bei Frequenzen von etwa 3000 bis 5000 Hz zeigt. Während die Adaptation nach einiger Zeit wieder verschwindet, bleibt die Schwerhörigkeit bestehen.

Bemerkenswert ist die Tatsache, daß Lärmschäden allmählich, d. h. oft erst im Laufe vieler Jahre, sich als Einschränkung der Hörfähigkeit herausstellen. *Holstein*[2]) nennt bei Kesselschmieden einen Verlust von 50 % nach 10jähriger und von 80 % nach etwa 20jähriger Arbeit. Das Fortschreiten der Schwerhörigkeit hängt jedoch von der Intensität der Dauerbelastung ab. So konnte z. B. an Prüfständen für Düsenmotoren bereits innerhalb kurzer Zeit ein deutlicher Rückgang der Hörleistung festgestellt werden.

Lärmschwerhörigkeit ist, soweit sie durch Tätigkeiten in der metallbe- und -verarbeitenden Industrie, in Textilbetrieben oder auf Prüfständen auftritt, nach der 5. Berufskrankheitsverordnung eine entschädigungspflichtige Berufskrankheit. Das arbeitsmedizinische Problem ist dabei ebenso bedeutsam wie die wirtschaftlichen Auswirkungen. Mit der ärztlichen Behandlung versucht man nur den Schaden zu beheben, der besser schon früher bekämpft worden wäre. Auch hier gilt wieder das Leitmotiv, daß Vorbeugen besser als Heilen ist.

Das Problem der Lärmbekämpfung kann von verschiedenen Seiten her angegangen werden:

1. Am wirksamsten ist die Beseitigung der eigentlichen Lärmursachen. Bereits bei der Anschaffung von Maschinen und Geräten muß Wert auf einen geräuscharmen Lauf gelegt werden. Auch das Dröhnen können wir durch Ableitung der Metallschwingungen, z. B. bei Kesselanlagen und Rohrleitungen durch Isolierung oder durch das Aufspritzen von schwingungsärmeren Kunststoffen, z. B. im Karosseriebau, herabsetzen.

2. Ein zweiter wirksamer Weg besteht in der Verringerung der Schallausbreitung. Hier stehen zahlreiche architektonische Maßnahmen zur Lärmbekämpfung offen, so z. B. das Ableiten des Schalles ins Freie, das Anbringen von schallschluckenden Trennwänden und Deckenverkleidungen u. ä. m.

---

[1]) Lehmann, G.: Lärmschäden, a. a. O., S. 184.
[2]) Holstein, E.: Grundriß der Arbeitsmedizin, a. a. O., S. 137.

3. Ferner kann die Lärmwirkung durch entsprechende arbeitsorganisatorische Regelungen eingeschränkt werden. „Wenn eine Geräuschquelle 90 Phon, eine andere 80 Phon erzeugt, so beträgt die Gesamtlautstärke doch nur 90 Phon."[1]

Somit ist also immer die lauteste Lärmquelle für den Lärmpegel im Raum entscheidend. Es ist daher wesentlich, daß alle geräuschverursachenden Tätigkeiten und Maschinen räumlich zu einem Lärmbetrieb zusammengefaßt werden. Wo dies nicht möglich ist, soll wenigstens durch arbeitsorganisatorische Maßnahmen versucht werden, alle lärmvollen Arbeiten auf bestimmte Zeiten zusammenzudrängen.

4. Der persönliche Lärmschutz durch Wachspfropfen oder durch besondere Hörschutzapparate aus Kunststoffen soll erst dann Anwendung finden, wenn trotz intensiver Bemühungen die unter 1. bis 3. aufgezeigten Möglichkeiten einer Lärmbekämpfung fehlgeschlagen sind oder nur eine unzureichende Besserung ergeben haben.

c) Die Beseitigung leistungshemmender Umwelteinflüsse

Von wesentlichem Einfluß auf Gesundheit und Arbeitsleistung ist die Belästigung durch Staub, Schmutz und Gase. Diese Gefahrenquellen bestehen zwar für den Arbeiter seit den Anfängen handwerklicher und gewerblicher Tätigkeiten, aber sie sind erst in den letzten Jahrzehnten zu einem wirklich leistungshemmenden und gesundheitsschädigenden Faktor erwachsen.

Etwa eine Million Tonnen Asche und Staub werden jährlich durch die Schornsteine der Industrieanlagen, durch den Bahn- und Schiffsverkehr und die über fünf Millionen Kraftfahrzeuge allein in der Bundesrepublik in die Luft geschleudert. Im Ruhrgebiet absorbiert die Dunstglocke aus Staub, Ruß und Abgasen etwa 40 % des Sonnenlichtes.[2] Noch störender und schädlicher sind oft die Einflüsse der verunreinigten Luft unmittelbar am Arbeitsplatz. Einige Berufe sind davon besonders schwer betroffen. Denken wir nur an die Bergleute, die Steinschleifer, Gußputzer sowie an die Arbeiter in Zementwerken, chemischen und keramischen Industrien.

Es ist statistisch erwiesen, daß die Staubschäden des Menschen an erster Stelle der Berufskrankheiten stehen.[3] Allein im Ruhrgebiet gibt es zur Zeit über 50 000 Silikosekranke. Die große Gefahr stellt dabei nicht der gröbere Staub dar, der mechanische Reize auslöst, sondern die mikroskopisch kleinen Staubteilchen, die eingeatmet werden und deren freie Kieselsäure auf chemischem Wege mit den Körpersäften eine Kieselsäureverbindung eingeht, die zu Atemnot, Bronchitis, Lungenstarre, Herzschwäche führen kann.

[1] Prolingheuer, K.-H.: Lärm und Lärmbekämpfung im Hüttenbetrieb, in: Arbeitsphysiologische Hinweise für die Werke der Eisen- und Stahlindustrie, Nr. 15; Wirtschaftsvereinigung Eisen- und Stahlindustrie, Düsseldorf 1957, S. 13 f.

[2] Staub und Abgase bedrohen den Städter, in: Deutsches Gesundheitsmagazin - Du und die Welt, 1957, Heft 4, S. 6.

[3] Meldau, R.: Einfluß des Industriestaubes auf die Arbeitsleistung, in: Der Mensch im Fabrikbetrieb, Schriften der Arbeitsgemeinschaft deutscher Betriebsingenieure, Berlin 1930, Band VII, S. 114 ff.

Die aufgezeigten Zahlen sprechen schon für sich. Dennoch soll nochmals betont werden, daß aus arbeitsphysiologischen und somit auch aus betriebswirtschaftlichen Gründen durch mechanische und elektrische Filteranlagen der Verpestung der Atemluft entgegengetreten werden muß.

4. Physiologische Besonderheiten des menschlichen Organismus und ihre Bedeutung für den Arbeitsprozeß

Zu den häufigsten Fragen, die die Praxis dem Physiologen stellt, gehören die nach der Bedeutung des Lebensalters und des Geschlechts für die betriebliche Leistungsfähigkeit.[1]) Auch die Eingliederung von Körpergeschädigten wirft besondere Probleme auf, die es zu lösen gilt.

a) Leistung und Alter

Von arbeitsphysiologischer und betriebswirtschaftlicher Bedeutung ist das Alter des Arbeitenden. Die betriebliche Personalpolitik hat neben rein finanzpolitischen Erwägungen, wie Berücksichtigung des Familienstandes, der Lebens- und somit der Arbeitserwartung, der Pensionsleistungen u. ä. m., auch auf die arbeitsphysiologischen Gegebenheiten zu achten. Allzu oft zeigt sich in der Praxis die Tendenz, bei Einstellungen jüngeren Arbeitern den Vorzug zu geben, da deren Arbeitserwartung größer ist und außerdem wegen deren geringeren Verdienstes das Gesamtlohnniveau niedrig gehalten werden kann. Bevor auf das Für und Wider eingegangen wird, wollen wir uns zunächst grundlegenden Gedanken zuwenden.

Betrachten wir die Leistungsfähigkeit des Menschen im Laufe seines Lebens, so können wir drei große Leistungsperioden unterscheiden[2]), und zwar

1. die Aufbau- und Wachstumsperiode der Jugend,

2. die Leistungsperiode im Mannesalter und

3. die Periode des physiologischen Leistungsabbaus im Alter.

Für den jugendlichen Arbeiter muß der Betrieb eine besondere Verantwortung übernehmen. Er bedarf in der Zeit seiner körperlichen und geistigen Entwicklung der Schonung und Pflege. Alle Kräfte, die dazu erforderlich sind, müssen ihm zuerkannt werden. Gerade in die Zeit des körperlichen Aufbaus und der Pubertät fällt auch noch der Übergang vom Schulalter in das Berufsleben. Der junge Mensch tritt in einen anderen Lebensabschnitt ein, der ihn länger und stärker belastet, der ihm fremd ist und für ihn eine große psychologische Umstellung bedeutet.

Da der gesamte Organismus in den Jugendjahren in der Entwicklung begriffen und diese erst mit etwa 20 Jahren abgeschlossen ist, fällt die ganze Lehr- und Lernzeit in die Phase der Wachstums- und Umstellungsprozesse. Diese dem Jugendlichen zu erleichtern sollte eine der Hauptaufgaben der Betriebsführung, der Meister und der älteren Arbeitskollegen sein.

---

[1]) Lehmann, G.: Praktische Arbeitsphysiologie, a. a. O., S. 90.
[2]) Graf, O.: Arbeitsphysiologie, a. a. O., S. 47.

Auf Grund der noch geringen Muskelausbildung und der nicht abgeschlossenen Festigung des Skeletts ist die Leistungsfähigkeit in jungen Jahren begrenzt. Eine Überlastung kann daher leicht zu schädigenden Wachstumsstörungen und Deformierungen führen. Deshalb hat der Arbeitseinsatz des Jugendlichen unter Berücksichtigung der psychophysischen Entwicklungsvorgänge zu erfolgen. Von einer Akkordarbeit ist ebenso abzuraten wie von einer Beschäftigung am Fließband. Aus gleichem Grund ist eine Untertage- und Nachtschichtarbeit abzulehnen. Außerdem sollte ihm eine größere Erholungsmöglichkeit gewährt werden. Eine anfänglich vielseitige Ausbildung kann ferner dem ganzheitlichen Wachstumsgeschehen entgegenkommen und später noch, falls ein Wechsel wünschenswert erscheint, ohne größere Schwierigkeiten eine andere Berufswahl ermöglichen. Diese Gedanken spricht auch *Lehmann*[1]) aus, wenn er schreibt: „Er soll, gewissermaßen spielerisch beginnend, allmählich zu ernster Arbeit erzogen werden." Am geeignetsten erweist sich eine getrennt vom eigentlichen Produktionsprozeß durchgeführte Lehrlingsausbildung in besonders dafür eingerichteten Lehrwerkstätten oder Lehrecken auf Grund eines eigens aufgestellten Lehrplanes.[2]) Erst nach und nach soll der Lehrling dann zu produktiver Arbeit herangezogen werden. Ein unter all diesen Gesichtspunkten erfolgter Einsatz von jugendlichen Arbeitskräften wird sich in der Zukunft in einem höheren und länger anhaltenden Leistungsniveau widerspiegeln.

An die Entwicklungsphase schließt sich die Zeit der optimalen Leistungsfähigkeit an. Es ist das Mannesalter etwa vom 20. bis 45. Jahr, in dem der Mensch die größten körperlichen Leistungen hervorzubringen vermag. Die Höchstleistung liegt im 3. Lebensjahrzehnt, wie es sich an Sportlern leicht nachweisen läßt. Die Spannkraft und Reaktionsschnelligkeit für große, aber kurz dauernde Leistungen ist in dieser Zeit am höchsten.

Demgegenüber eignet sich der ältere Organismus wiederum besser zu Dauerbeanspruchungen. In Verbindung mit der physischen Vollentwicklung bildet sich die beste berufliche Leistungszeit heran, vor allem, weil im Laufe der Jahre die Berufserfahrung hinzutritt. Läßt die körperliche Leistungsfähigkeit etwa zu Beginn der 40iger Jahre allmählich nach, so kann dies durch die Nutznießung der über Jahre hindurch erworbenen Übung und Erfahrung ausgeglichen werden, so daß noch kein eigentlicher Abfall in der Arbeitsleistung aufzutreten braucht.[3]) Eine Arbeit von *Robinson*[4]) zeigt an Hand der maximalen Sauerstoffaufnahmefähigkeit bei Männern in verschiedenen Altersgruppen, daß die Fähigkeit zu kurz dauernden Höchstleistungen mit fortschreitendem Alter abnimmt. Danach fällt die Leistungsfähigkeit im Erwerbsalter stetig ab und beträgt mit ca. 50 Jahren nur noch etwa 70 %, mit 70 Jahren 55 % des maximalen, kurz dauernden, körperlichen Leistungspotentials. Auch hierbei wird

---

[1]) Lehmann, G.: Praktische Arbeitsphysiologie, a. a. O., S. 97.
[2]) Vgl. auch Holstein, E.: Grundriß der Arbeitsmedizin, a. a. O., S. 13.
[3]) Vgl. auch die Tabelle S. 24.
[4]) Robinson, S. bei Lehmann, G.: Praktische Arbeitsphysiologie, a. a. O., S. 93.

wieder darauf hingewiesen, daß ein Rückgang in der physischen Maximal-
belastbarkeit durch eine größere „Berufsreife" wieder ausgeglichen werden kann. Vergleichen wir dazu die folgende Skizze[1]).

Leistungsfaktoren in Abhängigkeit vom Alter des arbeitenden Menschen

Alter	Biolog. Entwicklung	Berufserfahrung	Arbeitsleistung
bis 15	körperlich und geistig wachsend	keine	keine
15 – 25	wachsend	aufbauend	anwachsend
25 – 35	wachsend	aufbauend	anwachsend
35 – 45	konstant	aufbauend	langsamer bis Maximum anwachsend
45 – 55	konstant	Nutznießung	langsam fallend
55 – 65	langsam abnehmend	Nutznießung	fallend
65 – 75	abbauend	langsam abnehmend	fallend

Erst gegen Ende des 6. Lebensjahrzehnts erreicht die Leistungsfähigkeit
einen Wert, der die Einstellung der beruflichen Arbeit aus gesundheitlichen, sozialen und wirtschaftlichen Überlegungen heraus oft als zweckmäßig erscheinen läßt. Diese 3. Periode, die des physiologischen Abbaus,
soll daher auch größtenteils außerhalb des Arbeits- oder Erwerbsalters
liegen.

Die Geschwindigkeit des Zerfalls der Leistungsfähigkeit im Alter hängt
neben erblichen Faktoren vor allem von der Lebensgestaltung und hierbei
wiederum von der gesamten Arbeitsbelastung ab. „Die Forderung, daß die
berufliche Arbeit bis zum 65. Lebensjahr ausgeführt werden kann, scheint
uns zu weit gegangen, da die Wahl eines leichteren Arbeitsplatzes etwa
vom 45. oder 50. Lebensjahr ab den physiologisch auftretenden Alters-
erscheinungen entsprechen dürfte."[2]) Eine Überforderung und somit frühzeitige Abnutzungserscheinungen liegen offenbar dann vor, wenn der
Mensch nicht mehr in der Lage ist, die seinem Alter angemessene Leistung
zu erstellen.

Wir wissen, daß die Tätigkeit für jedes Organ die Grundbedingung für die
Zuverlässigkeit seiner Leistung ist.[3]) Läßt nun im Alter das Tätigsein in
Art und Umfang nach, was vor allem für die Muskelarbeit von Bedeutung
ist, so verlangsamt sich der Stoffwechsel. Deshalb müssen wir bedacht sein,
die Umsatzgeschwindigkeit des Stoffwechselgeschehens aufrechtzuerhal-
ten. Untätigkeit im Alter bringt Trägheit nicht nur nach außen mit sich,

---

[1]) Hilf, H. H.: Arbeitswissenschaft, a. a. O., S. 94 ff.
[2]) Lehmann, G. — Graf, O.: Arbeitsmedizin, a. a. O., S. 16.
[3]) Grote, L. R.: Altern ist keine Krankheit, in: Deutsches Gesundheitsmagazin - Du und die Welt, Augustheft 1958, S. 18.

sondern es wird auch das gesamte Gefäßsystem unelastischer, das Herz und der Kreislaufapparat müssen unter ungünstigeren Bedingungen ihre Leistungen erbringen. Arbeit, im Sinne von angemessener Betätigung, ist für den alternden Menschen geradezu ein Lebensquell. Die Erhaltung der Stoffwechselgeschwindigkeit verhindert die Ablagerung von Schlacken und vermeidet somit eine frühzeitige Verhärtung, d. h. Verkalkung der Gefäße.

Eine der Leistungsfähigkeit des Alters angepaßte Arbeit baut also nicht nur, wie im Abschnitt „Leistungssteigerung durch Übung" dargestellt, den Organismus und dessen Organkraft auf, sondern sie erhält sie auch weitgehend im Alter bzw. verlangsamt ihren Abbau.

„Der alte Mensch ist geformte und gestaltete Lebensverwirklichung"[1]), und wir müssen ihn so sehen und so in den Leistungsprozeß einfügen, wie es seinem Alter und seiner psychophysischen Verfassung entspricht. Einen Menschen mit 65 Jahren zu pensionieren, ihn aus seinem Wirkungs- und Schaffenskreis herauszureißen, nur weil er die entsprechende Altersgrenze erreicht hat, ist, wenn nicht falsch, so doch zumindest bedenklich. Es gibt in jeder Betriebsgemeinschaft eine ganze Reihe von Arbeitskräften in jüngeren Lebensjahren, die physiologisch „älter" sind und weniger leisten oder unter physiologisch ungünstigeren Bedingungen ihre Leistungen erstellen müssen. Es ist daher grundfalsch, das Alter an der Zahl der Lebensjahre zu messen. Nimmt man jenen Menschen, die physiologisch noch „jung" sind, ihre Arbeitsmöglichkeit, so werden sie plötzlich alt, weil sie sich ausgegliedert, überflüssig und „zum alten Eisen gehörig" fühlen. Gerade diese psychologischen Momente sind mit entscheidend über Erhalt und Zerfall des Menschen in den höheren Lebensjahrzehnten.

Es gibt Möglichkeiten genug, den älteren Belegschaftsmitgliedern die Arbeit angemessener zu gestalten. Vor allem sollen sie von schweren körperlichen Tätigkeiten entlastet werden. Sie können z. B. als Kontrolleure, Werkstattschreiber, Pförtner, an Materialausgabeschaltern oder an anderen Posten im Bereitschaftsdienst eingesetzt werden. Selbst die Halbtagsarbeit bietet sich als Lösung an, um einen allmählichen Übergang vom Arbeitsalter zum Ruhestand zu erreichen.

Die Bemühungen, das menschliche Leistungsvermögen in jungen Jahren pfleglich aufzubauen, im eigentlichen Leistungsalter zweckentsprechend einzusetzen und nicht zu überfordern und dann im Alter schließlich die einsetzenden Abnutzungs- und Abbauvorgänge durch der Leistungsfähigkeit des alternden Organismus angepaßte Arbeiten aufzuhalten, sollten von der Unternehmungsführung weiterhin verstärkt werden.

Bei allen höheren Säugetieren beträgt die Lebensdauer etwa das 6- bis 7fache der Wachstumsperiode, was auf den Menschen, der mit ungefähr 20 Jahren seine Entwicklung abgeschlossen hat, übertragen bedeuten würde, daß er naturgemäß ein Alter von 120 bis 140 Jahren erreichen könnte. Das bestehende Mißverhältnis zwischen Leistungsvermögen und Beanspruchung des Menschen führt aber auf die Dauer zu einem ver-

---

[1]) Grote, L. R.: Altern, a. a. O., S. 18 f.

frühten Einsetzen der Alters- und Abnutzungserscheinungen.[1]) Gerontologische Untersuchungen ergaben nämlich immer wieder, daß der „reine Alterstod", d. h. das langsame Erlöschen des Lebens, ohne daß irgendwelche Krankheiten im Spiele sind, nicht festgestellt werden konnte, sondern es meist einseitige, verfrüht auftretende Abnutzungserscheinungen sind, die den Tod herbeiführen.

Was nützen angesichts dieser Tatsache die medizinischen Erfolge und Kenntnisse, die es fertigbrachten, die durchschnittliche Lebenserwartung des Menschen in den letzten 100 Jahren zu verdoppeln, wenn dieser Verbesserung nicht auch lebenswerte Arbeitsbedingungen gegenüberstehen, die es ermöglichen, das Lebensalter in körperlicher und geistiger Frische zu genießen! Mit Recht betont der amerikanische Physiologe *Carrel*[2]): „Langlebigkeit ist nur dann wünschenswert, wenn sie die Dauer der Jugend, nicht wenn sie die des Alters vergrößert."

b) Leistung und Geschlecht

Die Emanzipation der Frau ist nicht nur eine gesellschaftliche Tatsache, sie ist zu einer wirtschaftlichen Notwendigkeit geworden. War ihr Arbeitseinsatz in den Kriegsjahren eine Notmaßnahme, so schließt sie heute vielerorts die Lücken, die durch Kriegsverluste in den Reihen der männlichen Arbeiter und durch die nachfolgenden zahlenmäßig schwächeren Jahrgänge entstanden sind. Auch zwingt der Frauenüberschuß viele Frauen zur Erwerbsarbeit.

Heute stellen die weiblichen Arbeitskräfte über $1/3$ aller Erwerbstätigen dar. Wenn von den etwa sechs Millionen erwerbstätigen Frauen in der Bundesrepublik auch die Mehrzahl in kaufmännische Verwaltungs- und Büroberufe strebt, so hat doch der Zustrom zu handwerklicher und industrieller Tätigkeit stark zugenommen. Die arbeitsteilige Technisierung mit Fließbandarbeit und Massenproduktion kam besonders der psychophysischen Beschaffenheit des weiblichen Organismus entgegen und erschloß der Frau in der Kriegs- und Nachkriegszeit in fast allen Wirtschaftszweigen Erwerbsmöglichkeiten. Bezogen auf die Zahlen von 1948, ergab sich bis 1956 bei den Männern eine Zunahme der Erwerbstätigkeit von 22 %, während sie bei den Frauen in diesem Zeitraum sogar um 51 % anstieg.[3])

Die früher häufig zu findende Einteilung in charakteristische Frauen- und Männerarbeit ist im ursprünglichen Sinn durch die technisch-organisatorische Entwicklung der letzten Jahre nicht mehr haltbar.[4]) Allzu oft wird mit dem Ausdruck „typische Frauenarbeit" ein negativ klingendes Werturteil verbunden und darunter nur minderwertige, unwichtige und nebensächliche Arbeit verstanden.[5]) Aus diesem Grunde kann mit Recht behauptet werden, daß die Frauenarbeit quantitativ, nicht aber qualitativ

---

[1]) Hochrein, M. - Schleicher, I: Leistungssteigerung, a. a. O., S. 7.
[2]) Zitiert bei Paal, P.: Können wir unser Leben verlängern?, in Westermanns Monatshefte, 1955, Heft 3, S. 26.
[3]) Tritz, M.: Die weiblichen Arbeitskräfte in der heutigen Wirtschaft, bei Bergholtz, R.: Die Wirtschaft braucht die Frau, Darmstadt 1956, S. 10.
[4]) Soziale Wirklichkeit: Die Frau im Beruf, Hamburg 1954, Band 1, S. 55.
[5]) Industriegewerkschaft Metall: Frauenarbeit, Heft 18, S. 22.

gestiegen ist, was auch dadurch zum Ausdruck kommt, daß bei den Männern 50 % Facharbeiter 50 % Nichtfacharbeitern gegenüberstehen, während bei den Frauen dieses Verhältnis 20 % zu 80 % beträgt.[1]) So steht heute die ungelernte Frauenarbeit in der Industrie zahlenmäßig an erster Stelle. Neben stark arbeitsteiligen, in ihrer Struktur einfachen und monotonen Akkord- und Fließbandarbeiten sind es vor allem Vorbereitungs-, Aufbereitungs- und Abschlußarbeiten, die der Frau zugeteilt werden.

Leider stoßen wir immer wieder auf die Tatsache einer Unterbewertung der Frauenarbeit. Wenn auch die Forderung nach „gleichem Lohn für gleiche Arbeit" durch mehrere Grundsatzentscheide gesichert erscheint, so sieht es in der Praxis doch oft anders aus. An Begründungen für diese Unterbewertung hat es nie gefehlt. Entwicklungsgeschichtlich hat die Frau von alters her unqualifizierte Arbeit verrichtet und nur selten eine abgeschlossene Berufsausbildung erlangt. Neben arbeitsphysiologischen und -psychologischen Gesichtspunkten, auf die anschließend näher eingegangen werden soll, waren es auch arbeitsmarktpolitische Gründe, die die Frau immer wieder zur Lückenbüßerin werden ließen. Das Ergebnis ist eine in der Industrie gegenüber dem Männerlohn durchschnittlich um 35 % schlechtere Bezahlung.[2])

Der Frau von vornherein nur eine geringere wirtschaftliche Leistungsfähigkeit zuzuerkennen beruht auf dem immer wieder anzutreffenden Fehler, die Muskelkraft und -leistung als Maßstab einzusetzen. Gerade in unserer Zeit, in der die Maschine den Menschen physisch entlastet, verliert dieser Wertmaßstab weiter an Gewicht. „Diejenigen Berufe, in denen die Frauen mehr und Besseres leisten als der Mann", so schreibt *Lehmann*[3]), „sind viel weniger durch die körperliche Eignung als durch geistig-seelische Eigenschaften bestimmt. Es sind Berufe, bei denen es auf Einfühlung und Einstellung auf andere Menschen .... ankommt." Diese Arbeiten, bei denen die besondere psychophysische Veranlagung der Frau ihr dem Mann gegenüber Vorteile einräumt, können als typische Frauenarbeiten bezeichnet werden. Die „traditionellen" Frauenarbeiten dürfen aber keineswegs immer als der Psychophysis des weiblichen Organismus gerechte Tätigkeiten angesehen werden. Leider finden wir allzu oft die Frau durch die Arbeit in eine Umwelt gebracht, die vom Manne geprägt wurde und fast ausschließlich auf seine Arbeits- und Leistungsformen abstellt.

Die Schwierigkeit einer Anpassung des weiblichen Organismus an die Arbeitswelt ist um so größer, als die Frau in einer ganz anderen Beziehung zur Arbeit steht als der Mann.

Diese unterschiedliche Einstellung wurzelt in ihrer natürlichen Funktionsgebundenheit als Ehefrau und Mutter, weshalb sie auch sorgende, helfende, beratende und gefühlsbetonte Berufe im allgemeinen vorzieht.[4]) Während die junge weibliche Arbeitskraft einen „Arbeitsplatz zum Geld-

---

[1]) Tritz, M.: Die weiblichen Arbeitskräfte, a. a. O., S. 16.
[2]) Tritz, M.: ebenda, S. 15.
[3]) Lehmann, G.: Praktische Arbeitsphysiologie, a. a. O., S. 96.
[4]) Vgl. Rümelin, G.: Die Einstellung der Frau zu Beruf und Arbeitsplatz, bei Bergholtz, R.: Die Wirtschaft braucht die Frau, Darmstadt 1956, S. 200 f.

erwerb" sucht, strebt der junge Arbeiter nach einem „Beruf". Der Beruf ist der Frau in den seltensten Fällen *Berufung,* sondern stellt für sie meist nur Arbeit und Schicksal dar, so z. B. bei Witwen und unverheiratet gebliebenen Frauen zur Erlangung des Lebensunterhaltes, bei den sogenannten weiblichen Jugendberufen zur Aussteuerbeschaffung oder als Einkommensquelle zur Hebung des Lebensstandards. Die Industriearbeit wird deshalb auch nicht als Lebensaufgabe, sondern nur als etwas Überbrückendes, Vorübergehendes angesehen.[1] Die Welt der Frau wird — im Gegensatz zum Manne — nie die des Berufes sein.

Einfache und wiederkehrende Tätigkeiten kommen daher ihrer psychophysischen Veranlagung entgegen. Sie kann in Gedanken ihren privaten Neigungen nachgehen, sich von den automatisch ablaufenden Arbeitsverrichtungen lösen und diese nur hin und wieder überwachen. Musik, Gesang und Gespräche wirken deshalb auch nicht ablenkend und belastend, weswegen sie nach Möglichkeit nicht unterbunden werden sollten. Aus dieser oft anzutreffenden Beziehungslosigkeit erklärt sich die durchschnittlich weitaus geringere seelisch-nervöse Monotonieempfindlichkeit des weiblichen Organismus[2]), wenn auch die physisch einseitige Belastung physiologisch abzulehnen ist.

Da die Frau nicht in der Arbeit lebt, wirken Umwelteinflüsse viel stärker auf sie ein. Ihre Leistungsfreude kann durch scheinbar nebensächliche Begleiterscheinungen, denen gegenüber sich der Mann indifferent verhält, erheblich gesteigert werden. Aus diesem Grund ist die Gestaltung des Arbeitsplatzes, der Betriebsapparatur und der Arbeitsumwelt bei Frauenarbeiten besonders bedeutsam.

Nicht nur die Psyche der Frau ist die Ursache ihrer andersgearteten Leistungsfähigkeit, sondern auch physiologisch ergeben sich grundlegende, vor allem somatische Unterschiede gegenüber dem Mann. Versuchen wir deshalb an Hand einiger Zahlen und Untersuchungen das geringere körperliche Leistungsvermögen des weiblichen Organismus zu erklären.

Die Frau hat einen durchschnittlich um 12,7 cm kleineren Wuchs[3]) und ist um etwa 18—20 % leichter.[4]) Eine Frau von gleicher Größe und gleichem Körpergewicht hat aber infolge ihres stärkeren Fettpolsters gegenüber dem Manne um 20 bis 25 % geringere Muskelkraft, wobei diese Spanne auf etwa 35 % ansteigen kann[5]), wenn wir das durchschnittlich niedrigere Körpergewicht mit in Rechnung stellen.

Die Muskelpartien des weiblichen Organismus, die ohnehin schon ungefähr um 14 % kleiner sind[6]), zeigen eine weitaus schlechtere Trainierbarkeit durch körperliche Arbeit. Die Ursache mag in der längeren, dünneren und

---

[1]) Vgl. Meister, A.: Die deutsche Industriearbeiterin, Jena 1939, S. 124.

[2]) Vgl. Graf, O.,: Arbeitsphysiologie, a. a. O., S. 85.

[3]) Scharmann, D. L.: Probleme der Frauenarbeit im Betrieb, in: REFA-Nachrichten, 1957, Heft 3.

[4]) Müller, E. A.: Die Leistungsfähigkeit von Frauen, Sonderdruck aus: Sport als Mittel der Gesunderhaltung, S. 55.

[5]) Soziale Wirklichkeit: Die Frau im Beruf, a. a. O., S. 171.

[6]) Bönig, H.: Die Leistungsbreite der Frau, in: Medizin heute - für die Praxis von morgen, 1953, Heft 7, S. 8.

spröderen Beschaffenheit der Muskelfasern und in der um etwa $1/3$ geringeren Muskelmasse liegen.[1] Aus diesem Grund wird durch die größere Trainingswirkung im Muskel des Mannes der Kraftunterschied zwischen den beiden Geschlechtern auf ungefähr 47 % ansteigen.[2]

Eine weitere Ursache für die niedrigere körperliche Belastbarkeit der Frau ist deren kleineres Herzvolumen und die geringere Transportkapazität an Sauerstoff im Blut. Untersuchungen von *Astrand*[3] ergaben, daß der weibliche Organismus infolge eines geringeren Hämoglobingehaltes des Blutes und einer kleineren Blutmenge je kg Körpergewicht etwa 20 % weniger Sauerstoff binden, transportieren und somit auch weniger rasch wieder ersetzen kann. So beträgt nach diesen Ergebnissen bei 20jährigen Versuchspersonen die maximale Sauerstoffaufnahmefähigkeit beim Manne durchschnittlich 4,11 l/min, während die Frau nur 2,9 l/min erreicht. Auch muß das kleinere, schwächere Herz schneller arbeiten, was sich in einer um 11 % höheren Pulszahl ausdrückt.[4] Berücksichtigen wir wie *Astrand* noch die Gewichtsdifferenz zwischen Mann und Frau, so ergibt sich eine nur 83 %ige Leistungsfähigkeit der Frau für kurzdauernde körperliche Belastung.[5] Der geringere Gehalt an roten Blutkörperchen, die bekanntlich den Sauerstoff binden, die niedrigere Vitalkapazität der Lungen und das kleinere Schlagvolumen des Herzens sind daher für die raschere Ermüdung und langsamere Entmüdung verantwortlich. Diese Tatsachen müssen auch bei der Pausengestaltung bei Frauenarbeiten Berücksichtigung finden.

In gleicher Weise bestätigen die kalorischen Werte das körperlich geringere Leistungsvermögen der Frau. Stehen dem Manne ungefähr 2500 Arbeitskalorien pro Tag zur Verfügung, so vermag der weibliche Organismus täglich nur etwa 60 %, d. h. 1500 Arbeitskalorien zu verbrennen.

Für unsere arbeitsphysiologischen und betriebswirtschaftlichen Überlegungen ist ferner die Tatsache bedeutsam, daß das Leistungsvermögen des weiblichen Organismus zwar in den Jugendjahren relativ größer ist, jedoch der Leistungsabfall im Alter rascher als beim Manne verläuft. *Hochrein* und *Schleicher*[6] weisen auf eine Untersuchung hin, die ergab, daß 91 % der weiblichen Arbeitskräfte unter 40 Jahren waren, was dem physiologischen Leistungsverhalten entsprechen würde. Bei *Meister* findet sich die auf Seite 141 gezeigte grafische Darstellung der Ergebnisse von *Bernay*[7] über die Leistungsfähigkeit von Männern und Frauen verschiedener Altersklassen bei Akkordarbeiten in Spinnereien und Webereien, die die obigen Aussagen bestätigen.

Wenn auch die Frau dem Mann aus den aufgezeigten Gründen körperlich unterlegen ist, so gibt es doch eine ganze Reihe industrieller Arbeiten, die ihrer psychophysischen Veranlagung geradezu entgegenkommen. Für Ge-

---

[1] Hilf, H. H.: Arbeitswissenschaft, a. a. O., S. 92.
[2] Müller, E. A.: Die Leistungsfähigkeit, a. a. O., S. 56.
[3] Astrand, P. O. bei Müller, E. A.: ebenda, S. 56.
[4] Holstein, E.: Grundriß der Arbeitsmedizin, a. a. O., S. 15.
[5] Vgl. auch Lehmann, G.: Praktische Arbeitsphysiologie, a. a. O., S. 91.
[6] Hochrein, M. - Schleicher, I.: Leistungssteigerung, a. a. O., S. 21.
[7] Bernay, M. bei Meister, A.: Die Leistungsfähigkeit, a. a. O., S. 58.

schicklichkeitsarbeiten, die monotone, mechanische Züge haben, eignet sie
sich wegen ihres feingliedrigen Fingerbaus und der dadurch erreichbaren
größeren Fingerfertigkeit besser. *Müller*[1]) weist auf Untersuchungsergebnisse hin, die besagen, daß die Frauen bei Finger-Geschicklichkeits-Tests
im Mittel um 6 % schneller waren als die männlichen Versuchspersonen.

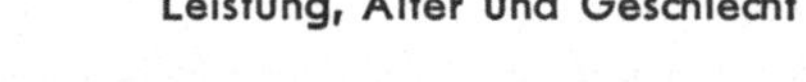

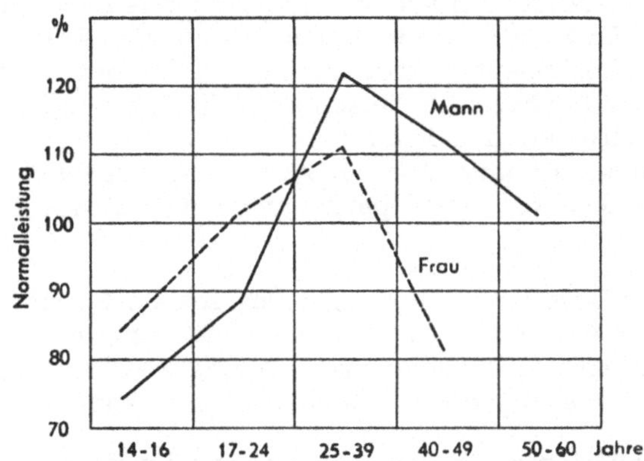

Aus all dem können wir ersehen, daß die arbeitende Frau infolge ihrer
andersgearteten physischen Beschaffenheit eines besonderen Schutzes
bedarf. Hinzu tritt noch die Gefahr der Selbstüberforderung, die psychologischen Ursprungs ist und meist auf Ehrgeiz und auf Wetteifern mit der
Leistung des Mannes beruht. Da dadurch das Warnsystem der Ermüdung
unterdrückt werden kann, kommt es leicht zu Übermüdungserscheinun-
gen, wie Nervosität, Überregtheit, innere Unruhe, unsichere Bewegungen
und somit zu erhöhter Unfallgefahr und Schlecht- und Minderleistungen.

Allgemeine leistungsstimulierende Einflüsse können durch einen der
weiblichen psychophysischen Eigenart angepaßten Arbeitsplatz und eine
entsprechende Arbeitsumweltgestaltung erreicht werden, wobei das psychologische Moment der Leistungsvorbedingungen und Umweltbedingun-
gen sich bei ihr stärker als beim Manne auswirkt.

Hinsichtlich der Arbeitszeit soll für die weiblichen Arbeitskräfte auf eine
besondere Regelung geachtet werden. Sie spiegelt sich in der Überstunden-
beschränkung, im Nachtschichtverbot, in der Frühschlußregelung vor
Sonn- und Feiertagen und im Hausfrauentag wider, der der berufstätigen
Frau einmal und, falls Kinder unter 14 Jahren vorhanden sind, zweimal
im Monat gewährt wird.

In den Zeiten der Menstruation und im Klimakterium treffen wir bei der
Frau auf eine herabgesetzte Leistungsfähigkeit. Auch auf diese biologischen Umstellungen, die sich psychophysisch in vielfältiger Art niederschlagen, ist Rücksicht zu nehmen.

---

[1]) Müller, E. A.: Die Leistungsfähigkeit, a. a. O., S. 58.

Unsere wichtigsten Schutzmaßnahmen gelten aber der werdenden und jungen Mutter. Dieser Mutter- und Wöchnerinnenschutz fand seinen Niederschlag im Mutterschutzgesetz von 1942. Im wesentlichen beschränkt es sich auf das Beschäftigungsverbot sechs Wochen vor und nach der Niederkunft, auf das Kündigungsverbot, auf die Zahlung des durchschnittlichen Lohnes, auf die Leistung von Stillgeld für 26 Wochen und auf die Gewährung einer täglichen Stillzeit von 1×90 oder 2×45 Minuten.[1]

Auch über die gesetzliche Zeitspanne hinaus muß dem weiblichen Organismus genügend Kraft zur Kindeswartung und zur Entfaltung der ihm durch die Natur beigelegten Mutterschaftsfunktionen gelassen werden. Jede zu große psychophysische Belastung und Nichtbeachtung der größeren Schutzbedürftigkeit der Frau führt unweigerlich neben einem allgemeinen Leistungsrückgang zu niedrigeren Geburtsgewichten, Aufzuchtsschwierigkeiten sowie oft neben pathologischen zu Fehl-, Früh- und Todgeburten.[2]

Ferner kann der berufstätigen Frau durch soziale Einrichtungen in den Unternehmungen eine Reihe von Erleichterungen zukommen. Denken wir nur an Kindergärten, Pflegepersonal, Sammelwäschereien, Werkskantinen, Nähstuben, Erholungsstätten, Lebensmittelverkauf im Betrieb u. ä. m.

Trotz der Doppelbezogenheit der Frau auf das Erwerbs- und Privatleben und der dadurch bedingten Zweifachbelastung ist sie für die moderne Industrie eine vollwertige Arbeitskraft. Sie ist keine unvollkommene, sondern eine mit besonderen psychophysischen Leistungsmerkmalen ausgestattete Mitarbeiterin. Es kommt also nicht zu grundsätzlich geringeren, sondern nur zu andersartigen Leistungen. Erst wenn wir diese Verschiedenartigkeit in ihrer wahren Bedeutung und in ihrer ganzen Tragweite erkannt und die Leistungsvorbedingungen entsprechend angepaßt haben, erlangt die weibliche Arbeitskraft im Wirtschaftsleben ihre Vollwertigkeit. Auf alle Fälle dürfen wir nicht dem Fehler verfallen, die Leistungen der Frau im Erwerbsleben mit den Maßstäben des Mannes zu messen.

c) Der Einsatz von Körpergeschädigten

Besondere Probleme bringt die Eingliederung Körpergeschädigter in den betrieblichen Leistungsprozeß mit sich. Eine gesetzliche Regelung ist mit dem Schwerbeschädigtengesetz vom Staate getroffen worden. „Es will den im Dienst für die Allgemeinheit zu Schaden gekommenen Deutschen mit einer erheblichen Minderung[3] der Erwerbsfähigkeit, soweit sie noch eine wirtschaftlich nutzbringende Arbeit verrichten können, zu einem Arbeitsplatz verhelfen, auf dem sie die ihnen verbliebenen körperlichen und geistigen Fähigkeiten zu ihrem eigenen und der Allgemeinheit Nutzen entfalten können."[4] Zu der Gruppe der Körperbehinderten zählen z. B. Unfallgeschädigte, Kriegsversehrte und durch Geburtsfehler in ihrer Leistungsfähigkeit beeinträchtigte Personen.

[1] Vgl. Industriegewerkschaft Metall, Heft 18, a. a. O., S. 52 ff.
[2] Vgl. Meister, A.: Die deutsche Industriearbeiterin, a. a. O., S. 134 ff.
[3] § 1 des Gesetzes sieht eine dauernde Minderung der Erwerbsfähigkeit von mindestens 50 % vor.
[4] Vgl. Schwerbeschädigtengesetz, Vahlens-Textausgaben, 1953, Einführung S. VI.

Leider werden betrieblicherseits allzu oft die Körperschäden entweder über- oder unterschätzt. In ihren Auswirkungen überschätzt werden sie dann, wenn mit jedem Körperschaden schlechthin eine Minderleistungsfähigkeit oder sogar eine absolute Leistungsunfähigkeit verbunden wird. Sehr oft ist aber gerade bei diesen Menschen der Leistungswille derart stark, daß er manche physiologische Beeinträchtigung voll ausgleicht. Bekannt ist beispielsweise die Tatsache, daß beim Ausfall eines Sinnesorgans andere, auf die der Mensch nun verstärkt angewiesen ist, eine erhöhte Funktionstüchtigkeit erlangen.[1]) Es verlagern sich gezwungenermaßen die Leistungen schwerpunktartig auf die gesunden, leistungsfähigen Organe. Aus diesem Grund ist der Körpergeschädigte für jede Abwechslung in seiner Arbeitsverrichtung dankbar, und dies um so mehr, als er durch seine Behinderung oft nur noch zu einfachen, monotonen Arbeiten eingesetzt werden kann. Vor allem gilt dies für Blinde, die es trotz des Verlustes ihres Sehvermögens als Seiler, Korbmacher, Bürstenbinder, in Telefonzentralen, an Auskunftsstellen, ja sogar in der metallverarbeitenden Industrie bei Sortierarbeiten und am Fließband zu vollwertigen Leistungen gebracht haben.[2])

In vielen Fällen lassen sich durch geringfügige Arbeitsplatzveränderungen und durch einfache Zusatzgeräte Anpassungen schaffen, die einen vollwertigen Einsatz dieser Menschen ermöglichen.

---

[1]) Moede, W.: Betriebliche Arbeitswissenschaft, a. a. O., S. 137.
[2]) Vgl. Holstein, E.: Grundriß der Arbeitsmedizin, a. a. O., S. 7.

VIII

Die Anpassung der Lebensgestaltung
an die berufliche Arbeit

Es soll nicht unerwähnt bleiben, daß auch die private Lebenssphäre Einfluß auf das betriebliche Leistungsgebaren nimmt und sich arbeitsphysiologisch niederschlägt. Den beiden wohl bedeutsamsten außerbetrieblichen Größen, der Freizeit und der Ernährung, wollen wir uns noch kurz zuwenden.

1. Zweckmäßige Freizeitgestaltung im Hinblick
auf die berufliche Leistung

Die ermüdungsbeeinflussenden Faktoren, die außerhalb der Arbeitszeit liegen, sind deshalb für unsere Untersuchung von Bedeutung, weil sie in der Zeitspanne zwischen Arbeitsschicht und Arbeitsschicht anfallen, also die Erholung durch Freizeit und Schlaf umfassen und somit doppelt so lang einwirken können wie beispielsweise die Ermüdungsfaktoren der Arbeit.

Graf[1]) weist darauf hin, daß die Leistungsbereitschaft zur Arbeit im Betrieb eng mit der Erholung in der Freizeit zusammenhängt. „Die Länge der Freizeit selbst, die für die Erholung zur Verfügung steht, ist ihrerseits wieder eine Funktion der Länge der Arbeitszeit."[2]) Stellen wir die Arbeitsanmarsch- und persönlichen Rüstzeiten sowie eine Mindestzeit für Schlaf- und Nahrungsaufnahme in Rechnung, so verbleiben nur noch wenige Stunden zur wirklich freien Verfügung, und wir können daraus ersehen, daß die Dreiteilung des Tages in je 8 Stunden Arbeit, Freizeit und Schlaf nur in den wenigsten Fällen anzutreffen ist.

Wir wollen in Anlehnung an *Kluth*[3]) eine Trennung vornehmen in

1. die arbeitsfreie Zeit, die entweder Freizeit oder betriebliche Pause sein kann, und

2. die sogenannte *echte* Freizeit, in der es uns möglich ist, eine arbeitspolare Welt zu schaffen.

Der Sinn der Freizeit ist nicht allein in der psychophysischen Erholung und Entspannung zu sehen. Ebenso wichtig erscheint ihre Ausgleichs- und Ergänzungsfunktion, denn überall dort, wo der Mensch sich nicht entsprechend seinen Fähigkeiten und Neigungen voll entfalten kann, entsteht der

[1]) Graf, O.: Sicherheit, a. a. O., S. 267.
[2]) Graf, O.: ebenda, S. 267.
[3]) Kluth, H.: Die soziale Entwicklung der modernen Industriegesellschaft in ihrer Bedeutung für die Probleme der 40-Stundenwoche, in: Die 40-Stundenwoche, a. a. O., S. 37.

Wunsch nach Nebenbeschäftigung, Ausgleich und Ergänzung. Oft ist der Beruf nicht mehr „Berufung", sondern entspringt einer durch vielfältige äußere Umstände, die den richtigen Weg verschließen, eingeengten Wahl. Es ist daher nur allzu begreiflich, daß „viele Menschen zu einer Liebhaberei greifen, um verdrängten oder im Beruf nicht angesprochenen Teilen ihrer Persönlichkeit zur Entfaltung zu helfen"[1] und einen Gegenpol zur Welt der Arbeit zu schaffen.[2]

Auf alle Fälle ist darauf zu achten, daß die Freizeit zweckentsprechend genutzt wird. Damit soll ausgedrückt werden, daß nicht die Dauer, sondern die Verwendung der Freizeit für die Erholwirkung von besonderer Bedeutung ist. „Die Kunst, sich gut und ohne Zeitverlust zu erholen, ist vielleicht schwieriger als mit Erfolg zu arbeiten."[3] Dabei ist der Begriff Freizeit keineswegs dem der Untätigkeit gleichzusetzen.

Je nach der Art der geleisteten Tagesarbeit soll auch die persönliche Freizeitgestaltung individuell sein. Der Schwerarbeiter, der durch die Arbeit bis an die Grenze seiner Leistungsfähigkeit beansprucht wird, sucht in der Freizeit körperliche Ruhe, sehnt sich nach Musik oder einem Buch, während der geistig-nervös belastete Mensch nach einer körperlichen Ausarbeitung strebt. Selbst bei einseitiger physischer Beanspruchung kann sich eine körperliche Ausgleichsbelastung günstig auswirken. Wir wollen hierbei im Gegensatz zur „passiven Erholung", dem Ausruhen und Nichtstun, von einer „aktiven Erholung" in der Freizeit sprechen.

Ein Wort noch zur Freizeitgestaltung. Die Synthese zwischen Arbeitswelt und Privatleben „kann nur der einzelne, der zur Arbeit geht und nach Hause kommt, in sich selbst vollziehen. Das bleibt seine eigene Aufgabe".[4] Aus diesem Grunde erscheint es uns falsch, von einer Freizeitgestaltung zu sprechen. Der Staat und die Unternehmungen können nur Anregungen und Hilfen geben. Wenn auch nicht von der Hand zu weisen ist, daß viele Menschen ihre Freizeit nicht nutzbringend und erholungsfördernd zu verwenden wissen und ihnen eine womöglich mißlungene Auseinandersetzung mit der Freizeit gar nicht bewußt wird[5], so empfindet doch die Mehrzahl der Menschen eine fremdgeregelte Freizeit als Einbruch in den Persönlichkeitsbereich und lehnt sie ab. Das Wertvollste, nämlich die spontane Ausgleichsbereitschaft in der Form der vielfältigen psychophysischen Kräfte, würde dadurch unterdrückt.

Leider, und darauf weisen *Hochrein* und *Schleicher*[6] *hin,* spricht der heute körperlich, seelisch oder nervös überforderte Mensch nicht mehr auf das Harmonische, Ausgeglichene und Wohlabgestimmte an, sondern sucht noch stärkere Reize, die in der Freizeit auf ihn eindringen. In diesen Fällen ist es jedoch wichtig, daß der Mensch wieder lernt, sich wirklich und

---

[1] Nesswetha, W.: Das Hobby als Entspannung, in: Junge Wirtschaft, Zeitschrift für fortschrittliches Unternehmertum, 1957, Heft 11, S. 464.
[2] Vgl. Kluth, H.: Die soziale Entwicklung, a. a. O., S. 37.
[3] Stenderhoff, F. bei Gärtner, H.: Ermüdungsüberwindung vom Standpunkt der Hygiene, in: Ermüdung, ihre Erscheinungsformen, a. a. O., S. 161.
[4] Cattapoel, D.: Ist die Freizeit ein Problem?, in: Handelsblatt vom 12. November 1958, S. 5.
[5] Nesswetha, W.: Das Hobby, a. a. O., S. 462.
[6] Hochrein, M. — Schleicher, I.: Leistungssteigerung, a. a. O., S. 37.

richtig zu erholen. Dies ist aber nicht so sehr durch eine Freizeitgestaltung als vielmehr durch eine zweckentsprechende Regulierung des Freizeitangebotes zu erreichen.

2. Die Bedeutung der Ernährungsweise für die Arbeitsleistung

Wenn wir von Ernährungsproblemen sprechen, so sind es für uns heute weniger die der Unterernährung als Folge einer kalorisch unzureichenden Nahrungsaufnahme, wie wir sie bei 2/3 der Erdbevölkerung antreffen, als vielmehr die einer *vollwertigen* Ernährung. Auf spezielle pathologische Symptome einer Über- und Fehlernährung soll nicht besonders eingegangen werden. Nachfolgend geht es nur um die Lösung der Aufgabe einer der jeweiligen Arbeitsleistung angepaßten Nahrungszufuhr.

„Der Nahrungsbedarf", so schreibt *Kraut*[1]), „hängt von den jeweils beanspruchten Funktionen ab, also von der Art der Arbeit." Alle Unterschiede lassen sich nach ihm „auf eine einzige Ursache zurückführen, nämlich auf den größeren Betrag an äußerer Arbeit, den der körperlich Arbeitende im Verhältnis zu den anderen zu leisten hat"[2]).

Vollwertig ist eine Ernährung dann, wenn sie dem Organismus ermöglicht, alle von ihm geforderten Funktionen, soweit sie ernährungsabhängig sind, zu erfüllen.[3]) Damit soll gleichzeitig gesagt sein, daß neben einer kalorisch ausreichenden, d. h. einer der inneren und äußeren Leistung des Organismus quantitativ angepaßten Nahrungszufuhr auch auf eine qualitativ richtig bemessene Zusammensetzung geachtet werden muß.

Wir wissen, daß der den einzelnen Nahrungsmitteln innewohnende Kalorienwert verschieden hoch ist und dementsprechend eine pro Gewichtseinheit kalorienreichere oder -ärmere Kost zusammengestellt werden kann. Neben der qualitativ und quantitativ zweckmäßigsten Menge an Kohlehydraten, Fetten und tierischem und pflanzlichem Eiweiß müssen auch Wasser, Vitamine, Salze und Spurenelemente in einem bestimmten Verhältnis dem Körper zugeführt werden.

Für einen Schwerarbeiter ist eine kalorienreiche, d. h. vor allem fetthaltige Nahrung deshalb von Vorteil, weil er durch sie genügend „Brennwerte" in konzentrierter Form zugeführt bekommt. Außerdem verweilen fettreiche Speisen länger im Verdauungstrakt und halten dementsprechend länger an[4]). Eine kohlehydratreiche Kost mit dem gleichen Kalorienwert wäre aber zu voluminös und würde rascher verarbeitet. Auch würde die Fülle der in ihr enthaltenen Ballaststoffe die Verdauungsorgane zu sehr belasten. Im allgemeinen wird der Schwerarbeiter in seiner 3200 bis 3600 kcal umfassenden Mischkost alle zur vollen Abdeckung des Nahrungsbedarfes erforderlichen Nährstoffe vorfinden, so daß krankhafte Mangelerscheinungen nicht auftreten.

---

[1]) Kraut, H.: Arbeit und Nahrungsbedarf, in: Sonderdruck eines Vortrages, S. 240.

[2]) Kraut, H.: Die Ernährung des Arbeiters, in: Sonderdruck, S. 141.

[3]) Kraut, H.: Ernährung und Leistungsfähigkeit, Sonderdruck aus: Die Grundlagen unserer Ernährung, Stuttgart, S. 183.

[4]) Kraut, H.: Die Ernährung des arbeitenden Menschen, in: Sonderdruck, S. 3.

Von besonderer Bedeutung ist die Zufuhr von Eiweiß. Wir haben bereits festgehalten, daß für das Muskelwachstum neben funktionellen Reizen bestimmter Intensität eine ausreichende Eiweißversorgung notwendig ist.[1] Weiterhin wurde erkannt, daß geistig-nervöse Belastungen ebenso eine gesteigerte Eiweißzufuhr erfordern wie beispielsweise erhöhte körperliche Anforderungen, d. h. der Eiweißbedarf liegt über dem mit 1 gr/kg Körpergewicht als physiologisches Minimum angegebenen.[2] Auf derartige, sich aus Höhe und Art der Belastung ergebende arbeits- bzw. ernährungsphysiologisch wünschenswerte Unterschiede in der Zusammensetzung ist auch bei der Werksverpflegung zu achten.

Auf Besonderheiten, die sich energetisch aus Körpergröße, Körpergewicht, Alter und Geschlecht ergeben, wurde an anderer Stelle bereits hingewiesen.[3]

Das Argument, eine eiweißreiche Kost sei zu teuer und daher bei niedrigerem Einkommen nicht tragbar, ist nur bedingt richtig. Es trifft dann zu, wenn unter Eiweiß nur Fleisch und Wurstwaren sowie hochwertige Milchprodukte verstanden werden. Bei einem Vergleich mit anderen Ländern sehen wir, daß in Deutschland der Prokopfverbrauch an billigeren, aber hochwertigen Eiweißstoffen wie Milch und Fisch noch gering ist. Eine vielseitige und vollwertige Ernährung braucht also nicht unbedingt eine teuere zu sein.

Fragen wir uns noch, wie der menschliche Organismus auf ein Zuviel oder Zuwenig an Nahrungsenergien reagiert.

Bei zu reichlicher Ernährung speichert der menschliche Körper den nicht für die Arbeitsleistung benötigten Teil in Form von Fett. Bei einer Einschränkung der Nahrungsmittelzufuhr greift er dann zuerst auf das Fettpolster zurück. Reicht diese Energiereserve nicht aus, so baut er schließlich aktive Leistungssubstanz, vor allem Muskelmasse ab. Das Nervensystem und die Stoffwechselorgane werden zuletzt angegriffen. Wichtig ist aber die Erkenntnis, daß bei einem Energiedefizit die zugeführten Kalorien erst zur Abdeckung des Körperhaushaltes verwendet werden, ehe sie der Mensch zur Arbeitsleistung einsetzt.

Erfolgt die Nahrungseinschränkung allmählich, so paßt sich unser Organismus weitgehend an.[4] Zuerst zeigt sich dies in Körpergewichtsverlusten, dann in einer herabgesetzten Arbeitsleistung, bis sich Energiezufuhr und -abgabe wieder im Gleichgewicht befinden. Das Absinken der Arbeitsleistung mit zunehmender Unterernährung in den Kriegs- und Nachkriegsjahren und ihr Wiederanstieg mit der Verbesserung der allgemeinen Er-

---

[1] Vgl. auch S. 73.

[2] Kraut, H.: Arbeit und Nahrungsbedarf, a. a. O., S. 241; Lehmann, G.: Praktische Arbeitsphysiologie, a. a. O., S. 314 ff; Müller, E. A.: Die Beurteilung, a. a. O., S. 22.

[3] Vgl. auch S. 16 ff.

[4] Vgl. Kraut, H.: Ernährung und Leistungsfähigkeit, in: Veröffentlichung der Arbeitsgemeinschaft, a. a. O., S. 50 f.

nährungslage zeigt eine eindeutige Korrelation, wie es der Vergleich des Kalorienverbrauchs mit dem industriellen Produktionsindex, der Kohlen- und Rohstahlerzeugung in den Jahren von 1935 bis 1952 beweist.[1] Wir sehen auch hierin wieder einen Prozeß der Anpassung des Menschen, der die Unumstößlichkeit des Energiegesetzes zum Ausdruck bringt.

Neben den qualitativen und quantitativen Ernährungsfragen ist der Zeitpunkt der Nahrungseinnahme und die Anzahl der Mahlzeiten arbeitsphysiologisch von Bedeutung.[2]

„In früheren Zeiten, als die Arbeit hauptsächlich im Hause geleistet wurde und man fünf Mahlzeiten während entsprechender Ruhepausen zu sich nehmen konnte, spielte die Verweildauer lange nicht dieselbe Rolle wie heute"[3], wo der Arbeiter 10 und oft mehr Stunden unterwegs ist und zwischenzeitlich meist nur eine unzureichende Mahlzeit einnimmt.

Eine „Butterbrotmahlzeit" kann eine warme Mittagskost nicht ersetzen. Die Verschiebung der Hauptmahlzeit auf die Abendstunden ist wegen des unruhigen Schlafes abzulehnen. Auch das erste Frühstück soll reichhaltig genug sein, um den Organismus in den Vormittagsstunden zu einer vollen Leistungsabgabe zu befähigen.

Durch eine zeitlich optimale Regelung der Nahrungsaufnahme, worunter wir einen 2- bis 2½stündigen Rhythmus zwischen Morgenkaffee — Frühstückspause — Mittagessen — Vesperpause — Abendessen verstehen wollen, haben sich bedeutende Leistungssteigerungen erzielen lassen. So ergab eine Untersuchung bei 58 000 Frauen in Chikago bei je einer viertelstündigen Kaffeepause am Vor- und Nachmittag eine Mehrleistung von 14 %.[4]

Schließlich gehören zu den Ernährungsproblemen auch die des Trinkens. Da der menschliche Körper fortlaufend durch die Atemluft, Schweißabsonderung und Urinausscheidung Wasser abgibt, ist er gezwungen, diese Flüssigkeitsmengen wieder zu ersetzen. Bei gewöhnlicher Belastung geschieht dies in ausreichendem Maße durch die normale Nahrungsaufnahme. Erst bei größeren Beanspruchungen, vor allem bei Hitzearbeiten, muß der Getränkezufuhr besondere Beachtung geschenkt werden.[5] Die Frage, wieviel ein Arbeiter z. B. in Hitzebetrieben trinken muß, ist dahingehend zu beantworten, daß die Flüssigkeitsmengen die Salzkonzentration im Blut und im Gewebewasser wieder normalisieren sollen. Unser Durstgefühl ist also nur ein Anzeichen für einen Salzverlust und eine Eindickung der Ge-

---

[1] Kraut, H.: Arbeit und Nahrungsbedarf, a. a. O., S. 239.
[2] Vgl. Pentzlin, K.: Rationelle Produktion, a. a. O., S. 99.
[3] Kraut, H.: Ernährung und Leistungsfähigkeit, Sonderdruck aus: Die Grundlagen, a. a. O., S. 185.
[4] Vgl. Zentralblatt für Arbeitswissenschaft, 1953, S. 128.
[5] Holstein, E.: Grundriß der Arbeitsmedizin, a. a. O., S. 246.

webesäfte.[1]) Die Folge eines jeden größeren Wasserverlustes ist eine nicht unbedeutende Leistungsminderung. Eine Anpassung des menschlichen Organismus an Hitzebedingungen, *Lehmann* spricht von Hitzetraining[2]), ist unverkennbar. Deshalb ist auch von seiten der Arbeiter darauf zu achten, daß eine übermäßige Zufuhr von Getränken und von salzreichen Speisen diesen Anpassungsprozeß nicht wieder zurückwirft.

Wir können also festhalten, daß sich auch die Ernährungsweise als wichtiger, meist außerbetrieblicher Faktor arbeitsphysiologisch niederschlägt. Die diesbezüglich wenigen innerbetrieblichen Einflußmöglichkeiten, die sich in Form von Pausengestaltung, Kantinenverpflegung und in der Bereitstellung von kostenlosen Hitzegetränken anbieten, sollten mehr als bisher genutzt werden.

---

[1]) Lehmann, G.: Praktische Arbeitsphysiologie, a. a. O., S. 246.
[2]) Lehmann, G.: ebenda, S. 244 f.

Zusammenfassung

Wenn wir unter Arbeitsphysiologie die Lehre von den Auswirkungen der Arbeit auf die Funktionen unseres Organismus verstehen, so sind im Rahmen des hier behandelten Themas die vielfältigen, engen Beziehungen zwischen der Arbeitsphysiologie und der Betriebswirtschaftslehre herauszustellen und, da es sich um angewandte Wissenschaften handelt, nach Lösungsmöglichkeiten für die Praxis zu suchen.

Neben der engen, sich aus dem Thema ergebenden Bezogenheit zwischen Arbeitsphysiologie und Betriebswirtschaftslehre treten noch zahlreiche nicht zu übersehende Zusammenhänge mit anderen Wissensgebieten auf, was vor allem für die Berührflächen mit den Arbeitswissenschaften und hier besonders mit der Arbeitsphysiologie, den technischen sowie den wirtschaftswissenschaftlichen Fächern zutrifft. Einige grundlegende Erläuterungen erscheinen daher unerläßlich.

Das Hauptproblem stellt die für den Menschen optimale Gestaltung der gesamten Arbeitsvorbedingungen dar, woraus unter schonendem Einsatz der menschlichen Arbeitskraft und herabgesetzter Ermüdung wirtschaftliche Vorteile gezogen werden können. Das Ziel, eine bestmögliche Gestaltung aller Arbeitsvorbedingungen, ist nur in gemeinsamer Arbeit der Physiologen, Betriebswirte, Techniker, Psychologen, Pädagogen u. a. m. erreichbar.

Im wesentlichen handelt es sich dabei um von allen Seiten anzustrebende Anpassungsprozesse.

So versucht die vorliegende Arbeit, die Lösung der Probleme in der Hauptsache auf einen wechselseitigen Anpassungsvorgang zurückzuführen. Neben einer „gesteuerten", d. h. organisierten Anpassung des Menschen an die Arbeit durch physiologische und psychologische Auswahlverfahren, die vom Werksarzt bzw. Betriebspsychologen vorgenommen werden, steht die „spontane", physiologisch verursachte Angleichung des menschlichen Organismus an bestimmte Leistungsvorbedingungen, die wir als Übung, Einarbeitung, Gewöhnung oder ähnliche Anpassungsreaktionen bezeichnet haben.

Dieser Prozeß der Assimilation des Menschen an die Arbeit wäre aber einseitiger Natur, wenn nicht noch als wesentlicher Bestandteil die Anpassung der Arbeits- und Arbeitsumweltbedingungen an den Menschen hinzukäme. Aus der Fülle der einzelnen arbeitsphysiologischen Verbesserungsmöglichkeiten konnten im Rahmen der vorliegenden Arbeit nur die wesentlichsten herausgegriffen werden.

Eine optimale Lösung ergibt sich also allein durch eine Anpassung des Menschen an die Arbeit bei gleichzeitiger Angleichung der Arbeit an den Menschen.

Neben den zahlreichen an Hand von Beispielen dargestellten wirtschaftlichen Erfolgen in Form von quantitativen und qualitativen Mehrleistungen ist ein weiterer bedeutender Vorteil der Arbeitsrationalisierung in einer psychophysischen Entlastung des Menschen zu sehen, wodurch die Ermüdungs- und vorzeitigen Abnutzungserscheinungen herabgesetzt werden und durch die Nachhaltigkeit der Arbeitspotentiale eine auf die Dauer gesehen maximale Gesamtleistung des Organismus erreicht wird.

Dieser „Arbeit an der Arbeit" sind aber feste Grenzen gesetzt. Das gilt sowohl für den menschlichen Organismus als auch für die Arbeit, den Arbeitsprozeß, die Betriebsmittel und die oft unabänderlichen arbeitsbedingten Umweltgegebenheiten.

Wir sehen also, daß es zahlreiche Lösungsmöglichkeiten gibt. Es bleibt daher für die Arbeits- und Betriebsmittelgestalter sowie für die Betriebsführung und die Organisatoren die Aufgabe, unter Berücksichtigung der Zusammenhänge und Auswirkungen eine Kombination der Produktionsfaktoren zu finden, die mehr als bisher die arbeitsphysiologischen Gegebenheiten berücksichtigt und den Menschen und die Arbeitswelt zu einer optimalen Leistungseinheit werden läßt. Auf dem Gebiet der „arbeitsphysiologischen Verlustquellenforschung" bleibt, wie die vorliegenden Ausführungen klar aufgezeigt haben, von seiten der Betriebsleitung und der Belegschaft noch viel zu tun. Zum Schluß wollen wir daher allen Verantwortlichen die Worte *Pentzlins* zurufen: Unser Verstand soll der Wirtschaft, unser Herz aber dem Menschen gehören.

Literaturverzeichnis

Atzler, E.: Die Bekämpfung der Ermüdung, in: Der Mensch im Fabrikbetrieb, Schriften der Arbeitsgemeinschaft deutscher Betriebsingenieure, Band VII, 1930

Atzler, E.: Körper und Arbeit, Leipzig 1927

Balcke, S.: Ingenieurarbeit als humane Aufgabe, in: VDI-Zeitschrift, Heft 1, 1958

Bergholtz, R.: Die Frau im Betrieb, in: Leistungssteigerung und Betriebsklima, Darmstadt 1954

Bergholtz, R.: Die Wirtschaft braucht die Frau, Veröffentlichungen der deutschen volkswirtschaftlichen Gesellschaft e. V., Band 13, Darmstadt 1956

Bjerner-Holm-Swensson: Om Natt och Skiftarbete, Stockholm 1948

Bönig, H.: Die Leistungsbreite der Frau, in: Medizin heute — für die Praxis von morgen, Heft 7, 1953

Bornemann, E.: Entwicklungslinien der Ermüdungsforschung, in: Ermüdung, ihre Erscheinungsformen und Verhütung, Beiheft des Zentralblattes für Arbeitswissenschaft, Lüneburg 1952

Bornemann, E.: Hauptergebnisse der experimentellen Gruppenpsychologie, in: Die Gruppe im Betrieb, Schriftenreihe für Gruppenforschung und -pflege, Dortmund 1953

Bornemann, E.: Probleme und Ergebnisse der psychologischen Ermüdungsforschung, in: Ermüdung, ihre Erscheinungsformen und Verhütung, Beiheft des Zentralblattes für Arbeitswissenschaft, Lüneburg 1952

Bornemann, E.: Psychologische Wege zur Verminderung der Ermüdung in Betrieb und Schule, in: Ermüdung, ihre Erscheinungsformen und Verhütung, Beiheft des Zentralblattes für Arbeitswissenschaft, Lüneburg 1952

Bornemann-Brauß: Grundlagen der Ermüdungsverhütung, in: Ermüdung, ihre Erscheinungsformen und Verhütung, Beiheft des Zentralblattes für Arbeitswissenschaft, Lüneburg 1952

Bracken, H. von: Zur Psychopathologie der Ermüdung, in: Ermüdung, ihre Erscheinungsformen und Verhütung, Beiheft des Zentralblattes für Arbeitswissenschaft, Lüneburg 1952

Bramesfeld, E.: Arbeitsstudium und Arbeitsbestgestaltung, in: Praktisch-psychologischer und arbeitsphysiologischer Leitfaden für das Arbeitsstudium, München 1949

Bramesfeld, E.: Arbeitsstudium und Arbeitsgestaltung, in: Grundlagen und Praxis des Arbeits- und Zeitstudiums, Band 3, München 1949

Bräutigam, G.: Die Erfolgskontrolle bei betriebspsychologischen und betriebspädagogischen Schulungen in der Wirtschaft, in: FORFA-Briefe, Heft 8, 1958

Brown, J.: The social Psychology of Industry, Harmondsworth/England, 1956

Bürger, M.: Alter und Krankheit, Leipzig 1947

Cattapoel, D.: Ist die Freizeit ein Problem?, in: Handelsblatt v. 12. November 1958

Daubert, H.: Einarbeitung, Leistung und Entlohnung, in: REFA-Nachrichten, Heft 3, 1957

Desaille — le Guillant: Arbeit und Ernährung, in Ärztliche Praxis, Nr. X/21, 1958

Dietrich: Keine Scheu vor der Farbe, in: Handelsblatt v. 23./24. Mai 1958

Ermanski, J.: Theorie und Praxis der Rationalisierung, Wien-Berlin 1928

Frieling, H.: Die deutsche Industrie und die Farbendynamik, in: REFA-Nachrichten, Heft 1, 1953

Frieling, H.: Über die Farbengestaltung in Hüttenbetrieben, in: Arbeitsphysiologische Hinweise für die Werke der Eisen- und Stahlindustrie, Nr. 18, Düsseldorf 1958

Gärtner, H.: Ermüdungsüberwindung vom Standpunkt der Hygiene, in: Ermüdung, ihre Erscheinungsformen und Verhütung, Beiheft des Zentralblattes für Arbeitswissenschaft, Lüneburg 1952

Görsdorf, K.: Über die tatsächliche Wirkung der Farben, in: Mensch und Arbeit, 1953

Görsdorf, K.: Prinzipien der farblichen Betriebsraumgestaltung, in: REFA-Nachrichten, Heft 1, 1953

Graf, O.: Arbeitsphysiologie, in: Die Wirtschaftswissenschaften, Wiesbaden 1960

Graf, O.: Arbeitsphysiologie für den Betriebsmann, in: Grundlagen und Praxis des Arbeits- und Zeitstudiums, Band 3, München 1949

Graf, O.: Arbeitszeitprobleme und Arbeitswissenschaft, in: Die 40-Stunden-Woche, Veröffentlichungen der deutschen volkswirtschaftlichen Gesellschaft e. V., Band 16, Darmstadt 1955

Graf, O.: Erforschung der geistigen Ermüdung und nervösen Belastung, in: Forschungsbericht Nr. 113 des Wirtschafts- und Verkehrsministeriums Nordrhein-Westfalen, 1955

Graf, O.: Sicherheit durch Freizeit und Pause, Sonderdruck aus „Verhandlungen der deutschen Gesellschaft für Arbeitsschutz, Band 4, 1956

Graf, O.: Studien über Arbeitspausen in Betrieben mit freier und zeitgebundener Arbeit und ihre Auswirkung auf die Leistungsfähigkeit, in: Forschungsbericht Nr. 115 des Wirtschafts- und Verkehrsministeriums Nordrhein-Westfalen, 1954

Graf, O.: Studien über Fließbandprobleme an einer praxisnahen Experimentieranlage, in: Forschungsbericht Nr. 114 des Wirtschafts- und Verkehrsministeriums Nordrhein-Westfalen, 1954

Graf, O.: Triebfedern menschlicher Leistung, in: Veröffentlichungen der Arbeitsgemeinschaft für Forschung des Landes Nordrhein-Westfalen, Heft 22, Düsseldorf 1953

Graf — Lehmann: Arbeitsmedizinische und arbeitsphysiologische Gedanken zum Problem der Arbeitszeit, in: Deutsche medizinische Wochenschrift, Nr. 45, 1956

Grote, L. R.: Altern ist keine Krankheit, in: Du und die Welt — Deutsches Gesundheitsmagazin, Augustheft 1958

Haindl, A.: Beleuchtungsfragen vom Standpunkt der Unfallverhütung und Arbeitshygiene, in: Die Berufsgenossenschaft, Heft 7, 1956

Hänsel, H.: Die Grundlagen des Sehens und ihre Bedeutung für die Beleuchtungstechnik in Hüttenbetrieben, in: Arbeitsphysiologische Hinweise der Eisen- und Stahlindustrie, Düsseldorf 1956

Henzel, F.: Die Betriebswirtschaftslehre als angewandte Wissenschaft und ihre Aufgaben für die Praxis, in: ZfB, Heft 12, 1957

Herig, Fr.: Bessere Arbeit durch bessere Griffe, Lehrbuch der Grifftechnik, Halle/S. 1951

Herwig, B.: Arbeitspsychologie, in: Betrieb und Arbeitswissenschaften, Schriftenreihe des RKW, Heft 7, München 1954

Herwig, B.: Arbeitszeitverkürzung und Pausenregelung, in: Die 40-Stunden-Woche, Veröffentlichungen der deutschen volkswirtschaftlichen Gesellschaft e. V., Band 16, Darmstadt 1955

Herzog, K.: Der Bewegungsbedarf der menschlichen Gliedmaßen bei Arbeit, in: Veröffentlichungen der Arbeitsgemeinschaft für Forschung des Landes Nordrhein-Westfalen, Heft 24, Düsseldorf 1952

Hildebrandt, H.: Unfallpsychologie, in: Der Mensch im Fabrikbetrieb, Schriften der Arbeitsgemeinschaft deutscher Betriebsingenieure, Band 7, S. 38, 1930

Hilf, H. H.: Arbeitswissenschaft — Grundlagen der Leistungsforschung und Arbeitsgestaltung, München 1957

Hische, W.: Aktuelle Probleme der Berufsauslese, in: Der Mensch im Betrieb, Schriftenreihe des RKW, Heft 4, München 1951

Hische, W.: Arbeitspsychologie, Hannover 1950

Hochrein, M. — Schleicher, I.: Leistungssteigerung — Leistung, Übermüdung, Gesunderhaltung, Stuttgart 1953

Holstein, E.: Grundriß der Arbeitsmedizin, Leipzig 1954

Horney: Wie verhält sich die Unfallhäufigkeit zur Arbeits- und Pausenzeit?, in: FORFA-Briefe, Heft 3, 1953

De Jong: Fertigkeit, Stückzahl und benötigte Zeit, in: Sonderheft der REFA-Nachrichten, Frankfurt/M. 1955

Jores, A.: Ermüdung als klinisches Symptom, in: Ermüdung, ihre Erscheinungsformen und Verhütung, Beiheft des Zentralblattes für Arbeitswissenschaft, Lüneburg 1952

Kluth, H.: Die soziale Entwicklung der modernen Industriegesellschaft in ihrer Bedeutung für die Probleme der 40-Stunden-Woche, in: Die 40-Stunden-Woche, Veröffentlichungen der deutschen volkswirtschaftlichen Gesellschaft e. V., Band 16, Darmstadt 1955

Knayer, M.: Arbeitsgestaltung, Kinetographie und Bewegungsharmonie, in: REFA-Nachrichten, Heft 1, 1957

Koch, H.: Eine fortschrittliche Statistik der Unfallursachen, in: Zentralblatt für Arbeitswissenschaft und soziale Betriebspraxis, Heft 9, 1953

Kraut, H.: Arbeit und Nahrungsbedarf, Sonderdruck

Kraut, H.: Die Ernährung des arbeitenden Menschen, Sonderdruck

Kraut, H.: Die Ernährung des Arbeiters, Sonderdruck

Kraut, H.: Ernährung und Leistungsfähigkeit, Sonderdruck aus: Die Grundlagen unserer Ernährung

Kraut, H.: Ernährung und Leistungsfähigkeit, in: Veröffentlichungen der Arbeitsgemeinschaft für Forschung des Landes Nordrhein-Westfalen, Heft 3, Düsseldorf 1950

Lehmann, G.: Arbeitsorganisation auf physiologischer Grundlage, Neapel 1954

Lehmann, G.: Arbeitsphysiologie, in: Betrieb und Arbeitswissenschaften, Schriftenreihe des RKW, Heft 7, München 1954

Lehmann, G.: Arbeitsphysiologie und rationelle Arbeitsgestaltung, in: Arbeitsgemeinschaft für Rationalisierung des Landes Nordrhein-Westfalen, Düsseldorf 1953

Lehmann, G.: Die physiologische Belastung des Bergmannes im Vergleich zu anderen Industriezweigen, Sonderdruck der Bergbau-Rundschau, Nr. 5, 1954

Lehmann, G.: Lärmschäden und ihre Bekämpfung im Betrieb, Sonderdruck aus: Die Therapiewoche, Heft 7/8, Karlsruhe 1956

Lehmann, G.: Mensch und Maschine, Sonderdruck aus den Mitteilungen der Industrie- und Handelskammer zu Dortmund, 1954

Lehmann, G.: Menschliche Arbeit als Objekt naturwissenschaftlicher Forschung, Sonderdruck aus dem Jahrbuch der Max-Planck-Gesellschaft 1955

Lehmann, G.: Muskelarbeit und Muskelermüdung in Theorie und Praxis, Sonderdruck aus: Veröffentlichungen der Arbeitsgemeinschaft für Forschung des Landes Nordrhein-Westfalen, Heft 56, Köln-Opladen 1955

Lehmann, G.: Physiologische Forschung als Voraussetzung zur Bestgestaltung der menschlichen Arbeit, in: Veröffentlichungen der Arbeitsgemeinschaft für Forschung des Landes Nordrhein-Westfalen, Heft 3, Düsseldorf 1950

Lehmann, G.: Praktische Arbeitsphysiologie, Stuttgart 1953

Lehmann-Graf: Arbeitsmedizinische und arbeitsphysiologische Gedanken zum Problem der Arbeitszeit, Sonderdruck der Deutschen medizinischen Wochenschrift, Stuttgart 1956

Lehnartz, E.: Der Chemismus der Muskelmaschine, in: Veröffentlichungen der Arbeitsgemeinschaft für Forschung des Landes Nordrhein-Westfalen, Heft 3, Düsseldorf 1950

Leinenkugel, F.: Anpassung der industriellen Arbeit an die psychophysische Beschaffenheit des Menschen, Inaug.-Diss., Darmstadt 1928

Lysinski, E.: Unfallforschung und Unfallverhütung, in: Schriftenreihe der Wirtschaftshochschule Mannheim, Heidelberg 1949

Mark, R. E.: Ursachen vegetativer Regulationsstörungen, in: Medizinische Klinik, Heft 35, Sonderheft zur Therapiewoche 1957

Mayer, A.: Die soziale Rationalisierung des Industriebetriebes, München 1951

Mayo, E.: Probleme industrieller Arbeitsbedingungen, Frankfurt/M. 1945

Meister, A.: Die deutsche Industriearbeiterin — Ein Beitrag zum Problem der Frauenerwerbsarbeit, Jena 1939

Meldau, R.: Einfluß des Industriestaubes auf die Arbeitsleistung, in: Der Mensch im Fabrikbetrieb, Schriften der Arbeitsgemeinschaft deutscher Betriebsingenieure, Band VII, Berlin 1930

Mellerowicz, H.: Zur Ätiologie und Prophylaxe der Zivilisationskrankheiten des Herzens und des Kreislaufs, in: Zeitschrift für Gesundheitsfürsorge und Gesundheitspolitik, 1957

Moede, W.: Arbeitstechnik — Die Arbeitskraft — Schutz, Erhaltung, Steigerung, Stuttgart 1935

Moede, W.: Betriebliche Arbeitswissenschaft, Essen 1954

Müller, E. A.: Die Beurteilung der beruflichen Ermüdung und Erholung in der Arbeitsphysiologie, in: Ermüdung, ihre Erscheinungsformen und Verhütung, Beiheft des Zentralblattes für Arbeitswissenschaft, Lüneburg 1952

Müller, E. A.: Die Leistungsfähigkeit von Frauen, Sonderdruck aus: Sport als Mittel der Gesunderhaltung

Müller, E. A.: Erhaltung und Erhöhung der normalen Muskelkräfte in: Klinische Wochenschrift, Heft 14, 1957

Müller, E. A. — Hettinger, Th.: Der Verlauf der Zunahme der Muskelkraft nach einem einmaligen maximalen Trainingsreiz, in: Internationale Zeitschrift für angewandte Physiologie, einschl. Arbeitsphysiologie, Band 16, 1956

Müller, E. A. — Hettinger, Th.: Die Bedeutung des Trainingsverlaufs für die Trainingsfestigkeit von Muskeln, in: Arbeitsphysiologie, Band 15, 1954

Müller, E. A. — Vetter, K.: Die Abhängigkeit der Handgeschicklichkeit von anatomischen und physiologischen Faktoren, in: Arbeitsphysiologie, Band 15, 1954

Muralt, A. von: Physiologische Gesichtspunkte zur Frage der Ermüdung, in: Deutsche medizinische Wochenschrift, 1941

Nesswetha, W.: Das Hobby als Entspannung, in: Junge Wirtschaft — Zeitschrift für fortschrittliches Unternehmertum, Heft 11, 1957

Niemann, U.: Kürzere Arbeitszeit — höhere Produktivität in der westdeutschen Industrie, in: WWI-Nachrichten, Heft 3, 1958

Paal, P.: Können wir unser Leben verlängern?, in: Westermanns Monatshefte, Heft 3, 1955

Parade, G. W.: Ermüdung, in: Deutsche medizinische Wochenschrift, 1941

Peissard, W. G.: Physiologische und persönliche Unfallursachen in der Gefahrenanalyse, in: Schweizerische Arbeitgeberzeitung, Nr. 38, 1952

Pentzlin, K.: Arbeits-Rationalisierung, Band IV der Reihe: Grundlagen des Arbeits- und Zeitstudiums, München 1954

Pentzlin, K.: Rationalisierung — eine Erfindung des Teufels, in: Mensch und Arbeit im technischen Zeitalter, Tübingen 1954

Pentzlin, K.: Rationelle Produktion, Kassel 1950

Pirtkien, R.: Über die 24-Stunden-Rhythmik des Menschen und das vegetative Nervensystem, in: Internationale Zeitschrift für angewandte Physiologie, einschl. Arbeitsphysiologie, Band 16, 1956

Potthoff, E.: Die Arbeitswissenschaften, ihre Aufgabe und Bedeutung, in: Betrieb und Arbeitswissenschaften, Schriftenreihe des RKW, Heft 7, München 1954

Prolingheuer, K.-H.: Lärm und Lärmbekämpfung im Hüttenbetrieb in: Arbeitsphysiologische Hinweise der Eisen- und Stahlindustrie, Düsseldorf 1957

Riedel, J.: Arbeitspädagogik, in: Betrieb und Arbeitswissenschaften, Schriftenreihe des RKW, Heft 7, München 1954

Riedel, J.: Rationell arbeiten, München 1955

Riedel, J.: Einfluß der stärkeren Automatisierung auf die menschliche Arbeit, in REFA-Nachrichten, Heft 1, 1957

Ruffer, W.: Die Beleuchtung als Leistungsfaktor, in: Der Mensch im Fabrikbetrieb, Schriften der Arbeitsgemeinschaft deutscher Betriebsingenieure, Band VII, Berlin 1930

Rümelin, G.: Die Einstellung der Frau zu Beruf und Arbeitsplatz, in: Die Wirtschaft braucht die Frau, Darmstadt 1956

Siemes, M.: Zur Frage des Trinkens bei Hitzearbeit, in: Arbeitsphysiologische Hinweise der Eisen- und Stahlindustrie, Düsseldorf 1954

Spitzer, H.: Über die Messung der körperlichen Ermüdung, in: REFA-Nachrichten Heft 4, 1956

Spitzer, H.: Raumklima und Arbeitsplatz im Hüttenwerk, in: Handelsblatt — Die technische Linie, Nr. 20

Scharmann, D. L.: Probleme der Frauenarbeit im Betrieb, in: REFA-Nachrichten, Heft 3, 1957

Scharmann, Th.: Die Gruppe im Betrieb, in: Die Gruppe in Praxis und Forschung — Schriftenreihe für Gruppenforschung und Gruppenpflege, Dortmund 1953

Scherke, F.: Die Bedeutung der Gruppe für das Leben im Betrieb, in: Die Gruppe im Betrieb, Schriftenreihe für Gruppenforschung und Gruppenpflege, Dortmund 1953

Schirm, R. W.: Zersplitterung oder Erweiterung der Arbeitsaufgabe? Kritische Gedanken zur Gestaltung der menschlichen Arbeit, in: REFA-Nachrichten, Heft 4, 1957

Schmidbauer — Jurascheck, B.: Überstunden — ein arbeitsphysiologisches und kostenpolitisches Problem, in: Arbeitskreis für Arbeitsstudien des DGB, Nr. 10, 1957

Schmidbauer — Jurascheck, B.: Berufskrankheiten — ein Problem für Arbeitgeber und Arbeitnehmer, in: Die Arbeitskammer, Zeitschrift der Arbeitskammer des Saarlandes, Saarbrücken, Heft 3, 1957

Schmidbauer — Jurascheck, B.: Betriebliche Kostenpolitik, in: Rationalisierung, Monatsschrift des RKW, München, Heft 1, 1958

Schmidtke, H.: Versuche zur Messung der psychischen Ermüdung, in: REFA-Nachrichten, Heft 2, 1957

Schmölders, G.: Vom Rhythmus der wirtschaftlichen Aktivität, in: Studium generale, 1949

Schnewlin, H.: Leistungsverdichtung, Zürich 1946

Scholz, H.: Neuere Ergebnisse der Ermüdungsforschung in der Industrie, in: Arbeitskreis für Arbeitsstudien des DGB, Nr. 11/12, 1956

Scholz, H.: Neuere Untersuchungen über die Beziehungen zwischen Sehvermögen und Arbeitsleistung, in: Arbeitsschutznachrichten des Bundesinstituts für Arbeitsschutz, Nr. 41, 1953

Schulte, B.: Ermüdungsbekämpfung durch Anpassung der Arbeit an den Menschen, in: Ermüdung, ihre Erscheinungsformen und Verhütung, Beiheft des Zentralblattes für Arbeitswissenschaft, Lüneburg 1952

Stenderhoff, F.: Ermüdung und Erholung, in: Ermüdung, ihre Erscheinungsformen und Verhütung, Beiheft des Zentralblattes für Arbeitswissenschaft,
Lüneburg 1952

Tamm, J.: Über Lärmwirkungen auf den Menschen, Sonderdruck aus: Zentralblatt für Arbeitswissenschaft und soziale Betriebspraxis, Heft 7, 1956

Thielicke, H.: Industrielle Rationalisierung als Problem der Humanität, in:
Mensch und Arbeit im technischen Zeitalter, Tübingen 1954

Tritz, M.: Die weiblichen Arbeitskräfte in der heutigen Wirtschaft, in: Die Wirtschaft braucht die Frau, Darmstadt 1956

Ulrich, E.: Zur Frage der Belastung des arbeitenden Menschen durch Nacht- und
Schichtarbeit, Sonderdruck der Psychologischen Rundschau, Göttingen 1956

Vetter, K. — Müller, E. A.: Die Verbesserung der Geschicklichkeit durch
Übung, in: Arbeitsphysiologie, Band 15, 1954

Völker, H.: Die Untersuchung des Sehvermögens mit Hilfe von „Rodatest", in:
Arbeitsphysiologische Hinweise der Eisen- und Stahlindustrie, Düsseldorf 1957

Wirths, W.: Was kostet eine vollwertige Ernährung für den Normalverbraucher?,
in: Ernährungsumschau, Jahrgang 2, Heft 6

Wöhlisch, E.: Schlaf und Erholung, in: Ermüdung, ihre Erscheinungsformen
und Verhütung, Beiheft des Zentralblattes für Arbeitswissenschaft, Lüneburg 1952

Zimmerer, C.: Kommt die 40-Stunden-Woche?, Frankfurt/Main 1955

— Arbeitsablauf und Arbeitsbelastung, hrsg. vom Rationalisierungs-Kurato-
rium der Deutschen Wirtschaft, Berlin - Köln - Frankfurt a. M., 1955

— Arbeitsgestaltung, mit einer Einführung in das Arbeitsstudium, in: Das
REFA-Buch, München 1953

— Die Frau im Beruf, in: Schriftenreihe Soziale Wirklichkeit, Band 1, Hamburg 1954

— Fehlleistungen und Unfälle in ihrer Beziehung zur Arbeitszeit, in: Mitteilungen des Wirtschaftswissenschaftlichen Instituts der Gewerkschaften,
Nr. 4, 1957

— Frauenarbeit, in: Metall, Zeitung der IG Metall für die Bundesrepublik
Deutschland, Heft 18, 1954

— Nachtarbeit etwas Un-menschliches, in: FORFA-Brief Nr. 12, 1958

Fachliteratur für die Wirtschaftspraxis

Fachliteratur für die Wirtschaftspraxis

Professor Dr. Dr. Dr. J u n c k e r s t o r f f
unter Mitarbeit von Professor Walter F. G a s t

Grundzüge des Management
Einführung in Theorie und Praxis der Unternehmensleitung

140 Seiten   broschiert 9,60 DM, Leinen 12,20 DM

Junckerstorff kennt die Fragen des modernen Management sowohl aus wissenschaftlichen Untersuchungen — er lehrt seit Jahren an der Universität St. Louis in den USA — als auch aus seiner Praxis in leitenden Stellungen in Industrieunternehmen und Wirtschaftsverbänden. In dieser Verbindung von wissenschaftlicher Erforschung und praktischer Anschauung behandelt er die Aufgaben, die heute in der Wirtschaft an den Unternehmer herantreten.

Aus dem Inhalt: Die Methoden des Management — Die Umwelt des Betriebes und ihre Bedeutung für das Management — Einzel- oder Gruppen-Management? — Entscheidungsfindung — Delegierung von Autorität — Auswahl und Schulung der Manager — Management von Familien-Unternehmen — Die Funktionen des Management: Planen, Organisieren, Kontrollieren — Management und Automation.

Dr. H. L u i j k

Wo bleibt die Zeit des Direktors?

109 Seiten   gebunden 12,50 DM

Der Autor des Buches, ein erfolgreicher Organisator, saß als stiller Beobachter 1000 Stunden in Direktionszimmern von 25 verschiedenen Unternehmungen. Er sah dort, wie es „gemacht" wird bzw. wie es nicht gemacht werden sollte. Er berichtet darüber in einer spritzigen Art und knüpft daran seine kritischen Bemerkungen mit Ratschlägen, wie es besser gemacht werden könnte. Das Bändchen, das humorvoll illustriert ist, könnte der Arbeitnehmer seinem Direktor, ohne daß dieser ihm deshalb böse sein würde, verehren, und umgekehrt sollte es der Direktor seinen „Quälgeistern" schenken. Sie würden ihn dann besser verstehen und mehr Rücksicht auf ihn nehmen.

Aus dem Inhalt: Man tut zuviel einfache Arbeit selbst — Für viele schwierige Arbeiten gibt es Spezialisten — Man muß mehr Verantwortung abgeben — Es fehlt an Instruktion — Man kommt oft zu schwer zum Entschluß — Charakteristik und Problematik der Spitzenarbeit — Das richtige Team — Die Direktionssekretärin.

Louis E m r i c h

Fabriken ohne Menschen
Unsere Zukunft im Zeichen der Automation

122 Seiten   broschiert 6,40 DM, Leinen 8,80 DM

Das Buch wendet sich an alle Unternehmer, gleichgültig welcher Branche sie angehören, um sie mit den wirtschaftlichen, technischen, kulturellen und soziologischen Fragen der Automation vertraut zu machen. Darüber hinaus gehen jeden die besprochenen Probleme an, da sich die Automation in jedem Bereich des Lebens auswirken wird.

Aus dem Inhalt: Die automatisierte Fabrik von morgen — Die Automationsprobleme der Unternehmer — Automation und Arbeitnehmer: Die Automation und die Gewerkschaften; von der Vierzigstundenwoche zur Dreißigstundenwoche — Die Automation in der Landwirtschaft — Die Experimente der amerikanischen Elektronik-Industrie — Der Wandel in der Kriegführung.

Professor Dr. Felix S c h e r k e

Die Arbeitsgruppe im Betrieb
Ihre Untersuchung, Diagnostizierung und Behandlung

92 Seiten   broschiert 5,80 DM

Die sozialen Wechselbeziehungen zwischen Einzelmensch und Gruppe im Betrieb dem Betriebspraktiker, der an leitender und verantwortlicher Stelle steht, zusammengefaßt darzustellen und ihm praktische Vorschläge für entsprechende betriebsnotwendige Maßnahmen zu machen, das ist die Aufgabe dieses Buches.

Aus dem Inhalt: Die seelische Gesundheitspflege im Betrieb — Die technisch-wirtschaftliche und die soziale Rationalisierung — Das Betriebs-Anamnese-Schema — Die Gruppen-Untersuchung — Die Gruppen-Diagnose — Die Gruppen-Pädagogik — Die Gruppen-Therapie — Die Erfolgskontrolle — Einwände und Widerstände.

Betriebswirtschaftlicher Verlag Dr. Th. Gabler - Wiesbaden